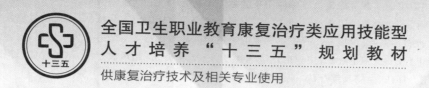

全国卫生职业教育康复治疗类应用技能型
人才培养"十三五"规划教材

供康复治疗技术及相关专业使用

物理因子治疗技术

主　编　张维杰　贾建昌　贾柯其

副主编　简亚平　张迎春　王　锋　袁晓媛

编　委　（以姓氏笔画为序）

王　锋　皖北卫生职业学院

叶泾翔　皖西卫生职业学院

田　琴　武汉民政职业学院

付丹丹　红河卫生职业学院

张迎春　重庆城市管理职业学院

张启飞　湖北医药学院

张爱平　鹤壁职业技术学院

张维杰　宝鸡职业技术学院

欧阳滢　南华大学附属第一医院

袁晓媛　陕西能源职业技术学院

贾建昌　菏泽家政职业学院

贾柯其　广西科技大学

简亚平　永州职业技术学院

U0278831

华中科技大学出版社
http://www.hustp.com
中国·武汉

内 容 简 介

本书是全国卫生职业教育康复治疗类应用技能型人才培养"十三五"规划教材。

本书以物理因子治疗技术工作岗位的实际需求和人才培养目标的要求为依据,以工作过程系统化导向精选教材内容,构建教材体系,突出康复治疗技术专业的特色和高职教学特点。全书分为十五章,内容包括物理因子治疗概述、直流电疗法、低频电疗法、中频电疗法、高频电疗法、光疗法、超声波疗法、磁场疗法、传导热疗法、水疗法、低温疗法、压力疗法、生物反馈疗法、冲击波疗法及其他物理因子疗法。

本书可供康复治疗技术及相关专业使用。

图书在版编目(CIP)数据

物理因子治疗技术/张维杰,贾建昌,贾柯其主编. —武汉:华中科技大学出版社,2021.2(2024.8重印)
ISBN 978-7-5680-4313-7

Ⅰ. ①物… Ⅱ. ①张… ②贾… ③贾… Ⅲ. ①物理疗法-高等职业教育-教材 Ⅳ. ①R454

中国版本图书馆 CIP 数据核字(2021)第 015801 号

物理因子治疗技术 张维杰 贾建昌 贾柯其 主编
Wuli Yinzi Zhiliao Jishu

策划编辑:罗 伟
责任编辑:罗 伟
封面设计:原色设计
责任校对:李 琴
责任监印:周治超
出版发行:华中科技大学出版社(中国·武汉) 电话:(027)81321913
　　　　　武汉市东湖新技术开发区华工科技园 邮编:430223
录　　排:华中科技大学惠友文印中心
印　　刷:武汉市籍缘印刷厂
开　　本:880mm×1230mm　1/16
印　　张:17.75
字　　数:511 千字
版　　次:2024 年 8 月第 1 版第 5 次印刷
定　　价:59.80 元

全国卫生职业教育康复治疗类
应用技能型人才培养"十三五"规划教材

编委会

丛书顾问　文历阳　胡　野
主任委员　王左生
委员（按姓氏笔画排序）

马　金	辽宁医药职业学院	汪　洋	湖北中医药高等专科学校
马国红	天门职业学院	张　俊	重庆城市管理职业学院
王小兵	金华职业技术学院	张光宇	重庆三峡医药高等专科学校
左天香	安徽中医药高等专科学校	张志明	顺德职业技术学院
卢健敏	泉州医学高等专科学校	张绍岚	江苏医药职业学院
叶泾翔	皖西卫生职业学院	张维杰	宝鸡职业技术学院
任国锋	仙桃职业学院	陈春华	南阳医学高等专科学校
刘　洋	长春医学高等专科学校	范秀英	聊城职业技术学院
刘　敏	周口职业技术学院	尚　江	山东医学高等专科学校
刘　尊	沧州医学高等专科学校	罗　萍	湖北职业技术学院
刘　静	武汉民政职业学院	罗文伟	阿克苏职业技术学院
刘金义	随州职业技术学院	孟令杰	郑州铁路职业技术学院
刘勇华	黄河科技学院	赵其辉	湖南环境生物职业技术学院
刘铁英	长春医学高等专科学校	宫健伟	滨州医学院
许　萍	上海健康医学院	黄　薇	昆明卫生职业学院
许　智	湖北职业技术学院	黄先平	鄂州职业大学
杜　平	齐齐哈尔医学院	黄拥军	清远职业技术学院
李　渤	聊城职业技术学院	黄岩松	长沙民政职业技术学院
杨延平	陕西能源职业技术学院	崔剑平	邢台医学高等专科学校
肖文冲	铜仁职业技术学院	彭　力	太和医院
何　侃	南京特殊教育师范学院	税晓平	四川中医药高等专科学校
辛增辉	广东岭南职业技术学院	曾　西	郑州大学第一附属医院
汪　欢	随州职业技术学院	薛秀琍	郑州澍青医学高等专科学校

编写秘书　罗　伟　史燕丽

网络增值服务使用说明

欢迎使用华中科技大学出版社医学资源网yixue.hustp.com

1.教师使用流程

（1）登录网址：http://yixue.hustp.com（注册时请选择教师用户）

（2）审核通过后，您可以在网站使用以下功能：

管理学生

建立课程　　　　　　　　布置作业

下载教学
资源　　　　　　教师　　　　查询学生学习
　　　　　　　　　　　　　　　记录等

2.学员使用流程

建议学员在PC端完成注册、登录、完善个人信息的操作。

（1）PC端学员操作步骤

①登录网址：http://yixue.hustp.com（注册时请选择普通用户）

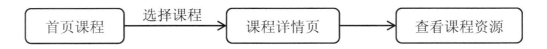

②查看课程资源

如有学习码，请在个人中心-学习码验证中先验证，再进行操作。

| 首页课程 | 选择课程→ | 课程详情页 | → | 查看课程资源 |

（2）手机端扫码操作步骤

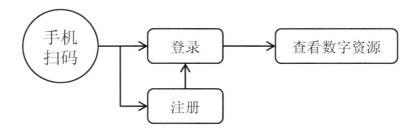

总 序

　　随着我国经济的持续发展和教育体系、结构的重大调整,职业教育办学思想、培养目标随之发生了重大变化,人们对职业教育的认识也发生了本质性的转变。我国已将发展职业教育作为重要的国家战略之一,高等职业教育成为高等教育的重要组成部分。作为高等职业教育重要组成部分的高等卫生职业教育也取得了长足的发展,为国家输送了大批高素质技能型、应用型医疗卫生人才。

　　康复医学现已与保健医学、预防医学、临床医学并列成为现代医学的四大分支之一。现代康复医学在我国发展有 30 多年历史,是一个年轻但涉及众多专业的医学学科,在我国虽然起步较晚,但发展很快,势头良好,在维护人民群众身体健康、提高生存质量等方面起到了不可替代的作用。

　　2017 年国务院办公厅发布的《关于深化医教协同进一步推进医学教育改革与发展的意见》中明确指出,高等医学教育必须"坚持质量为上,紧紧围绕人才培养质量要素,深化教育教学改革,注重临床实践能力培养","以基层为重点,以岗位胜任能力为核心,围绕各类人才职业发展需求,分层分类制定医学教育指南,遴选开发优质教材"。高等卫生职业教育发展的新形势使得目前使用的教材与新形势下的教学要求不相适应的矛盾日益突出,加强高职高专医学教材建设成为各院校的迫切要求,新一轮教材建设迫在眉睫。

　　为了更好地顺应我国高等卫生职业教育教学与医疗卫生事业的新形势和新要求,贯彻落实《国家中长期教育改革和发展规划纲要(2010—2020 年)》中"以服务为宗旨,以就业为导向"的思想精神,以及国家《职业教育与继续教育 2017 年工作要点》的要求,充分发挥教材建设在提高人才培养质量中的基础性作用,同时,也为了配合教育部"十三五"规划教材建设,进一步提高教材质量,在认真、细致调研的基础上,在全国卫生职业教育教学指导委员会专家和部分高职高专示范院校领导的指导下,我们组织了全国近 40 所高职高专医药院校的近 200 位老师编写了这套以医教协同为特点的全国卫生职业教育康复治疗类应用技能型人才培养"十三五"规划教材,并得到了参编院校的大力支持。

　　本套教材充分体现新一轮教学计划的特色,强调以就业为导向、以能力为本位、以岗位需求为标准的原则,按照技能型、服务型高素质劳动者的培养目标,坚持"五性"(思想性、科学性、先进性、启发性、适用性)和"三基"(基本理论、基本知识、基本技能)要求,着重突出以下编写特点:

（1）紧扣最新专业目录、教学计划和教学大纲,科学、规范,具有鲜明的高等卫生职业教育特色。

（2）密切结合最新高等职业教育康复治疗技术专业教育基本标准,紧密围绕执业资格标准和工作岗位需要,与康复治疗师资格考试相衔接。

（3）突出体现"医教协同"的人才培养模式,以及课程建设与教学改革的最新成果。

（4）基础课教材以"必需、够用"为原则,专业课程重点强调"针对性"和"适用性"。

（5）内容体系整体优化,注重相关教材内容的联系和衔接,避免遗漏和不必要的重复。

（6）探索案例式教学方法,倡导主动学习,科学设置章节(学习情境),努力提高教材的趣味性、可读性和简约性。

（7）采用"互联网＋"思维的教材编写理念,增加大量数字资源,构建信息量丰富、学习手段灵活、学习方式多元的立体化教材,实现纸媒教材与富媒体资源的融合。

这套新一轮规划教材得到了各院校的大力支持和高度关注,它将为新时期高等卫生职业教育的发展作出贡献。我们衷心希望这套教材能在相关课程的教学中发挥积极作用,并得到读者的青睐。我们也相信这套教材在使用过程中,通过教学实践的检验和实际问题的解决,能不断得到改进、完善和提高。

全国卫生职业教育康复治疗类应用技能型人才培养
"十三五"规划教材编写委员会

　　21 世纪,医学的任务将从"防病治病"为主,逐步向"增进健康、提高生命质量"转移。为实现这一目标,作为"预防、保健、临床、康复"现代医学四大支柱之一的康复医学,近十年来发展迅速。康复医学作为一种新兴的朝阳产业,吸引了众多院校的注意力。目前全国有过百所高职高专院校开办了康复治疗技术专业的教育。为了适应这种变化,作为支撑专业建设和教育的教材,也正在逐渐建设和完善之中。对于职业院校康复治疗技术专业教学来说,支撑教育教学的专业教材也是必不可少的。本书以高职教育理念为基本思路,按照专业特点和课程规律,以突出专业学生的操作能力,注重临床教学,加强技能实践,适应社会需要为原则编写而成。

　　本书以物理因子治疗技术工作岗位的实际需求和人才培养目标的要求为依据,以工作过程系统化导向精选教材内容,构建教材体系,突出康复治疗技术专业的特色和高职教学特点。为了让学生能实现"早临床、多临床、反复临床"的目标,在每一个治疗技术前均增加以临床案例为核心的任务导入,帮助学生将治疗技术融合在临床的治疗过程中。为了让高职学生能熟练掌握常用治疗技术,我们精选每一个治疗技术,从概念、原理、方法、临床应用等多方面,详细介绍每一项内容,让学生能在学中做,做中学;每一个项目后设有与项目对应的"能力测试",以培养学生的职业能力和灵活运用所学知识、技能的能力。

　　本书紧扣康复治疗技术(士)资格考试大纲,并针对高职学生的学习特点,注重激发学生的学习兴趣。每个项目开始依据康复治疗技术(士)资格考试大纲确定任务目标,通过任务目标可使学生抓住学习的重点。

　　本书的编写力求规范、正确、通俗、实用,使学生了解物理因子治疗技术的治疗操作原则,了解并掌握各种理疗的治疗方法,提高基本康复医疗的可及性和服务水平,培养出具有高素质高技术应用型人才。

　　在本书编写过程中,得到了各康复医学界同仁和各编者所在单位的大力支持,在此表示诚挚的谢意。由于编者水平有限,书中难免有错误和疏漏之处,恳请使用本书的读者谅察并惠正。

编　者

目 录

MULU

第一章　物理因子治疗概述

本章课件

任务目标

1. 能够知道物理因子治疗和物理治疗的基本概念和关系。
2. 能明确物理因子治疗的分类并说出常用治疗的名称。
3. 了解物理因子治疗的作用机制及对人体治疗的共性。
4. 能够知道物理因子治疗安全的重要性和必须遵守的基本原则。
5. 知道物理因子治疗文书的基本要求和格式。

第一节　概　　述

任务导入

　　杨某，男，46 岁，因搬重物致腰部疼痛及右下肢乏力 1 周入院。检查：腰部中度压痛，行走困难。X 线腰椎检查：无骨折。MRI 示：第 3、4 腰椎间盘突出。临床诊断：急性腰椎间盘突出症。除进行药物治疗外，还进行了腰椎牵引、腰部微波治疗和中药包湿热敷治疗，一周后，腰痛明显缓解，行走基本自如。作为一名康复治疗技术专业的学生，请思考下列问题：①该患者使用了哪些治疗措施？②在这些治疗中，哪些属于物理因子治疗？它们有什么作用？③治疗师在对该患者进行治疗时，应该注意哪些安全方面的问题？④物理因子的治疗方案如何制定？治疗处方包括哪些内容？

导　语

　　本节内容主要是初步认识物理因子治疗，从物理因子治疗的基本概念、常见物理因子的分类、物理因子治疗技术的发展简史、物理因子治疗技术在现代康复医学中的地位等几个方面进行介绍。

　　物理治疗（physical therapy，PT）在康复医学的众多概念里，是最常见的重要概念，它是康复医学的重要组成部分，也是康复治疗技术中最重要的内容。

　　物理治疗是指运用运动、天然或人工物理因子作用于人体，以提高人体健康水平，预防和治疗疾病，恢复或改善身体功能和结构、活动以及参与能力，达到康复目的的治疗方法。

Note

1

知识链接

一、物理因子治疗的基本内容

从物理治疗的概念可知,物理治疗由运动疗法和物理因子治疗两大部分组成。

运动疗法(therapeutic exercise)是指以运动学、生物力学和神经发育学为基本原理,采用主动和(或)被动的运动,通过改善、代偿和替代的途径,来纠正人的身体、心理、情感及社会功能障碍,提高健康水平的一种康复治疗技术。

物理因子治疗技术简称"理疗",是指应用天然或人工物理因子作用于人体,以提高健康水平,预防和治疗疾病,恢复或改善身体功能与结构、活动以及参与能力,达到康复目的的一组治疗方法。

两者的区别在于运动疗法是以运动为主要手段,而物理因子治疗是以天然或人工的物理因子来作用于人体达到康复的目的。

二、物理因子治疗技术的分类

物理因子应用于临床医学与康复医学主要分为两大类。

(一)自然物理因子

自然物理因子有很多,常见的有日光、海水、空气、香花、高山、热沙、森林、泥土、岩洞、矿泉等,相应的治疗技术有日光浴疗法、海水浴疗法、空气浴疗法、高山疗法、沙浴疗法、森林浴疗法、矿泉疗法等。在自然环境中,由于人与自然一体,各种自然因子可对机体的生理或病理过程进行调理或直接参与新陈代谢,进而起到防病治病的作用。自然物理因子广泛分布于地球表面的生物圈,有易取、易用、经济实惠、无明显副作用、适用人群广泛等特点,易于被人们接受。因此,有选择性和针对性地利用自然物理因子影响人体,可达到预防疾病及康复治疗的目的。

(二)人工物理因子

人工物理因子是指通过人工方式获得的物理因子,如电、光、声、磁等(表 1-1),具有良好的操控性。

表 1-1 常见人工物理因子治疗方法一览表

物理因子名称	治 疗 方 法	
电	直流电疗法	直流电疗法
		直流电药物离子导入疗法
	低频电疗法 0~1000 Hz	感应电疗法
		电兴奋疗法
		间动电疗法
		超刺激电疗法
		电睡眠疗法
		直角脉冲脊髓通电疗法
		高压低频电疗法
		脊髓电刺激疗法
		微电流疗法
		神经肌肉电刺激疗法
		功能性电刺激疗法
		经皮电神经刺激疗法
		痉挛肌电刺激疗法
		经颅低频脉冲电刺激疗法

续表

物理因子名称	治 疗 方 法	
电	中频电疗法 1000～100000 Hz	调制中频电疗法
		等幅正弦中频电疗法
		——音频电疗法
		——超音频电疗法
		干扰电疗法
		——静态干扰电疗法
		——动态干扰电疗法
		——立体动态干扰电疗法
		低、中频混合疗法
		——音乐电疗法
		——波动电疗法
	高频电疗法 ＞100 kHz	短波疗法
		超短波疗法
		微波疗法
		——分米波疗法
		——厘米波疗法
		——毫米波疗法
		高频电热疗法
		共鸣火花疗法
光	光疗法	红外线疗法
		紫外线疗法
		激光疗法
		可见光疗法
声	超声波疗法	超声波疗法
		超声综合疗法
		——超声雾化吸入疗法
		——超声药物透入疗法
		——超声-电疗法
磁	磁疗法	静磁场疗法
		动磁场疗法
		磁处理水疗法
		低频脉冲电磁场疗法
		经颅磁刺激疗法
		磁激光疗法
热	传导热疗法	石蜡疗法
		泥疗法
		坎离砂疗法
		热气流疗法
		温热敷疗法

续表

物理因子名称	治 疗 方 法	
冷	低温疗法	冷疗法
		冷冻疗法
		亚低温疗法
		超低温疗法
水	水疗法	擦浴
		淋浴
		浸浴
		气泡浴
		药浴
		蝶形槽浴
		水中运动
其他	生物反馈疗法	肌电生物反馈疗法
		脑电生物反馈疗法
		心率生物反馈疗法
		血压生物反馈疗法
		皮温生物反馈疗法
	压力疗法	正压顺序循环疗法
		皮肤表面加压疗法
		负压疗法
		正负压疗法
	冲击波疗法	体外冲击波疗法

三、物理因子治疗技术的发展简史及展望

物理因子治疗技术有着悠久历史,早在 7000 多年前,就有了物理因子治疗的雏形。物理因子治疗技术是人类在与疾病长期斗争的过程中不断实践、不断总结经验而形成和发展的,并随着现代科学技术的兴起和发展不断提升、完善。

(一) 物理因子治疗技术的发展简史

1. 物理因子治疗技术的起源 在公元前 7000 年的新石器时代,就有原始人利用阳光、砭石、石针、水和按摩等方法治疗肌肉萎缩、关节强直等功能障碍的记载。在 4000 年前,我们的祖先已经使用尖的石器,来刺破痈疡,排出脓血。春秋战国时代,著名医学家扁鹊就经常用针灸、熨帖与按摩治疗疾病。我国现存最早的医书《黄帝内经》中详细记载了采用攻达(针灸)、角(拔罐)、药熨(传导热)、导引(呼吸体操)、按跷(按摩)、浸渍发汗(水疗)等物理因子治疗疾病;春秋战国和秦汉时代,按摩已经成为一种重要的医疗手段。此外,我国是世界上最早利用矿泉水、磁场治疗疾病的国家。

在古希腊、古埃及、古罗马的早期文献中,都记载阳光、热水浴、冷水浴、体操、按摩等有防治疾病的作用。古希腊名医希波克拉底积极提倡利用阳光、空气和水等自然疗法增强体质、防治疾病,古希腊医生也用磁石治疗腹泻;公元 502—550 年,古罗马医生用磁石治疗手足疼痛;16 世

知识链接

纪,瑞士医生用磁石治疗脱肛、水肿、黄疸等外科疾病。这在全世界都产生了积极的影响。

2. 物理因子治疗技术的形成　现代科学技术促进了物理治疗技术的迅速形成。现代科学技术不仅促进了现代医学的发展,而且也使古老的物理疗法得以不断形成和完善,并充实、丰富了其内容。在 17 世纪有人应用摩擦生电治病,产生了静电疗法;1791 年 Galvani 发现直流电,产生了直流电疗法;18 世纪下半叶日光疗法进一步发展;19 世纪形成了感应电疗法、直流-感应电诊断(古典式电诊断)、直流电药物导入疗法、长波疗法,同时产生并迅速形成了现代光疗中的红外线疗法和紫外线疗法。

第一次世界大战造成了众多的伤残,而小儿麻痹症的流行又使残疾人增多,迫使当时的医务工作者去寻求一些非手术和非药物的、行之有效的评定和治疗方法,如电诊断和电疗等技术。这些方法不仅用于治疗,还用于诊断及残疾的预防,不仅促进了物理医学的形成和发展,也促进了物理因子治疗技术的迅速发展。

第二次世界大战不仅推进了物理治疗技术的发展,而且加速了康复医学的形成。其间伤员较多,为使伤员尽快返回前线,Howard A. Rusk(1901—1989 年)等在物理医学的基础上采用多学科综合应用康复治疗,如物理治疗、心理治疗、作业治疗、语言治疗、假肢及矫形支具装配等,大大提高了康复效果。战争结束后 Rusk 等大力提倡康复医学,把战伤的康复经验运用于和平时期。

3. 物理因子治疗技术的发展现状　1938 年美国成立了物理治疗师学会,1943 年英国成立了物理医学会,1947 年美国成立了美国物理医学与康复医学委员会,1951 年国际物理医学与康复学会成立,1969 年国际康复医学会成立。

随着自然科学的发展,许多物理因子陆续被人类掌握,并应用到医学上,特别是近百年来在光疗与电疗方面发展很快,紫外线、红外线、感应电、高频电、超声波等相继应用于疾病的治疗。20 世纪 50 年代发展起来的微波,60 年代发展起来的激光也很快应用于一些疾病的治疗,70 年代获得显著发展的射频治癌技术和光敏诊治癌症技术受到了世界上许多国家的重视。

20 世纪以来由于科学技术的飞速发展,使其在医学,特别是物理因子治疗技术中得到了全面而深入的应用。20 世纪上半叶产生并形成了中波、短波、超短波、微波、超声等物理疗法;20 世纪 50 年代以来,低、中频电疗法有了新的发展,水疗、磁疗等进而受到重视,并形成了新的应用技术;特别是 20 世纪 60 年代的激光技术对很多学科(包括医学在内)的发展发挥了重大作用,激光疗法成为现代光疗学的重要组成部分。

20 世纪 90 年代兴起、21 世纪初叶从临床到基础得到广泛深入研究的脉冲电磁场技术、功能性电刺激技术、冲击波技术、经颅磁刺激技术、小脑顶核电刺激技术、吞咽障碍电刺激技术及近几年兴起的聚焦超声技术把物理因子治疗技术推入了快速发展的轨道,特别是脉冲电磁场技术和冲击波技术在骨科康复领域的应用更是具有划时代的重要意义。

现代康复医学历经 60 余年之后,进入了快速发展的阶段。物理因子治疗技术领域不仅积累了丰富的临床经验,而且在探索作用机制方面,也进行了大量常识性研究。在临床应用方面,局部加温治疗恶性肿瘤、电刺激镇痛、磁场治疗毛细血管瘤、光因子血管内照射治疗高血脂和心脑血管疾病、光敏诊断和治疗恶性肿瘤等,均取得了显著的疗效。在中西医结合方面,应用经穴低中频电疗、经穴激光照射、经穴微波针灸、经穴磁场疗法和经穴超声波疗法等,也都取得了一定的经验,传统医学的辨证施治理论应用在了物理治疗上,给现代物理治疗赋予了新的内容和生命。

虽然我国近代的物理疗法起源于 80 多年前,但是真正蓬勃发展还是 20 世纪 50 年代。国家采取了"走出去"和"请进来"的策略,20 世纪 50 年代我国先后有 6 人去苏联系统学习理疗、体疗、疗养学,还请苏联专家前来中国开办了多期学习班,在全国范围选择数百名优秀的青年医生参加学习,所以我国的物理治疗学发展迅速。20世纪50年代的物理治疗学普及到了绝大多数的医学院教学中和医院临床上,也普及到了厂矿与大中院校的卫生所和医务室,其普及程度远远高于现在的康复医学。20世纪50—60年代许多物理治疗科都是先进红旗科室,许多优秀人员担任学科带头人。当时的物理治疗和体育治疗不仅人员多,而且质量也高,不仅将世界先进的超声、空气离子、微波、肌电图、生物反馈等及时引进到了我国,而且有不少创新。50年代创造了电针,建立了推拿学校,规范了推拿治疗,研究了火罐等传统中医理疗方法,建立了现代医学科学理论。60年代积累了丰富的临床经验,创刊了《理疗与疗养》杂志。70年代发展并推广了磁疗。80年代是丰富多彩的年代,电脑中频的发展,简化了低中频电治疗,使之成为从医院到家庭都适用的疗法,还推广了TDP,使远红外线治疗成为比电脑中频电治疗更加普及的物理治疗,高温治癌和激光治疗研究也是这一时期的重要进展。90年代以来一枝独秀的进展就是第四军医大学相继研究的毫米波和次声波,虽然临床应用不广,但是基础研究具有世界水平,此外,经颅磁刺激的开展也赶上了世界潮流。

国务院及相关部门针对我国康复医学的发展出台了一系列的相关政策和要求,也为中国的物理治疗技术的发展提供了强大的动力。

1996年4月卫生部发布《综合医院康复医学科管理规范》,在规范中明确提出,二级以上综合医院应根据当地的康复医学诊疗需求和条件,设立康复医学科,并开展相应的康复医学诊疗工作,同时各地卫生行政部门应将综合医院康复医学科的建设纳入区域医疗发展规划之中,还要求综合医院康复医学科至少应下设物理治疗(包含运动治疗和物理因子治疗)室和作业治疗室。随后,各省市按照卫生部的要求开展了相应的工作。

2008年,汶川大地震使物理因子治疗设备在全国相关医院得到了广泛的普及和应用,尤其是在四川灾区,各种中高档物理因子治疗设备一应俱全。这些对于普及物理因子治疗的临床应用、推动中国康复医学学科的发展具有十分重要的现实意义和深远的历史意义。

2011年4月卫生部发布《综合医院康复医学科建设与管理指南》,在指南中明确提出,二级以上(含二级)综合医院应当按照《综合医院康复医学科基本标准》独立设置科室开展康复医疗服务,科室名称统一为康复医学科。

2012年卫生部在"十二五"时期康复医疗工作指导意见中提出的工作目标包括:提高康复医疗机构建设和管理水平。综合医院康复医学科应达到《综合医院康复医学科基本标准》和《综合医院康复医学科建设与管理指南》要求,康复医院应达到《康复医院基本标准》要求。社区卫生服务中心和乡镇卫生院能够开展基本康复医疗服务和残疾预防、康复相关健康教育。加强康复专业人员队伍建设。逐步建立康复治疗师规范化管理制度,开展在岗康复医师、治疗师和护士培训工作,提高康复医疗服务能力。综合医院康复医学科开展早期、规范化的康复治疗。逐步建立国家级和省级康复医疗质量控制中心并开展质量控制工作。初步建立分层级、分阶段的康复医疗服务体系,逐步实现患者在综合医院与康复医院、基层医疗卫生机构间的分级医疗、双向转诊。统筹规划、合理利用各类康复医疗资源。各级中医医疗机构、妇幼保健机构和残联系统康复机构围绕相关疾病与残疾承担相应医疗与康复工作任务。

2016年12月,国务院在"十三五"卫生与健康规划中明确要求,到2020年,确保残疾人享有健康服务。有康复需求的残疾人接受基本康复服务的比例达到80%。加强残疾人健康管理和社区康复。推动二级以上综合性医院与老年护理院、康复疗养机构、养老机构内设医疗机构等之间的转诊与合作。支持养老机构按规定开办医疗机构,开展老年病、康复、护理、中医和安宁疗护等服务。推动中医药与养老结合,充分发挥中医药在养生保健和疾病康复领域的优势。

(二) 物理因子治疗技术的展望

现代社会,科学技术和社会经济都在飞速发展,康复医学也取得了巨大的进展。进展的主要标志不仅是医学科学技术的进步,更重要的表现是人类健康水平得到了普遍提高。随着经济社会的快速发展,人们对健康和医学模式的需求均发生了深刻的变化,物理因子治疗技术也必将顺应这一大趋势,将有更加广阔的发展前景。同时,随着疾病结构的改变和人们对健康的要求的提高,医学模式由单纯生物学模式的病因和对症治疗转变为生物-心理-社会医学模式,其目标是整体康复、重返社会。而实现康复医学根本目标的重要手段之一就是物理因子治疗技术。虽然与运动疗法及整体康复医学相比,物理因子治疗技术的发展步伐稍显缓慢,但仍然在不断进步。根据物理因子治疗技术所处的重要地位,其发展趋势可能呈现以下趋势。

知识链接

1. 物理因子治疗设备向集成化、智能化和信息化发展,治疗设备日新月异　先进的物理学技术、电子技术、人工智能技术以及高超的制造技术,使得物理因子治疗设备的研究与发展进入了一个前所未有的高度;生物学工程、计算机技术、信息与传感器等技术大量运用,设备中应用了高速度、大容量的芯片,器件数量大大降低;随着软件技术的发展,过去有很多物理因子治疗设备仪器体积比较大,是因为很多功能都是通过硬件来实现的,伴随着嵌入式单片机、嵌入式系统、操作系统等软件技术的发展,过去需要通过硬件实现的功能现在可以通过软件实现。传统的物理因子治疗设备如低频电疗、中频电疗以及高频电疗等,在原有的基础上得到不断改进,性能及功能得到提升;同时,集成化成为一大趋势,物理因子治疗工作台或系统集成几种物理因子治疗为一体,使得临床治疗更专业和灵活。各种生物反馈技术和计算机技术、云技术的运用,诞生了更多的新设备,如生物反馈肌电刺激、生物反馈脑电刺激、经颅磁刺激、吞咽障碍治疗、骨质疏松治疗、冲击波治疗等治疗设备层出不穷。

2. 治疗领域向老年及儿童治疗拓展　社会人口老龄化促使老年物理治疗技术,尤其是老年神经康复、运动系统疾病治疗技术、老年病物理治疗技术成为康复医学研究的重点。

近年来世界各国人口的平均年龄均有不同程度增长。2000 年全球 60 岁及以上老龄人口已达 6 亿,到 2025 年这一数字可能增至 2 倍多。而中国不仅是世界第一人口大国,也是老年人口最多的国家。据 2000 年全国人口第五次普查,我国 60 岁以上老年人口已达 1.43 亿,是老年人口世界第二的印度的 2 倍,是第三的美国的 2.5 倍左右。预计到 2025 年,我国 60 岁以上老年人口将达到 2.54 亿人;预计到 2050 年,将增加到 4.3 亿以上,占世界老年人口的 22.3%,占亚洲的 35%,比发达国家和地区的老年人口的总和还多。据统计资料显示,我国人口老龄化的速度年均递增 3%,远高于总人口增长率 1.68%,大大高于欧美等国,也略快于日本。根据美国人口普查局的统计和预测,65 岁以上老龄人口的比重从 7% 升到 14% 所经历的时间,法国为 115 年,瑞典 85 年,美国 68 年,英国 45 年,而我国大约只要 27 年。人口学中认定,60~69 岁为低龄老年人,70~79 岁为中龄老年人,80 岁及以上为高龄老年人。我国 80 岁及以上高龄老年人以每年 5.4% 的速度增长,到 2040 年将增加到 7400 多万人。高龄人口丧偶和患病的概率高,高龄女性多于男性,高龄老人生活自理能力差,残疾率高。

随着急救医学的发展,早产儿、低体重儿成活率的提高,以及环境恶化等因素的影响,儿童的功能障碍率并没有下降,反而有升高的趋势。儿童康复是康复医学重要的组成部分,近年来儿童康复领域发展迅猛,尤其在脑瘫康复、儿童脑损伤后康复、孤独症谱系障碍康复、精神发育迟缓康复方面研究成果丰硕,儿童物理因子治疗在近年也得到了较快的发展,但相对于儿童康复的评估、运动疗法等的发展速度,儿童物理因子治疗还有更多的研究和实践工作要做。

知识链接

3. 专科专病物理因子治疗技术全面推广　物理因子治疗技术的临床应用与研究将向各个临床二级和三级学科及其专病渗透推广,在 21 世纪,该技术可能成为替代药物和手术治疗的重要技术。因此,紧密结合临床开展物理因子的治疗、研究和护理应当成为康复医学工作者的当务之急;提倡各个医院的有关临床科室都开展物理因子治疗技术工作,使物理因子治疗思想贯穿于医疗的全过程;把物理因子治疗技术作为补偿、增强和替代功能缺陷患者的基本方法。

4. 中西医结合物理因子治疗将成为必然趋势 中国传统康复治疗技术在现代康复中占有优势地位,我国几千年前就已经开始用物理因子治疗疾病。现代康复引入中国后,如何将中国传统康复与现代西方康复有机结合,成为我国康复医学的研究重点,康复医学工作者已经达成共识,单纯用西医或中医进行物理治疗已难以取得满意的效果,而以中西医结合的物理疗法,如红外线加中药熏蒸、温热电灸、穴位经皮神经电刺激疗法、经穴位小脑顶核电刺激疗法等已经在临床得以普遍应用。以督脉电针加电体针治疗脊髓损伤,在改善运动功能、减轻痉挛及控制大小便方面已取得满意效果就是有力证明。中西医相结合的物理因子治疗有很大的发展前景。

5. 物理因子治疗技术向社区化和家庭化发展 社区康复(CBR)是康复医学的重要组成部分,近 30 年来,我国的社区康复也取得了巨大的成就。社区康复的目标是使所有的康复对象享受康复服务,使残疾人与健全人机会均等,充分参与社会生活。其特点主要如下:以社区为基地,依靠社区原有的卫生保健、社会保障、社会服务网络,协力开展康复服务,使用社区的康复技术、简便廉效,因地制宜,就地取材。应用简单、方便、易得而又有效的康复技术,适应残疾人在家庭和社区进行康复训练。而物理因子治疗符合上述要求,跨入 21 世纪后,在我国,社区康复真正成为康复医疗工作的基础。物理因子治疗设备的集成化、小型化,操作的简便易行,为进入家庭打下了良好的基础,而社区康复的开展,也为物理因子治疗的家庭化提供了快捷、有力的技术支持。

四、物理因子治疗技术在康复医学中的地位

物理因子治疗技术是康复治疗技术的重要组成部分,是物理治疗的两大内容之一。随着康复医学的快速发展,以及相关电子技术、机械制造、仿真技术等科学技术的不断进步,古老的物理因子治疗技术也得到了迅速发展。随着国民经济水平的提高以及康复知识的不断普及,康复理念被越来越多的人所接受,更多的人主动接受和寻求康复治疗。先进的设计理念和制造技术,使得物理因子治疗制备向智能化、微型化、专业化、多样化发展,家庭物理因子治疗设备也得到长足的发展,治疗形式趋于简单易行,老百姓更乐于接受。因此,物理因子治疗技术在临床上的应用日益广泛,其治疗对象涵盖康复医学的所有领域,但主要以功能障碍、疼痛、慢性病、老年病等为主。

物理因子治疗常应用于各种原因引起的功能障碍,如神经系统、运动系统的疾病和损伤引起的功能障碍(如截瘫、偏瘫、脑瘫等)。骨关节损伤所致的关节功能障碍是物理因子治疗最早的和最重要的适应证。

随着社会人口的老龄化,各种与老年有关的退行性疾病必然明显增加;医学技术水平的不断提高,危重患者的抢救成功率明显提升,残疾率也相应增加;工业化及交通事故、运动损伤等使意外伤残增多;疾病结构发生了慢性化、残疾化和老年化的变化,人们对康复医学的需求也在逐渐增加,而物理因子治疗对很多老年病和慢性病有较好的治疗效果。

物理因子治疗在各种原因导致的疼痛治疗中应用广泛,如骨关节炎、颈椎病、腰腿痛等,有很好的应用效果及前景。物理因子治疗可改善或消除疾病和损伤引起的病理改变,如微波可以抑制骨关节炎引起的软骨细胞凋亡,超声波能够促进骨折愈合等。

近年来,新物理因子治疗技术在不断地研制,传统的物理因子治疗也得到新的发展,其治疗范围也在不断扩大,心肺康复、癌症康复、骨质疏松康复、盆腔康复、吞咽障碍康复、言语功能康复、中枢神经康复等的物理因子治疗都在积极的开展中。可以展望,物理因子治疗将在未来的康复医学领域中有更广阔的应用。

第二节　物理因子治疗的基本理论

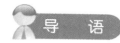

　　本节主要对物理因子治疗的基本理论进行介绍,包括物理因子对人体作用的机制,物理因子对人体的反应和治疗作用,是通过何种渠道对人体进行作用的,以及物理因子对人体治疗的共同适应证和禁忌证。

　　物理因子治疗的作用是多方面的,当物理因子作用于人体时,物理能即被人体吸收并发生能量形式的变换,引起一系列的物理和化学变化,产生局部和全身的生理反应,从而产生治疗作用。它不仅作用于表浅组织,而且还能够深入关节、肌肉、神经及内脏组织。由于物理因子的多样性,其作用机制和特点也不尽相同,下面仅就其共性或部分特点进行介绍。

一、物理因子对人体作用的机制和特点

各种物理因子对机体具有共同性或非特异性作用,也具有特异性的效应。

(一)物理因子对机体作用的共性

1. 生理作用　物理因子对机体的生理作用主要包含以下方面。

(1) 改变组织细胞和体液内离子的比例和微量元素的含量。

(2) 引起体内某些物质分子(如蛋白分子、水分子等)结构的改变。

(3) 影响各种酶的生物活性。

(4) 调节物质代谢。

(5) 使体内产生生物学高活性物质。

(6) 增强血液和淋巴液循环。

(7) 改变生物膜、血管、皮肤、黏膜以及其他组织的通透性。

(8) 引起组织温度改变。

(9) 调节神经-内分泌机能。

(10) 增强单核-吞噬细胞系统的功能等。

2. 治疗作用　物理因子对机体的治疗作用包含以下方面。

(1) 改善神经-内分泌机能障碍。

(2) 提高机体或某些系统、器官的功能水平。

(3) 改善组织营养,促进组织修复和再生。

(4) 提高局部或全身的抵抗力。

(5) 镇痛作用。

(6) 消炎、消肿作用。

(7) 缓解痉挛。

(8) 脱敏或致敏作用。

(9) 加强机体的适应机能。

(10) 加强药物向组织器官内透入等。

(二)物理因子对机体作用的特性

物理因子作用于机体后,引起共性效应的同时引起特异性效应。其特异性效应只有在使用

小剂量的条件下方可最明显地呈现,在使用大剂量时,由于分子的布朗运动(热运动)则可掩盖其特异性效应(例如小剂量超短波作用有明显增强机体防卫机能的作用,而大剂量超短波则有抑制作用)。由于不同的物理因子对不同的细胞、组织和器官有相对的选择作用,各种组织细胞对不同的物理因子的感受性有差异,其选择的治疗方法也各有不同。如紫外线优先作用于表皮、皮肤神经末梢等外胚层组织,因此这些部位用紫外线的治疗效果要强;直流电优先作用于周围末梢神经感受器和周围神经纤维,因此这些部位用直流电的治疗效果要强等。

研究结果证明:不同的物理因子引起的组织形态学变化、体液因子的变化、超微结构功能形态直至组织器官功能的变化以及物质代谢的变化等均具有一定的特异性。

二、物理因子的治疗作用

物理因子的主要治疗作用,可概括如下。

1. 消炎作用 多种物理因子都具有消炎作用。皮肤、黏膜、肌肉、关节乃至整个内脏器官,由各种原因导致的急、慢性炎症都是物理因子治疗的适应证,可采用不同的物理因子进行治疗。对于急性化脓性炎症,表浅的可以选用紫外线疗法或者抗生素离子导入疗法;对于慢性炎症,多采用温热疗法、磁场疗法或低中频电疗法,只要方法得当,则可获得预期的疗效。关于物理因子抗炎的机制目前尚未完全阐明。临床认为,除了某些物理因子有直接杀菌作用外,还与物理因子作用后改善微循环、加速致炎物质排出和增强免疫机制等有关。

2. 镇痛作用 疼痛是一个极其复杂的问题,既是物质现象,又是精神现象,引起疼痛有多种原因,如损伤、炎症、缺血、痉挛、精神因素等。应用物理因子镇痛需要弄清病因,有选择性地使用。炎性疼痛以抗感染治疗为主,痉挛性疼痛可用温热疗法,神经、神经根痛可用直流电药物离子导入,或者低、中频电疗关闭闸门。要结合患者的具体情况,有的放矢地选择物理因子,达到理想的治疗效果。

3. 抗菌作用 紫外线以杀菌作用著称,$254 \sim 257$ nm 光谱杀菌效果最好,对金黄色葡萄球菌、枯草杆菌、绿脓杆菌、炭疽杆菌、溶血性链球菌等均有杀灭作用。其杀菌机制主要是光聚作用使 DNA 聚合成二聚体,使细菌失去正常的代谢、生长、繁殖能力,甚至死亡。

4. 镇静与催眠 具有镇静、催眠作用的理疗方法有电睡眠疗法、镇静性离子导入疗法、磁场疗法、温水浴法等,这些疗法均能增强大脑皮质扩散性抑制,缓解全身紧张状态,从而产生镇静催眠的效果。

5. 兴奋神经-肌肉 各种技术参数的低、中频电疗能引起神经及肌肉兴奋,用于治疗周围性神经麻痹和肌肉萎缩,也可用于锻炼肌肉。兴奋神经-肌肉的机制是细胞膜受到电刺激后,产生离子通透性和膜电位变化,形成动作电位,引起肌肉收缩反应。

6. 缓解痉挛 具有缓解痉挛的物理治疗方法主要是各种具有热作用的物理因子疗法。比如作用较深的短波、超短波和微波疗法,作用表浅的蜡疗、红外线疗法,还有作用于全身的热水浴法等。缓解痉挛的机制主要是热降低肌梭中传出神经纤维的兴奋性,使牵张反射减弱、肌张力降低。

7. 软化瘢痕,松解粘连 石蜡疗法、超声疗法、音频电疗法等都能改变结缔组织弹性,增加延展性,具有明显的软化瘢痕、松解粘连的作用,多用于治疗术后瘢痕和组织粘连。

8. 加速伤口愈合 小剂量紫外线照射伤口,在防止和控制感染的同时还能刺激肉芽组织生长,加速上皮搭桥和创口愈合过程。

9. 加速骨痂形成 实验证明,弱的直流电阴极、经皮神经电刺激、干扰电疗法、低频脉冲电磁场均能促进骨质生长,加速骨折愈合。

10. 增强机体免疫作用 紫外线、红外线、磁场等物理因子具有增强和调节机体免疫的作用,部分物理因子或影响细胞免疫,或促进体液免疫,或者同时影响两者。

三、物理因子对人体的作用方式

物理因子对人体的作用方式主要包括直接作用和间接作用。

（一）直接作用

物理因子作用于人体直接引起局部组织的生物物理和生物化学变化，称为直接作用。

1. 对组织器官的直接作用　物理因子对组织器官的直接作用如直流电场内的离子移动，在短波和超短波电场下，可使偶极子、离子发生旋转和振荡，产生热效应和非热效应，低、中频脉冲电流刺激运动神经元引起肌肉收缩，超声波的振荡有按摩作用，激光对表皮疣、胎痣、血管瘤等有治疗作用。

2. 对致病因子的直接作用　紫外线照射可引起某些细菌、真菌、病毒的核酸（DNA）链断裂，造成核酸和蛋白的交联破裂，杀灭核酸的生物活性，致细菌和病毒死亡，微波、超短波等也有直接杀菌和抑制细菌繁殖等作用。

3. 对组织直接作用的深度　物理因子作用于人体后，其穿透的深度并不相同，治疗效果也就不同。

（二）间接作用

物理因子作用于人体后，通过热、电化学或光化学的变化，引起体液改变，或通过神经反射、经络传导而产生的作用称为间接作用。

1. 体液作用　在理疗作用下可以引起体液的改变。实验证明短波或超短波作用于垂体可使促肾上腺皮质激素（ACTH）分泌增多，肾上腺皮质激素分泌增加；用短波或超短波直接作用于肾上腺皮质时，可得到类似的结果。分子生物学的进展，将进一步证明体液作用在理疗中的地位。

2. 神经作用　电、光疗除了通过体液作用以外，尚可通过神经系统发生间接作用。临床上常见的有以下两类。

（1）轴突反射　可通过体表反射器刺激轴突反射引起血管扩张。

（2）神经反射　又称为皮肤内脏反射疗法、节段反射或反射区疗法。理疗因子作用于内脏有节段反射联系的反应区皮肤上，通过节段反射改变器官的状态，使有病理性改变的组织恢复正常。

3. 经络穴位作用　物理因子可以通过经络、穴位而发生作用。

四、物理因子治疗的适应证和禁忌证

物理因子在治疗的作用机制上有共性之处，但不同的物理因子也有其特点，因此在治疗的适应证和禁忌证上也不尽相同，此处仅就物理因子共同的适应证和禁忌证做简单表述，各种物理因子具体的适应证和禁忌证将在后面的章节进行详细阐述。

（一）适应证

（1）各种类型的关节炎（非结核性），肌炎，肌腱和韧带的扭伤，各种外伤性滑膜炎，滑囊炎，骨折，手术后的瘢痕，粘连以及关节功能障碍，肌纤维织炎等。

（2）疼痛：各种原因所致的疼痛是物理因子治疗的常见病症。

（3）创面及愈合不良的溃疡，烧伤后遗症，冻伤，血栓性静脉炎，各种原因的局部水肿。

（4）中枢神经性疾病，周围神经损伤，神经炎，神经痛症候群等。

（5）胃炎，胃及十二指肠溃疡，慢性肝炎，胆囊炎，胃肠功能紊乱，结肠炎，早期高血压，小儿消化不良等。

（6）其他疾病：慢性附件炎，盆腔炎，子宫周围炎，眼及眼眶外伤性瘢痕，虹膜睫状体炎等。

（二）禁忌证

恶性肿瘤，活动性结核，出血倾向，体质虚弱及高热患者，严重的心功能不全及动脉硬化，动脉瘤，急性传染病，甲状腺功能亢进，感觉障碍等。

第三节　物理因子治疗的安全守则

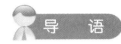

医疗安全是一个很重要的话题，特别是在我国法律法规不断完善的现代社会。本节主要讨论物理因子治疗的安全问题，介绍物理因子治疗应该遵循的安全守则，安全在物理因子治疗中的重要意义，影响治疗安全的因素，以及治疗师自身的安全防护，在治疗患者的同时保护治疗师的安全。

物理因子治疗是在一个特殊的环境中进行治疗的，大部分的物理因子治疗设备需带电操作，因此，安全治疗是首要任务。治疗师在提供高质量服务的同时，要运用技术、教育、管理等各种综合的手段，从根本上采取有效的预防措施，确保患者安全，为其创造一个安全高效的治疗环境。同时，在治疗过程中，也要注意治疗师自身的安全防护工作，通过进行职业防范知识教育，提高治疗师的自我防护意识，普及预防措施，达到预防和控制职业损伤的发生、提高治疗师的身心健康的目的。

一、总则

（1）理疗科（室）应建立有关理疗各项技术的安全制度，制定安全规则及操作流程，全体工作人员及进入理疗室的患者均应遵照执行，并定期检查执行情况。

（2）进行物理因子治疗的人员必须是经过专业培训并获得上岗证的专业技术人员。理疗师要有强烈的责任心和安全意识。负责对患者进行理疗常识的宣传工作，介绍理疗注意事项。

（3）新购买的或有故障的理疗机都要经过详细检查试开机器后，确定工作正常并做记录卡登记后方可使用。每次治疗前，都应该认真检查电源线路及设备，保证治疗与操作安全。

（4）给患者理疗前要认真核对患者资料，细致检查病情，明确诊断，正确选择适应证，排除禁忌证，合理地选定理疗因子以及相应的治疗参数。

（5）每次治疗过程中，技术操作人员必须随时注意设备的工作状态、询问、观察患者的反应，发现问题及时处理。

（6）应由专业维修人员定期检查治疗设备，其他人员不能随意进行拆修，以防发生意外。

二、治疗安全防范

治疗安全是指治疗师在实施治疗的全过程中，患者不发生法律和法定的规章制度允许范围以外的机体结构、生理功能或心理健康的损害、功能障碍、缺陷或死亡。

（一）治疗安全的重要性

1. 治疗安全是治疗对象安全的前提　治疗安全是保障患者生命安全的必备条件。如果治疗师在工作中不认真履行职责，违反规章制度和治疗操作规程，就可能增加患者的痛苦和经济负担，甚至危及生命。

2. 治疗安全是高质量治疗的基础和保证　治疗安全综合反映治疗师的工作态度、技术水平和治疗管理水平，是治疗质量的基础和保证，是衡量医院治疗管理水平的重要标志。

3. 治疗安全有利于提高医院效益　医院的治疗差错和事故，会损害患者的利益，破坏医院的整体形象，损害医院的信誉，影响医院的经济效益和社会效益。

4. 治疗安全关系到治疗师的自身利益　治疗安全不但关系到患者和医院利益，也关系到治疗师自身利益，如人身安全、奖励与惩罚、晋升、晋级及身心健康，严重时治疗师可能会被追究法律责任。

（二）影响治疗安全的因素

1. 治疗师素质　治疗师素质高低、治疗室人员配备情况是治疗安全与否的首要因素。当治疗师的素质达不到治疗职业要求时，就可能造成言语、行为不当，给患者身心带来安全隐患。

（1）业务素质不高　治疗师因业务知识缺乏、技术水平低下、操作不熟练、工作经验不足等违反技术操作规程，导致操作失误或操作错误，对新技术应用或新设备使用不熟练，不能及时、准确地观察、判断病情，如果发生意外，不能对患者进行有效的抢救等因素都可能对患者的安全构成威胁。

（2）法律意识淡漠　部分治疗师法律意识不强，忽视患者的权益，如治疗前没有及时履行告知义务，不注意保护患者的隐私，没有及时、真实、准确地填写相关的治疗记录，对病情的客观资料搜集不足，不能正确进行评定等，这些因素都导致在发生医疗纠纷时，不能提供有利的法律依据。

（3）工作责任心不强　治疗工作中违反各种规章制度或操作规程，如在治疗前不能进行认真的评定，治疗过程中观察病情不认真，不能及时发现患者的病情变化，不能严格地按照操作规程来完成治疗，治疗时的参数选择不当，部位选择不合理，治疗剂量设置不合适等。

（4）治疗师与患者的沟通不够　治疗师缺乏与患者沟通的主动性，缺乏沟通交流技巧等。如治疗师与患者交流的信息量过少，以至于患者缺乏有效的治疗过程的配合等相关信息；如治疗师和患者交流时说话措辞不当，语气生硬，对患者和家属的问题解释不清等导致患者误解、不满，甚至发生纠纷。

2. 治疗管理因素

（1）制度不健全或管理不到位　各种规章制度不健全或虽有制度但未严格落实，没有建立有效的监督检查机制等。

（2）相关培训不到位　不重视业务技术培训，不注重强化法律意识，不注重安全教育等。

（3）物品管理不到位　物理因子治疗的仪器和设备性能不佳，物品质量不过关等。

3. 患者因素

（1）医疗依从性低　治疗是一项治疗师和患者及其家属共同参与的活动，治疗的正确实施有赖于患者的密切配合和支持。患者的心理素质、对治疗的认识及承受能力等都影响患者的情绪，进而影响其行为及对治疗的依从性。

（2）消极情绪　当患者因痛苦或者治疗难以忍受等，以及患者家庭耗费大量的精力、财力，难以做进一步治疗时，易产生厌世情绪，需要治疗师在和患者沟通时严加防范。

（三）治疗安全的防范

1. 健全、落实各项制度，建立安全监督体系　严格遵守相关法律、法规、操作常规和操作规范是防范治疗缺陷与差错事故的根本保证，医院要不断完善各种规章制度，并认真组织学习和落实。医院和科室建立三级安全监控小组，随时报告相关问题，形成上通下达的治疗安全监控网络，并采取积极的防范措施，最大限度减少乃至杜绝患者不应有的生命威胁和健康损伤。

2. 加强与安全相关的教育和培训

（1）加强职业道德教育和治疗安全教育，增强安全意识。通过经常性的护理安全教育和职业道德教育，将规章制度学习与安全教育、职业道德教育相结合，增强治疗师的责任意识、风险意识，使治疗师明确知道良好的职业道德是治疗安全的基础，严格执行规章制度是治疗安全的保证。

（2）广泛开展法律法规教育和培训，增强法律意识。经常组织治疗师学习有关法律法规，强化法律意识，引导治疗师学法、懂法、知法、用法。认真剖析治疗工作中存在的法律问题，充分认识违法的严重后果，加强责任感，维护治疗师和患者的合法权益，在治疗过程中，自觉维护患者的知情权、隐私权，认真填写治疗记录，确保治疗记录的科学性、真实性、及时性和完整性。

（3）加强治疗师业务技术培训。加强对治疗师的基础知识、基本理论、基本技能的系统化培训和考核，安排治疗师参与各种新知识、新观念、新的服务理念的学习，提高治疗师的理论知识和技术操作水平，从根本上保证治疗安全。

3. 重视治疗师与患者沟通　治疗师要注重社会科学、人文科学和心理学等知识的学习，提高人文素养。加强语言修养，在工作中合理使用保护性语言，避免误解和纠纷；分析患者的心理，主动与患者及家属沟通，有的放矢地加强人文关怀，尊重患者的知情权，及时让患者了解病情、治疗方案和预后等；对意志消沉的患者要给予精神上的支持和安慰。

4. 加强医院管理，完善支持系统　医院相关医技科室和后勤保障系统的服务要能够保证康复治疗的工作需要，医院的环境、布局、设施和工作流程要符合治疗的需要；仪器设备、设施要专人维护、定期检修，要在保证患者和治疗师安全的要求下能正常使用。

5. 合理配置人力资源，确保治疗安全　康复治疗师人员少，治疗任务重，超负荷工作导致治疗师身心疲惫、急躁和焦虑情绪等是构成医院不安全因素的重要原因。因此，应合理配置人力资源，合理安排治疗师的治疗和休息时间，合理安排治疗师的实际工作量，合理构建治疗师队伍，保证治疗安全。

三、治疗师职业防护

治疗师职业防护是指治疗师在治疗过程中采取多种有效措施，保护治疗师免受职业损伤因素的侵袭或将其伤害降到最低程度。

（一）治疗师职业防护的意义

1. 科学规避治疗职业风险，营造轻松和谐的工作氛围　治疗师掌握治疗职业防护知识和技能，有利于提高职业防护的安全意识，自觉严格遵守护理操作规程，规范职业行为，科学、有效地规避职业风险；良好安全的治疗职业环境能愉悦身心，增加工作安全感和职业满意度，轻松愉快的工作氛围能提高工作效率。

2. 保证治疗师的健康和安全，提高治疗职业的生命质量　有效的治疗职业防护，可以最大限度地避免职业危险因素对治疗师造成伤害，维护治疗师的健康和安全，减轻工作过程的心理压力，增强社会适应能力，提高治疗职业的生命质量。

3. 为患者提供优质服务，促进和谐社会发展

（二）治疗师职业防护的危险因素

1. 机械性损伤因素　治疗师劳动强度大，站立时间长、弯腰和低头动作多，可引起肌肉骨骼损伤、静脉曲张等。

2. 温度性损伤因素　治疗师在治疗工作中要经常接触激光、高温石蜡、电流、红外线、冰块、液体氮气、各种电器（如烤灯、高频电刀等），均可因高温或低温导致治疗师发生损伤。

3. 辐射性损伤因素　治疗师在实施紫外线、激光、高频电磁场、超声波、微波等治疗过程中，如果防护不当可导致放射性皮炎、皮肤溃疡等。

4. 电击性损伤因素　治疗师在工作过程中要接触各种治疗仪,如感应电治疗仪、经皮神经电刺激仪、功能性电刺激治疗仪、短波治疗仪、微波治疗仪、激光治疗仪等各种治疗仪,这些治疗仪虽然都有很好的保护机制,但是在治疗过程中也存在触电的可能。

5. 心理社会因素　治疗师要经常面对病、伤、残等各种患者,特别是比较严重的残疾人,甚至要面对患者的昏迷、死亡等,机体随时处于应激状态,心理压力过大,易引起神经衰弱、心身疲倦。加之繁重的工作之余还要自修学习,睡眠时间少,劳动强度大,超负荷工作,健康透支,体力恢复欠佳,易出现内分泌功能紊乱和免疫功能低下。治疗师还可能面对各种医疗纠纷而承受更多的精神压力。

（三）治疗师职业防护的类型

1. 机械性损伤因素的职业防护　机械性损伤是指治疗师在治疗时经常搬运患者、长期弯腰、扭转、长时间站立等原因导致肌肉、骨骼、关节的损伤。其主要防护措施如下。

（1）正确利用人体力学原理,保持正确的劳动姿势　在站立或坐位时应尽可能保持腰椎伸直,使脊柱支撑力最大,避免因过度屈曲对腰部韧带的劳损,减少身体重力对腰椎的损伤。在半弯腰或弯腰时,应两足分开使重力落在髋关节和两足处降低腰部负荷。在弯腰搬运患者或者弯腰治疗患者时,双腿适当分开,屈膝、躯干挺直,使椎间盘承受的压力小于弯腰姿势,拒绝做剧烈活动,防止拉伤腰部肌肉,损伤椎间盘。

（2）避免长时间维持一种体位　治疗师应经常变换体位,缓解肌肉、关节、骨骼疲劳,减轻脊柱负荷,避免长时间保持一种固定的劳动姿势而引起腰肌劳损,增大发生椎间盘突出的概率。如果需要长时间站立时,应避免长时间保持同一姿势,要适当、轻微地活动,双腿轮流支撑身体重量,并可适当做踮脚动作。在工作间隙可适当做下肢运动操,尽量抬高下肢,以促进血液回流。

（3）加强体育锻炼,提高身体素质　加强体育锻炼可增加背、髋和膝的伸肌及腹肌等组织的柔韧性和抗疲劳性,增强骨关节活动度,还可提高机体免疫力,使全身各脏器系统功能增强,有效预防治疗时所导致的机械性损伤。

（4）养成良好的生活饮食习惯　提倡睡硬板床,在从事家务劳动时,避免长时间弯腰活动,减少弯腰的次数。合理调配饮食,多食富含钙、铁、锌的食物,如牛奶、骨头汤等;增加机体内蛋白质的摄入量,增加维生素的摄入量。

2. 辐射性损伤因素的职业防护　辐射性损伤是指治疗师在治疗过程中,由于接触各种具有辐射性的仪器,导致各种辐射所引起的损伤。其主要防护措施如下。

（1）学习有关辐射性电器的安全技术和防护知识,不必过分紧张。

（2）切勿直视正在治疗的具有辐射的各种治疗仪输出口,必要时戴好防护眼镜。

（3）完成治疗操作后立即离开治疗机,不在机旁做不必要的逗留。

（4）在具有辐射的环境内工作时,选择含有金属的布料作为衣物的面料,可以使辐射反射和屏蔽,减少对辐射的吸收。在有强辐射的环境中时刻穿专门的防护服或围裙。

（5）合理调配饮食,多食富含优质蛋白质的食物,如鲜牛奶、酸奶、肉、蛋等;增加富含维生素食物的摄入量,如卷心菜、马铃薯、番茄、水果、酵母、蜂蜜、杏仁、银耳等。

3. 电击性损伤因素的职业防护　电击性损伤是指治疗师在治疗过程中由于各种原因导致触电,电流作用于机体后所引起的损伤。其主要防护措施如下。

（1）治疗室的地面最好是木板或橡皮板,并保持干燥,避免潮湿。治疗桌、椅、床及其附件应是木制品或非金属制品。

（2）治疗室的各种电源开关、插座、电源线、地线必须按安全用电的要求进行设计、安装。

（3）使用新的治疗机前,应先进行安全检查;使用后也要定期做安全检查,不使用不合格、不安全的设备。

（4）治疗机外壳应接地线，使治疗机的漏电流向地下。漏电的治疗机不得用于治疗。

（5）每次使用治疗机前应检查治疗机能否正常工作，电极、电缆、辐射器有无破损，开关、调节器有无故障，接头是否牢固，不得将有故障、破损、接触不良、输出不正常的治疗机或其附件用于治疗。

（6）不得任意换用不符合安全要求的电极、电缆和附件。

（7）治疗机或电源的故障应由经专业训练的维修人员负责检查、修理、安装、改装，未经专业训练的人员不得进行这方面的操作。

（8）操作者的衣服和皮肤应保持干燥，穿不含金属并且吸汗的衣服。操作者手湿时不得进行治疗操作。

（9）患者治疗部位及附近的金属物品（如手表、发夹、首饰、别针、钥匙等）应予去除，患者体内有金属物（如骨科固定钢针、气管金属插管、金属节育环、金属碎片等）的部位不宜进行治疗。

（10）治疗时操作者身体的任何部分均不得接触任何接地的金属物或潮湿地面。

4. 心理社会性损伤因素的职业防护　心理社会性损伤是指治疗师在每天的治疗中面对病、伤、残等患者所承受的心理压力，以及在工作过程中的劳动强度、健康透支、自身价值等社会因素所造成的损伤。其主要防护措施如下。

（1）建立良好的医患关系，促进和谐沟通　明确和保障治疗师在工作中的权利，保护医患双方的权利和义务。加强相关法律法规的学习，增强治疗师自我保护意识。规范治疗行为，严防差错事故，减少医患纠纷，掌握语言技巧，尊重患者的各项权利，了解治疗师应遵守的各项规章制度和应尽的义务。

（2）培养积极乐观的精神　面临各种心理困扰时，以开朗豁达的态度对待，积极采取疏泄、转移、放松、自我暗示等方法进行心理和情绪的自我调整，将压力转换成积极的动力，积极寻求个人发展的机遇，善于从生活中寻找乐趣，学会宣泄和疏导，保持平和、稳定和乐观的心境。

（3）积极锻炼身体，培养业余爱好　治疗师应合理安排工作、学习和生活时间，培养广泛的兴趣，劳逸结合，保证足够的睡眠和良好的情绪，保持心理健康，减少心理疲劳。

（4）提高治疗师自身综合素质　随着社会的进步，人们的健康需求逐步增加，治疗仪器不断更新，治疗师也应与时俱进，正视挑战，提升自身综合素质，适应时代的需求，增强社会适应能力。

（5）及时寻求专业人员帮助　当自我调节不足以解决心理问题或生理疾病时，应及时寻求专业人员的帮助，进行心理咨询、心理或药物治疗，切勿讳疾忌医。

第四节　物理因子治疗文书

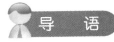

导　语

本节主要介绍物理治疗单和治疗处方的相关知识，治疗文书包含的内容和常用项目，并通过举例对常见的治疗文书进行填写。

医疗文书（治疗文书）是指医疗机构和医务人员在医疗活动过程中，依据有关法律法规和专业技术规范要求制作的反映医疗服务关系、患者健康状况和医疗措施、过程及其结果等方面信息资料的规范文件。物理因子治疗文书包括物理治疗单和物理治疗处方。

一、概述

医疗文书不仅是医疗机构医疗质量、技术水平、管理水平综合评价的依据,随着《医疗事故处理条例》的实施及人们维权意识的日益增强,医疗纠纷不断增多,而医疗文书作为医疗机构和医务人员对患者进行医疗活动全过程的原始情况记录,是医疗事故处理中的重要书证,书写中任何一点疏漏、差错,甚至语言含混都可能对医务人员、对医疗机构造成不利的影响。

（一）物理因子治疗文书的目的

（1）物理因子治疗文书是物理因子治疗过程的全面记录。

（2）物理因子治疗文书为物理治疗师提供治疗的基本数据（治疗目的、治疗要求等）,保证医师的医嘱得到准确的执行。

（3）物理因子治疗文书体现出医疗机构的医疗质量、管理水平,反映出医务人员的业务水平。

（4）物理因子治疗文书是临床教学、科研、总结经验及医疗机构信息管理的重要资料。

（5）物理因子治疗文书出现医疗纠纷时,治疗文书将成为有效的法律依据。

（二）物理因子治疗处方的基本原则

1. 明确诊断 明确诊断是正确治疗的前提。对于就诊的患者,不能只凭主诉,而应进行相应的详细查体和必要的临床检查,明确诊断后方能进行物理因子治疗。

2. 综合治疗 在进行物理治疗的同时应注意局部与整体、药物与营养及心理与社会等综合因素,应注意物理因子与以上因素之间以及两种以上物理因子之间综合应用的治疗方案。并非所有的物理因子间的综合应用都能产生叠加的效果,不同性质的物理因子间,有些叠加作用可产生加强疗效,有些会相互抑制而减弱疗效。因此,物理因子间的综合应用应注意以下几点。

（1）作用基本相同的物理因子不宜同日综合应用。这是因为过强的刺激可能引起机体产生超限抑制作用,或造成机体的功能紊乱,如超短波和微波、间动电和中频电疗法等。

（2）产生相互拮抗作用的物理因子不能同时综合应用,如紫外线与红外线。

（3）应用反射疗法时不宜在同一反射区同日使用两种以上的物理治疗,以免造成不良反应。

（4）防止综合治疗给患者造成过大负荷或疲劳,治疗过度不利于机体体液及生理调节机制,反而会产生不良反应。

物理治疗与药物治疗综合应用时应注意:物理治疗与全身用药相结合;物理因子与药物对人体的作用可以是相互协同,也可以是拮抗,合理利用能够提高疗效、缩短病程;如在抗感染药物全身应用的同时进行局部物理治疗,由于血液循环的改善,可增加局部药物的相对浓度,从而增进疗效、缩短疗程。

物理治疗与皮肤、黏膜局部用药相结合:在局部给药的同时进行相应的物理治疗,如直流电疗法、超声波疗法、红外线疗法等,可促进药物的吸收。

3. 方法选择

1）物理因子的选择 应根据病情、性别、年龄、生活习惯、患者的身体状态及对物理因子作用的反应能力多方面考虑,一般应注意以下几点。

（1）明确主次 在确切诊断的前提下,弄清疾病的发病机制及所处的阶段、主要病理表现。特别是在患者存在多种疾病时,更应分清主次,找出主要矛盾,予以相应的治疗。

（2）标本兼治 根据患者全身状态和机体的反应能力,同时要考虑局部与整体之间的关系。既要考虑治标又要考虑治本问题。

（3）结合运用 选择物理因子要注意作用方式、作用部位、作用强度、作用时间、作用频次与疗程,同时注意与其他疗法间是否存在协同或拮抗作用。

Note

2）参数选择　相同的物理因子在选择不同的参数治疗时,所得到的效果是不同的;同时,同一个患者在不同病变阶段对相同的物理因子相同参数的反应也是变化的,应根据病情,适时选择和调整治疗参数。如超声波在治疗骨折患者时,小剂量的超声波可促进骨痂生长,而大剂量的超声波则使骨折愈合迟缓,并损害骨髓。超短波在治疗炎症时,急性期应选择无热量、短时间,而慢性期则需要温热量、长时间。

3）部位选择　在部位选择时,要考虑整体与局部之间的关系,同时在局部治疗时,应注意将病变部位置于物理能作用的场内。要注意人体各节段的反射作用,某些患者局部有不利于物理治疗的因素时,采用上病下治、左病右治的原则,也能取得良好的疗效。对内脏疾病应注意应用体表投影反射区进行治疗。

4）疗程选择　多数物理因子治疗的效果需要量的积累,大部分的物理因子一次治疗难以达到预期的效果,常需要进行多次的治疗。疗程的长短根据病情和物理因子的性质与治疗目的来决定。一般而言,急性期疗程较短(3～8 次),慢性病疗程较长(10～20 次),累积作用强者疗程短,累积作用弱者疗程长。对于需要多个疗程治疗的患者,应当在两个疗程之间设置一个间歇期,以利于机体恢复和调整,消除适应性反应产生的影响。一般间歇期为 1～4 周,长至 1～2 个月,且同一种物理因子一年内的使用疗程数不应超过 3～4 个疗程。

二、治疗文书的内容

（一）物理治疗单的基本内容和要求

在进行物理治疗时,应该首先填写物理治疗文书,各地的物理治疗文书记录方法各有不同,但以下几个方面内容是基本要求。

1. 一般状况　患者初诊时,接诊医生负责书写物理治疗文书,内容包括日期、姓名、性别、年龄、职业、病例号、科别等。简要记录病情、主要体征和目前诊断,同时记录患者有无其他合并症及过敏史。

2. 治疗医嘱　根据病情开具医嘱,内容包括:治疗种类、治疗部位、治疗时间、治疗次数或复诊日期。同时应画出或标出治疗部位。如果两种以上物理因子同时治疗,应注明先后顺序、间隔时间。

3. 复诊记录　患者复诊时,接诊医生负责记录复诊日期、病情变化和治疗反应。如需要更改治疗内容时,应注明更改日期、更改项目,必要时注明更改示意图,再次治疗的次数或复诊日期。

4. 治疗记录　操作人员在对患者进行治疗后,操作者负责记录治疗日期、治疗参数、时间、治疗反应及有无不良反应等,并签名。

5. 治疗小结　患者疗程结束时,经治医生根据对患者的诊察结果,及时在治疗单上作出疗效判定。对特殊患者作出治疗小结。科主任、技师长应经常检查治疗文书的书写质量,发现问题时进行督改。

（二）物理治疗处方的基本内容和要求

物理治疗处方的基本内容应包括:物理因子治疗种类、治疗规格、治疗部位、治疗方法及示意图。

1. 物理因子治疗的种类　一种物理因子选择后应包括该物理因子的治疗部位、范围、波型、频率、剂量、强度、时间、频次等参数。

2. 物理因子治疗的规格　同一种类的物理治疗因子有不同的规格,如超短波治疗有 50 瓦(小型)与 200 瓦(大型)之分,紫外线有冷光低压与高压汞灯光源之分。当使用药物离子导入时,除常用的药物浓度外,其他药物应写明药物的浓度及导入极的极性。

3. 物理因子治疗的部位　按解剖学名称书写治疗部位,具体明确,详细记载肢体左、右侧,远、近端,必要时注明与解剖部位的距离,治疗面积的大小。最好配合示意图进行标记。

4. 物理因子治疗的方法

（1）治疗方式　同一种物理因子常可采用不同的治疗方法和方式,如超短波治疗时,电极摆放有对置法和并置法,应标明治疗时使用的电极规格、摆放的特殊要求等,医生应充分注意不同治疗方法对不同病区产生的不同作用效果。

（2）治疗剂量　不同的物理因子治疗所采用的剂量各不相同,同一种物理因子治疗,也应根据病情的不同、治疗目的的不同等,采用不同的剂量,以求达到最佳治疗效果。

（3）治疗频次　治疗处方中要标明治疗的频次,一般治疗是每日一次(Qd),反应强的治疗可以隔日一次(Qod),特殊治疗时可以每日两次(Bid),同时进行两种治疗时,一定要标明治疗的先后顺序。

5. 物理因子治疗的图示　物理因子治疗处方除了以文字形式记录外,为便于操作者正确理解并执行,常用图示的形式来标记,图示应尽可能做到既能准确地标明治疗部位,又能大体标明治疗的种类和方法,图样简洁、清楚,不宜过于复杂。

（三）治疗文书举例

1. 处方举例

例1:患者甲状腺腺瘤术后15天,自觉切口发痒。查体:切口愈合良好,表面轻度充血,吞咽时皮下组织粘连明显。

处方

方法:直流电导入

部位:颈部切口区(甲状腺区)

方式:对置法

电极:①主电极:10 cm×5 cm,甲状腺区;②副电极:10 cm×10 cm,颈后对称部位

药物:10％KI溶液,阴极下

电流强度:3～5 mA

时间:20 min,每日一次,连续5天

例2:患者,女性,50岁,1周前出现左季肋区疼痛,经止痛药物治疗未见好转。近日左季肋区出现皮疹小疱。查体:左季肋区可见3 cm×4 cm皮肤充血,边缘界限不清,充血区中央散在粟粒状小水疱。临床诊断:带状疱疹。

处方

方法:紫外线治疗

部位:

①左季肋区以带状疱疹为中心10 cm×15 cm

②左季肋区相应的脊髓节段:背部脊柱区10 cm×10 cm

方式:全波段紫外线(高压汞灯)

剂量:

①区:5 MED

②区:3 MED

每日一次,连续5天

2. 物理因子治疗申请单

姓名：		性别		年龄		病区	
职业：		就诊日期：			病案号：		

主诉：
主要体征：
辅助检查：
诊断：

治疗医嘱	治疗种类：
	治疗部位：
	治疗方式：
	治疗剂量：
	治疗频次：
	治疗疗程：

治疗记录：
复诊记录：
治疗小结：

3. 物理因子治疗项目记录单

姓名	性别	年龄	科别	床号	住院号	

诊断：						
医嘱编号	项目	部位	方法	剂量	时间	频率×次数
1						
2						
3						
4						
5						
注意事项：						

次数	日期	项目编号	治疗反应(如有不良反应须医嘱注明编号)		备注	治疗者
1			□正常	□其他( )		
2			□正常	□其他( )		
3			□正常	□其他( )		
4			□正常	□其他( )		
5			□正常	□其他( )		
6			□正常	□其他( )		
7			□正常	□其他( )		
8			□正常	□其他( )		
9			□正常	□其他( )		
10			□正常	□其他( )		
11			□正常	□其他( )		
12			□正常	□其他( )		
13			□正常	□其他( )		
14			□正常	□其他( )		
15			□正常	□其他( )		
16			□正常	□其他( )		
17			□正常	□其他( )		
18			□正常	□其他( )		
19			□正常	□其他( )		
20			□正常	□其他( )		
21			□正常	□其他( )		
22			□正常	□其他( )		
23			□正常	□其他( )		
24			□正常	□其他( )		
25			□正常	□其他( )		

4. 知情同意记录单

康复医学科

住院患者康复物理治疗项目知情同意记录单

姓名　　　　性别　　　　年龄　　　　病区　　　　床号　　　　住院号

诊断

治疗目的□消炎　□止痛　□消肿　□改善功能　□其他

治疗部位　　　　治疗费用

治疗项目

序号	治疗项目	治疗频率	费用	自付比例	签名	日期
1	超声波治疗			20％		
2	激光治疗			20％		
3	电针治疗			20％		

续表

序号	治疗项目	治疗频率	费用	自付比例	签名	日期
4	微波治疗			20%		
5	激光治疗			20%		
6	温热疗法			20%		
7						
8						
9						
10						

（贾柯其）

能 力 测 试

一、以下每一道考题下面有 A、B、C、D、E 五个备选答案，请从中选择一个最佳答案。

1. 软组织急性损伤物理治疗中，下列不合适的是（　　）。

　A. 超短波（无热量）　　　　　　　　B. 脉冲磁　　　　　　　　　C. 静磁

　D. 旋磁　　　　　　　　　　　　　　E. 蜡疗

2. 物理因子的主要治疗作用不包括（　　）。

　A. 消炎作用　　　B. 镇痛作用　　　C. 抗病毒作用　　　D. 缓解痉挛　　　E. 抗菌作用

3. 以下不是人工物理因子种类的是（　　）。

　A. 电疗法　　　　B. 光疗法　　　　C. 冷疗法　　　　D. 日光疗法　　　　E. 水疗法

4. 在治疗软化瘢痕和粘连时常采用以下方法，除外的是（　　）。

　A. 石蜡疗法　　　　　　　　　　　　B. 超声波疗法　　　　　　　C. 音频电疗法

　D. 碘离子导入疗法　　　　　　　　　E. 红外线疗法

5. 下列不属于传导热疗法的是（　　）。

　A. 泥疗法　　　　B. 红外线疗法　　　C. 温热敷疗法　　　D. 石蜡疗法　　　E. 热气流疗法

6. 用来改善睡眠治疗的是（　　）。

　A. 电兴奋疗法　　　　　　　　　　　B. TENS　　　　　　　C. 神经肌肉电刺激疗法

　D. 直流电疗法　　　　　　　　　　　E. 间动电疗法

7. 在选择治疗用的物理因子时要注意的内容不包括的是（　　）。

　A. 分清主次　　　　　　　　　　　　B. 物理因子的协同作用　　　C. 标本兼顾

　D. 患者的兴趣爱好　　　　　　　　　E. 物理因子的拮抗作用

8. 物理因子治疗单的基本内容不包括的是（　　）。

　A. 患者的家庭情况　　　　　　　　　B. 患者的一般情况　　　　　C. 治疗医嘱

　D. 治疗记录　　　　　　　　　　　　E. 治疗小结

9. 开具物理治疗文书需要注意的问题是（　　）。

　A. 明确诊断　　　　　　　　　　　　B. 治疗日期　　　　　　　　C. 治疗部位

　D. 选择合理的物理因子参数　　　　　E. 治疗方式

10. 在开具物理治疗处方时应该根据患者病情所处的疾病发展阶段选择（　　）。

　A. 明确诊断　　　　　　　　　　　　B. 治疗日期　　　　　　　　C. 治疗部位

D. 合理的物理因子参数　　　　　　　E. 治疗方式

11. 应该根据需要达到的治疗目的选择（　　）。

A. 明确诊断　　　　　　　　　　B. 治疗日期　　　　　　　　　　C. 治疗部位

D. 合理的物理因子参数　　　　　　E. 治疗方式

二、以下提供若干组考题,每组考题共同使用在考题前列出的 A、B、C、D、E 五个备选答案,请从中选择一个与考题关系最密切的答案。

（12～14 题共用备选答案）

A. 电兴奋疗法　　B. 静电疗法　　　　C. 音频电疗法　　D. 超短波疗法　　E. 直流电疗法

12. 属于低频电疗法的是（　　）。

13. 属于中频电疗法的是（　　）。

14. 属于高频电疗法的是（　　）。

（15～18 题共用备选答案）

A. 射频疗法　　　　　　　　　　B. 超高频电场疗法　　　　　　　　C. 极高频电疗法

D. 热射线　　　　　　　　　　E. 光化学射线

15. 毫米波疗法又称（　　）。

16. 红外线又称（　　）。

17. 超短波疗法又称（　　）。

18. 紫外线又称（　　）。

三、多选题

19. 在选择物理治疗法时就意味着要选择（　　）。

A. 物理因子的种类　　　　　　　B. 物理因子的参数　　　　　　　C. 治疗的部位

D. 治疗的剂量　　　　　　　　　E. 治疗的疗程

20. 物理治疗单的基本内容包括（　　）。

A. 患者一般情况　　　　　　　　B. 治疗医嘱　　　　　　　　　　C. 复诊记录

D. 治疗记录　　　　　　　　　　E. 治疗小结

21. 治疗医嘱的内容包括（　　）。

A. 治疗种类　　　　　　　　　　B. 治疗时间及次数　　　　　　　C. 治疗部位

D. 治疗频率　　　　　　　　　　E. 复诊日期

22. 以下疗法是人工物理因子种类的是（　　）。

A. 电疗法　　　　　B. 光疗法　　　　C. 冷疗法　　　　D. 日光疗法　　　　E. 水疗法

23. 下面具有镇静催眠作用的理疗方法是（　　）。

A. 电睡眠疗法　　　　　　　　　B. 镇静性离子导入疗法　　　　　　C. 冰水浴

D. 静电疗法　　　　　　　　　　E. 按摩疗法

24. 在治疗软化瘢痕和粘连时采用的方法是（　　）。

A. 石蜡疗法　　　　　　　　　　B. 超声波疗法　　　　　　　　　　C. 音频电疗法

D. 碘离子导入疗法　　　　　　　E. 红外线疗法

第二章　直流电疗法

本章课件

任务目标

1. 能学会常规直流电疗法和直流电离子导入疗法的基本原理和治疗方法与技巧。
2. 能合理选择常规直流电疗法和直流电离子导入疗法的治疗对象。
3. 能解决在常规直流电疗法和直流电离子导入疗法进行中出现的各种问题。
4. 在治疗过程中,能使用、管理常用器械、仪器、设备,安排与管理安全、适合的医疗与康复环境。
5. 能尊重、关爱患者及家属,进行沟通时自然大方,解释清晰;能开展农村社区的健康检查、慢性病管理、疾病预防等卫生工作,帮助和指导患者进行康复锻炼。

第一节　常规直流电治疗技术

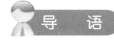

任务导入

张某,男,33岁,已婚,大专学历,某小学教师,因"失眠,精神差,易疲劳1个月"来院就诊。患者五年来,由于工作紧张,任务重,压力大,逐渐出现失眠,表现为入睡困难,需两三个小时才能入睡,睡后易惊醒,多梦。白天昏昏欲睡,精神差,易疲劳,上课时注意力不集中,记忆力和工作效率下降,并出现头昏头痛,情绪烦躁。医院诊断为神经衰弱。医生给予镇静催眠药物治疗后效果不理想,遂到理疗科接受直流电疗法治疗,睡眠质量较以前明显改善。你作为一名治疗师,思考下列问题:①直流电疗法为何可以治疗神经衰弱? ②你知道直流电治疗技术的操作流程吗?

导语

本节内容主要介绍常规直流电治疗的概念、治疗原理、治疗方法和临床应用。直流电疗法作为常用的一种治疗技术,具有扩张血管,促进局部血液循环,改善组织营养和增强代谢过程,改变组织含水量,调整神经系统和内脏器官功能等作用。

一、概述

在电场作用下,自由电荷按一定方向有规律地移动,便形成了电流。金属内的自由电荷是自

Note

由电子,液体内的自由电荷是阴、阳离子。电流方向不随时间而改变的电流称直流电。用直流电通过人体一定部位治疗疾病的方法称直流电疗法。

根据直流电强度是否随时间改变,可将直流电分为以下三种。

1. 稳恒直流电 电流强度不随时间而变化,电流的形式呈直线形。

2. 脉动直流电 电流强度随时间而变化,变化规则者称规则脉动直流电,不规则者称不规则脉动直流电。

3. 断续直流电 在一定时间内通电和断电相交替的直流电称断续直流电,可用于电体操疗法和电诊断。

直流电的种类如图 2-1 所示。

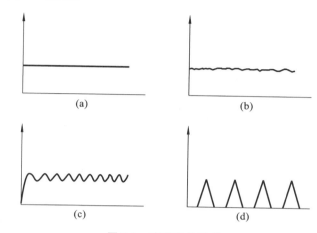

图 2-1 直流电的种类
(a)稳恒直流电 (b)不规则脉动直流电 (c)规则脉动直流电 (d)断续直流电

目前直流电治疗技术应用的是稳恒直流电,即电流强度不随时间而变化的直流电。

二、治疗原理及作用

人体内的组织液是含有水、蛋白质、脂肪等的溶液,其中除了正、负离子外,还有带电或不带电的胶体粒子。在直流电场的作用下,带电粒子要发生迁移,并产生电离、电解、电泳和电渗等现象。这些发生在直流电场中的理化现象形成了直流电治疗作用的基础。

1. 扩张血管,促进局部血液循环 直流电有明显的促进血液循环的作用,表现为可引起局部血管扩张,皮肤发红,持续的时间较长。这种作用在阴极更为明显。其发生机制有:①直流电促使皮肤释放组胺,直接或间接地扩张小动脉。组胺还作用于毛细血管,使内皮细胞加宽,通透性增加。②直流电电解作用致蛋白质分解成血管活性肽,亦有扩张血管作用。③离子运动刺激了感觉神经末梢,通过轴突反射引起血管扩张。

此外,直流电也可以通过节段反射加强相应脊髓节段支配的深部脏器的血液循环,改善器官的活动能力,达到治疗目的,如领区直流电疗法可调整脑部血液循环状态,短裤式直流电疗法可改善盆腔脏器血液循环等。

由于毛细血管扩张和管壁渗透性增加,改善了组织血液供应和营养,加速代谢产物的排出,提高了组织细胞的生活能力,使再生过程加强,这些都有利于促进渗出性炎症的消散和吸收。因此,神经损伤、慢性溃疡可采用直流电疗法。

2. 改善组织营养和增强代谢过程 在直流电作用下,局部组织营养改变,代谢过程加强。这是因为直流电能促进局部血液循环和改变细胞膜通透性。由于电渗的作用,阴极下蛋白质分子易于分散,水分增加,细胞膜变疏松,通透性增加,致使营养物质代谢产物经膜交换增快,代谢加强。这有利于改善局部营养,加速病理产物的移除。因此,可用于治疗营养不良性溃疡,促进神经再生、骨折愈合等。

3. 改变组织含水量 在直流电作用下人体蛋白胶体溶液同时出现电泳和电渗现象。人体内的体液偏碱性,使蛋白质中的羧基释放出 H^+ 而带负电荷。在直流电场中,带负电的蛋白质移向阳极,称为电泳;人体带正电的水合离子移向阴极,称为电渗。

蛋白质羧基:$—COOH \rightleftharpoons —COO^- + H^+$

$—COO^-$ 使蛋白质带负电移向阳极,氢(H^+)被水化移向阴极(图 2-2)。

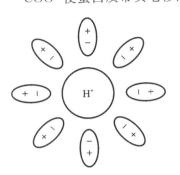

图 2-2 氢离子水化,外圈为水偶极子

电泳的效应使阳极下蛋白质密度升高,阴极下蛋白质密度降低,故而两极下的胶体密度、渗透压发生变化。电渗的效应使阴极下水分增多,阳极下水分减少,故而两极下的组织含水量也发生改变。临床可利用阴极下水分增多、蛋白质吸水易于溶解膨胀变软的作用,使瘢痕软化,使干燥组织变软,若将碘离子导入软化瘢痕效果更好。用阳极的脱水作用,可消除局部组织肿胀,或使渗出物增多的病灶干燥。

4. 直流电电解作用 电解现象是直流电通过电解质溶液发生的现象。在电解质溶液中通以直流电以后,离子在电场的作用下,分别向与自己极性符号相反的电极移动,并在电极上失去或得到电子,变成中性原子或原子团。这些原子和原子团可从溶液中离解出来,也可以和溶剂或电极发生化学变化成为另外的新物质分离出来。电解质溶液在直流电作用下,所发生的这种分解过程称为电解(图 2-3)。在电极上所析出的物质称为电解产物,阴极下产生碱性物质,阳极下产生酸性物质,可借此治疗某些疾病。

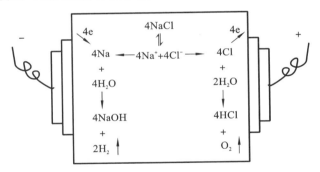

图 2-3 直流电对氯化钠的电解作用

(1)肿瘤治疗 肿瘤组织在直流电作用下,电解产物所形成的电场区域改变了肿瘤组织生存的碱性环境,使肿瘤组织发生电生理、电化学反应,导致肿瘤组织的变性、死亡,适用于体积不大的内脏肿瘤或转移癌。这一方法称电化学疗法,或称肿瘤组织的直流电疗法。

(2)电解拔毛 适用于倒睫。

(3)电解除赘法 利用电解方法除去皮肤和黏膜的赘生物。适用于疣、小血管瘤、淋巴瘤和痔。

5. 调整神经系统和内脏器官功能 全身电疗时,下行电流(阳极在上,阴极在下)具有镇静作用,脊柱区通下行电流可使血压升高,肌张力降低;上行电流(阳极在下,阴极在上)具有兴奋作用,脊柱区通上行电流可降低血压,增高肌肉张力,增强肝脏解毒功能。在通常应用中,以下行电流或以阳极为主电极,可产生催眠、镇痛和缓解痉挛的治疗效果。例如,用前额部作阳极、后颈部作阴极治疗神经衰弱和失眠,用脊柱下行电流法治疗脑出血后痉挛性麻痹等。以上行电流或阴极为主电极时,可治疗器官功能低下、神经麻痹、知觉障碍等疾病。

局部应用时,阴极区兴奋性升高,可提高神经兴奋性,称为阴极电紧张;阳极区兴奋性降低,能加强神经的抑制过程,称为阳极电紧张。如用大剂量长时间通电,阴极区则发生较强的抑制,而阳极区则恢复正常或兴奋性增高,有人称此为直流电的第三作用。对于各种神经痛、肌痛,可用阳极疗法或阴极大剂量抑制法。对神经营养性血管痉挛和炎症引起的神经痛,阴、阳极都可收效,因为此时充血作用是主要的治疗因素。以上的阳极镇痛作用,在断电数十秒内即消失,但对肿胀引起的疼痛,因兼有脱水的作用,故有助于消除疼痛的原因。阴极抑制作用的持续时间较长,故有人常用阴极来镇痛、镇静、镇痉和止咳等。总之,在临床应用中,应根据患者的具体情况选用阴极或阳极。

当直流电作用于反射区时,对植物神经的功能有促进平衡的作用。直流电对某些内分泌器官的功能也有调节作用。例如:在乳腺区通电,可治疗功能性子宫出血;在腰部及大腿区通电,可影响盆腔脏器的功能状态。

6. 促进静脉血栓溶解　直流电有溶栓和使血管再通的作用。直流电治疗后成纤维细胞增殖,深入血凝块中,使血栓机化、体积缩小,离开阳极,向阴极退缩,血管再通。临床应用大剂量($0.2\sim0.3\ mA/cm^2$)、长时间($30\sim60\ min$)稳恒直流电治疗血栓性静脉炎已取得较好疗效。

7. 促进骨折愈合　长骨干骺端带负电荷,骨干中部在电学上却是近于中性的。骨折后电荷的分布有显著的变化,愈合后电荷分布又恢复正常。于骨折区通以小量阴极直流电,可加快骨折愈合。

三、治疗技术

(一)仪器设备

1. 治疗机　利用晶体管或电子管将交流电整流变成脉动直流电,再经滤波装置而得到稳恒直流电。输出电压一般不超过 100 V,输出电流 $0\sim50$ mA,可调。

2. 导线　导线应质地柔软,绝缘良好,长度为 $1.5\sim2.0$ m。两导线应有不同颜色,阳极端导线用红色,阴极端导线用黑色或其他颜色,以保证不把正负极弄反。导线一端接在直流电疗机的输出插口,另一端用电极夹,夹在金属电极板上。目前多采用导电橡胶电极代替铅板。导电胶的一端有圆形插孔,将输出线端的圆形棒状导子插入,以连接良好、平整为妥,还应备有分叉导线以满足一些特殊治疗需要。如治疗双腿时,分别将两线连到左右腿,并同时将此两线连接在治疗机的同一个输出插孔上。

3. 电极板　电极板多采用柔软、可塑性好,化学惰性大的导电材料制成。目前有:①沿用已久的铅板电极,其厚度为 $0.2\sim0.5$ mm;②硅橡胶电极板,由硅橡胶制成,无毒无味,质地柔软,可塑性好。电极板一面为黑色导电层,另一面为黄色绝缘层,一端有直径 2 mm 插孔,以插入与机器连接的导线,保证紧密平整。其电阻值约为 50 欧姆,可直接接触皮肤或衬以薄层湿绒布治疗。市售有各种形状和大小的硅橡胶电极板,满足人体各部位之需,使用方便。

4. 电极衬垫　其作用是保证电极板与皮肤紧密接触,防止直流电直接作用皮肤,又能吸收电极下产生的酸碱电解产物,避免灼伤皮肤。衬垫厚度 1 cm,治疗时衬垫应大于电极板周边 $1\sim1.5$ cm。若为硅橡胶电极,则以 $1\sim2$ 层纱布浸湿后加垫,不必用那么厚的衬垫。

5. 沙袋、绷带　沙袋、绷带为固定电极的用品。肢体部位放置电极时通常用绷带固定,躯干部位放置电极时可用沙袋固定。

6. 塑料布　治疗中放置在衬垫上,防止浸湿衣服。

(二)电极及其放置方法

1. 主电极和辅电极　在直流电疗法中,根据疾病的性质选用阳极或阴极作用于治疗部位发挥治疗作用的电极称为主电极;而放在远离治疗部位(如颈部、背部、腰骶部等电阻较小的部位),只作为一个电流的通路的电极称辅电极。为了加强主电极的刺激作用,一般主电极的电极板面积较小,因为面积小则通过的电流密度大,反应也就强;而辅电极的面积较大,通过的电流密度小,引起的反应则较弱。因此主电极放置于治疗部位,辅电极可酌情放置于颈部、背部、腰部等处。

2. 电极放置方法 ①对置法:一个电极放在人体的一侧,另一个放在其对侧,这种放置法,作用范围较局限,适用于局部和深部病灶。②并置法:两个电极均放在同一侧,这样电流作用的范围较长但浅,适用于神经、血管、长的肌肉等长度大的病变。

（三）治疗剂量

1. 电流密度 直流电疗法的治疗剂量是按电流密度计算。电流密度是指每平方厘米面积衬垫上的电流量。主电极的电流密度一般为 $0.05\sim0.1$ mA/cm²。电流强度大小应视电极板面积、治疗部位、治疗方法和患者年龄而定。电极面积较小时,可适当增大电流密度;相反面积较大时,可适当减小电流密度。不同部位的电流量有区别,颈、面部的电流量应小于躯干。反射疗法时电流密度应小一些。儿童用的电流量应小一些,为 $0.02\sim0.08$ mA/cm²。年龄越小,电流密度也应越小。此外,还要参考患者对电流的耐受性来决定用量,原则上治疗时电流密度是以不引起疼痛为宜。

2. 治疗时间 一般以 $15\sim25$ min 为宜,1 次/日,$15\sim20$ 次为 1 个疗程。

（四）常用治疗方法

1. 头面部直流电疗法

（1）眼枕法 适用于脑血管意外后遗症、神经症、脑血管硬化、眼科疾病。电极:直径 $3\sim4$ cm 圆形电极×2,60 cm² 电极×1。方法:圆形电极分别置于双侧闭合的眼睑上,用分叉导线相连;60 cm² 电极置于枕部发际下(图 2-4)。极性视需要而定。剂量:电流强度 $2\sim5$ mA,治疗时间 $15\sim20$ min。注意事项:为了使电极与皮肤紧密接触,可在眼睑上放一块浸湿的药棉。

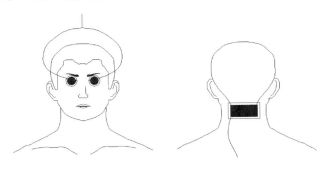

图 2-4　眼枕法

（2）额枕法 适用于血管性头痛、枕大神经痛、高血压等。电极:$60\sim80$ cm² 电极×2。方法:一电极置于前额部,下界在眉弓上方,另一电极置于枕部发际下(图 2-5)。剂量:电流强度 $3\sim5$ mA,治疗时间 $15\sim20$ min。

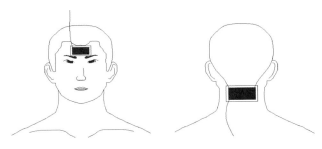

图 2-5　额枕法

（3）颞枕法 适用于神经性头痛、三叉神经痛等。电极:30 cm² 电极×2,100 cm² 电极×1。

方法:30 cm² 电极分别置于两颞侧,100 cm² 电极置于枕部发际下(图 2-6)。剂量:电流强度 2～5 mA,治疗时间 15～20 min。

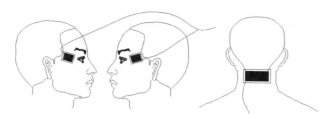

图 2-6　颞枕法

（4）耳部治疗法　适用于神经性耳聋、耳鸣,急、慢性中耳炎。电极:60 cm² 电极×1,30 cm² 电极×1,棉花一小块。方法:将浸湿的棉花塞入患侧外耳道内,充填至与耳廓平,其上压 30 cm² 电极,60 cm² 电极置于枕部发际下(图 2-7)。剂量:电流强度 0.5～1 mA,治疗时间 15～20 min。

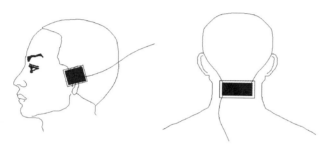

图 2-7　耳部治疗法

（5）面部治疗法　适用于三叉神经痛、外周性面神经麻痹。电极:特制半面具电极×1,200 cm² 电极×1。方法:半面具电极放置于患侧面部,200 cm² 电极置于肩胛区或对侧上臂(图 2-8)。剂量:电流强度 8～15 mA,治疗时间 15～20 min。注意事项:电极的各叶面应分别与前额、颊部、下颌部紧密接触。

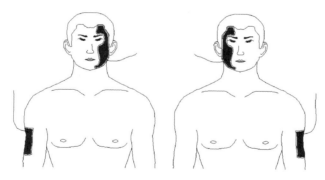

图 2-8　面部治疗法

2. 颈部直流电疗法

（1）颈部治疗法　适用于甲状腺术后瘢痕、咽喉部疾病。电极:80 cm² 电极×2。方法:一电极置于前颈部,以喉结为中心,另一电极置于后颈部(图 2-9)。剂量:电流强度 5～8 mA,治疗时间 15～20 min。

（2）扁桃体治疗法　适用于急、慢性扁桃体炎。电极:30 cm² 电极×2,60 cm² 电极×1。方法:30 cm² 电极置于颈两侧,以下颌角为中心,用分叉导线连接,60 cm² 电极置于枕部(图 2-10)。剂量:电流强度 3～6 mA,治疗时间 15～20 min。

（3）颈交感神经节治疗法　适用于失眠、溃疡病、偏头痛、更年期综合征。电极:30 cm² 电极

Note

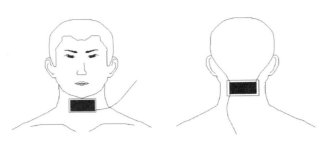

图 2-9　颈部治疗法

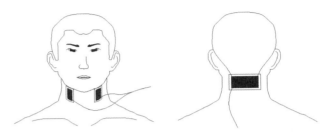

图 2-10　扁桃体治疗法

×2,60 cm² 电极×1。方法:30 cm² 电极分别斜置于颈两侧(胸锁乳突肌中段为中心),60 cm² 电极置于枕部(图 2-11)。剂量:电流强度 6～10 mA,治疗时间 15～20 min。

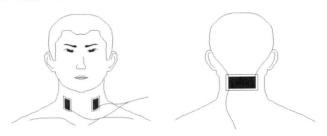

图 2-11　颈交感神经节治疗法

3. 四肢直流电疗法

(1)肩关节治疗法　适用于肩关节周围炎、陈旧性肩关节损伤等。电极:200 cm² 电极×2。方法:两电极以患侧肩关节为中心前后斜对置(图 2-12)。剂量:电流强度 10～15 mA,治疗时间 15～20 min。

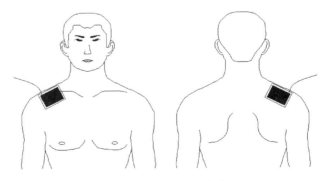

图 2-12　肩关节治疗法

(2)肘关节治疗法　适用于肘关节炎、陈旧性肘关节损伤等。电极:100 cm² 电极×2。方法:两电极分别置于患侧肘关节的内外侧(对置)(图 2-13)。剂量:电流强度 6～10 mA,治疗时间 15～20 min。

（3）膝关节治疗法 适用于膝关节炎、膝关节周围韧带损伤等。电极:200 cm² 电极×2。方法:两电极分别竖置于患侧膝关节的内外侧（对置）（图 2-14）。剂量:电流强度 10～15 mA,治疗时间 15～20 min。

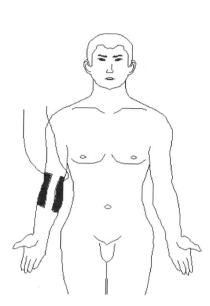

图 2-13 肘关节治疗法

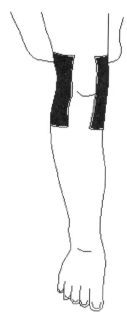

图 2-14 膝关节治疗法

4. 神经反射疗法

（1）鼻黏膜反射疗法 适用于溃疡病、哮喘病。电极:1 cm×3 cm 电极×1,60 cm² 电极×1。方法:将浸湿的棉条用镊子塞入鼻腔内,与鼻黏膜紧密接触,上唇上方放一小塑料布,将露出的棉条与 1 cm×3 cm 的小电极相连,60 cm² 电极置于枕部（图 2-15）。剂量:电流强度 1～2 mA,治疗时间 10～20 min。

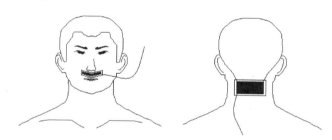

图 2-15 鼻黏膜反射疗法

（2）领区反射疗法 适用于高血压Ⅰ～Ⅱ期、神经症、雷诺现象等。电极:特制领式（1000～1100 cm²）电极×1,400 cm² 电极×1。方法:领式电极置于领区,400 cm² 电极置于腰骶部（图 2-16）。剂量:电流强度 6～16 mA 或 10～20 mA,治疗时间 6～30 min。注意事项:领区接阳极,腰部接阴极。首次治疗时电流强度应偏小,从 6 mA、6 min 开始,每隔一日递增 2 mA、2 min,至 16 mA、16 min 止。

（3）乳腺区反射疗法 适用于功能性子宫出血、月经不调等。电极:特制乳腺电极×2,300 cm² 电极×1。方法:两乳腺电极分别置于两侧乳房部,300 cm² 电极竖置于背部（图 2-17）。剂量:电流强度 15～20 mA,治疗时间 15～25 min。

（4）全身反射疗法 适用于高血压Ⅰ～Ⅱ期、动脉粥样硬化、自主神经功能紊乱、神经症等。电极:300 cm² 电极×1,150 cm² 电极×2。方法:300 cm² 电极置于肩胛间区,150 cm² 电极置于

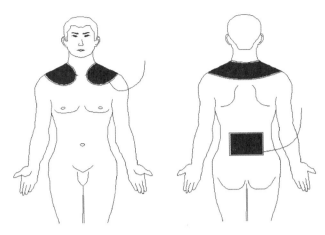

图 2-16 领区反射疗法

两小腿腓肠肌表面,用分叉导线连接(图 2-18)。剂量:电流强度 15～25 mA,治疗时间 15～25 min。

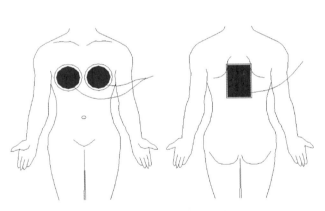

图 2-17 乳腺区反射疗法

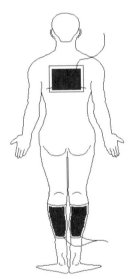

图 2-18 全身反射疗法

四、临床应用

(一) 适应证

神经科疾病:三叉神经痛、肋间神经痛、面神经麻痹、臂丛神经炎、偏头痛、功能性头痛、神经衰弱、自主神经功能失调等。内科疾病:慢性胃炎、慢性结肠炎、高血压、关节炎等。外科疾病:淋巴管炎、淋巴结炎、慢性乳腺炎、术后粘连、肌炎、肌痛等。五官科疾病:睑缘炎、结膜炎、角膜炎、慢性扁桃体炎、慢性咽喉炎、齿龈炎、慢性下颌关节炎等。皮肤科疾病:皮肤瘢痕、表浅溃疡、慢性增生性皮肤病等。

(二) 禁忌证

恶性血液系统疾病、恶性肿瘤、急性湿疹以及对电流不能耐受者。对皮肤感觉障碍的患者,治疗时要慎重,以免引起灼伤。

第二节 直流电离子导入治疗技术

任务导入

孙女士,30 岁,广州市人,某机械厂职工,因"左侧闪电样疼痛 6 年"来院就诊。患者无任何原因突发下齿剧痛,连舌偏侧及颊部,上至太阳穴处闪电样持续疼痛 15～20 min,疼痛过后如常,自此之后每天发作五六次不等,进食、刷牙、洗脸均可引起剧烈疼痛。医院诊断为三叉神经痛。服用卡马西平一年后基本无效,并发生严重眩晕、呕吐,后改为针灸及服用汉桃叶片,有所缓解,但疼痛如故。后经人介绍到理疗科接受直流电离子导入治疗 1 个疗程后,疼痛明显缓解。你作为一名治疗师,请思考下列问题:①直流电离子导入治疗与常规直流电直流技术有何不同?②直流电离子导入治疗如何操作?

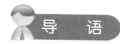

本节内容主要介绍直流电离子导入疗法的概念、治疗原理、治疗方法和临床应用。直流电离子导入疗法作为常用的一种治疗技术,既具有直流电的作用特点,又具有药物的双重作用。

一、概述

(一) 概念

利用直流电将药物离子经皮肤、黏膜或伤口透入人体内治疗疾病的方法,称为直流电离子导入疗法。

药液中的某些成分可以离解为带正电荷或负电荷的离子或原子团,根据电学的同性相斥、异性相吸原理,在直流电场作用下,带电荷的药物离子发生定向移动。在阴极衬垫下,带负电荷的药物离子向人体方向移动进入人体;在阳极衬垫下,带正电荷的药物离子向人体方向移动进入人体。

(二) 导入体内离子的分布及作用深度

人体皮肤最外层的角质层结构致密,离子不易透过,而皮肤表面有大量的毛孔、汗腺和皮脂腺导管的开口。药物离子经直流电导入体内的主要通道是皮肤上的汗腺管口,其次是毛孔和皮脂腺管口。

药物离子经直流电导入体内后的分布情况大致如下。

1. 在表皮形成离子堆 一部分药物离子进入汗腺和表皮细胞层以后较长时间停留在皮肤的表层,形成所谓"皮肤离子堆",然后逐渐进入血流。不同种类的药物离子在皮肤内存留的时间不同,可短至数小时,长达数天。例如新霉素经直流电导入人体后,在局部皮肤内可存留 3～6 小时,链霉素为 6～12 小时,青霉素为 6～24 小时。放射性^{32}磷导入后在皮肤内存留 13～14 天,^{131}碘为 15～20 天,肾上腺素亦可在局部皮肤蓄积达 20 天之久。药物离子在皮肤内存留时间的

Note

长短,与中枢神经及周围神经的功能状态有关。当中枢神经兴奋过程增强时,药物离子在皮肤内的蓄积增多。若用普鲁卡因阻滞周围神经,则导入的药物在局部皮肤存留的时间延长。在进行直流电离子导入前、后或同时施加其他物理因子,对皮肤离子堆亦有一定影响。例如,在做离子导入治疗前,进行蜡疗、红外线等以温热作用为主的其他理疗,由于局部皮肤电阻降低,药物离子导入量增多。若在做离子导入的同时做冷敷,可使皮肤离子堆增加;若在导入后按摩,则局部皮肤内存留的离子减少。

2. 在局部与组织产生反应　药物离子经直流电导入皮肤后,一部分离子失去原来的电荷变成原子或分子,保持该药物原有的药理性能,在局部与某些组织成分发生化学反应,一部分离子可和体内胶体质点相结合,刺激神经感受器,通过反射途径引起反应。

3. 被血液和淋巴液带到全身　另一部分离子进入组织间隙,随淋巴液和血流分布到全身。它们在血管内刺激感受器而产生相应的反射性反应,随着血液和淋巴液对远端脏器直接产生作用。因此导入治疗时经常可获得全身性作用,并且很快出现,因为全身血液循环 1 次只需 15~20 s。

4. 集中在对该离子有亲和力的器官内　有些药物离子能选择性地停留在某些器官,例如用直流电导入的碘有 60%~70%都蓄积在甲状腺,而磷则主要蓄积在中枢神经系统和骨骼部分。经直流电导入体内的药物离子的这种趋向性与该药物的特性有关,并同其他给药方法的情况相一致。

在直流电的作用下,药物离子通常只能导入皮肤层,而且主要在皮肤浅层。在通常的治疗条件下,进行一次离子导入的深度一般不超过 1 cm。药物离子堆难以直接导入深层组织,这是由于体内存在大量导电性能好、移动速度快的离子,而且在通电的过程中,组织内产生了极化电动趋势,因此阻碍了药物离子直接进入较深层的组织。

导入体内的药物量与药物离子的性质、药液浓度、电流强度、通电时间、寄生离子等多种因素有关。一般比较轻的离子、化合价低的离子容易被导入,导入量较多;复杂的离子在直流电场内移动速度慢,导入量较少。药液浓度高时,导电性较好,但药物离子重新结合成分子的机会也多。溶液浓度低时,电离度大,但溶液导电性差。实验证明,一些常用的溶液浓度在 5%以下时,导入量随着浓度的升高而增加;而当浓度大于 5%时,药物导入量几乎不再增加。导入体内的药物量在一定范围内与电流强度和通电时间成正比。但是当电流强度增至一定值,通电时间超过 30 min 时,药物导入量不再随之增加。做直流电离子导入治疗时,在电极衬垫上若同时存在与药物离子极性相同的离子,后者即称为寄生离子。大量实验证明,寄生离子的存在使导入体内的药物量明显减少。总之,影响药物导入量的因素很多,但利用直流电导入体内的药物量并不多。被导入体内的无机离子为衬垫上该药物总量的 1%~10%,而复杂的有机离子导入量比这更少。

二、治疗原理及作用

直流电离子导入疗法兼有直流电与药物的双重作用。经直流电导入体内的药物对机体既可直接发挥作用,又可通过神经反射和体液途径间接产生影响。直流电离子导入疗法和其他理疗方法一样,对人体的作用方式主要有以下三个方面。

(一) 直接作用

直流电作用于身体一定部位时,可直接引起离子浓度的改变、血管舒张等一系列变化。导入体内的药物离子对局部组织,尤其是浅层组织,可发挥其固有的药理作用。例如导入体内的抗生素可杀灭微生物或抑制其生长过程,局部麻醉剂产生镇痛作用等。当病灶比较表浅,导入药物的特异性作用明显时,直接作用往往居主要地位。

(二) 神经反射作用

在大多数情况下,直流电离子导入疗法通过神经反射而发挥治疗作用。直流电和药物刺激皮肤或黏膜的神经末梢,可通过反射作用产生相应的反应。导入体内的一部分药物离子在皮肤内形成离子堆,刺激皮肤内感受器;另一部分药物离子进入血流,作用于血管壁的感受器,都通过反射途径引起人体的一定反应。

（三）体液作用

导入体内的药物可进入血流及淋巴流,引起远隔脏器或全身的反应。这种作用在导入剧毒药时比较突出,因为即使导入的药物量很少,也可能产生较明显的反应。

总之,直流电离子导入疗法的治疗作用是直流电和药物作用的综合,通过直接作用、神经反射和体液途径而产生局部与全身的治疗作用。当病灶较浅,导入的药物作用强烈时,药物离子可起主要作用;在病灶较深,所用药物的药理作用比较温和的情况下,直流电的作用可能是主要的。

（四）离子导入疗法的作用特点

利用直流电将药物离子导入体内的方法与口服、注射或其他给药方法不同,作用也不一样。直流电导入疗法的特点主要如下。

（1）本疗法具有直流电和药物的综合作用。直流电使机体产生一系列复杂的反应,导入体内的药物保持其原有的药理特性,发挥治疗作用。

（2）可以将药物直接导入需要治疗的部位,特别是对较表浅的病灶区,并在局部保持较高的浓度。用直流电导入浅病灶后,局部的药物浓度比肌内注射法高数十倍。

（3）导入体内的药物在局部皮肤内形成离子堆,逐渐吸收进入血流,因此在体内停留的时间比其他给药法显著延长,发生作用的持续时间较久。

（4）导入的药物只有需要发挥药理作用的那一部分,不是混合剂。而采用皮下或皮内注射方法就要注入大量没有治疗价值的溶剂和基质。

（5）直流电离子导入疗法不破坏皮肤的完整性,不引起疼痛,不刺激胃肠道,能避免药物口服或注射给药而产生的不良反应。

（6）直流电离子导入疗法也有一定的局限性,例如导入体内的药量相对较少,且不能精确控制,不易将药物直接导入深层组织。

三、治疗技术

（一）导入药物的选择

直流电离子导入疗法具有固有的治疗作用和特点,但并非所有的药物都能用于离子导入治疗。选择导入用药时,应注意以下几点:

（1）所选药物应易溶于水、易于电离,且不易为酸或碱所破坏。

（2）药物的有效成分及其极性应明确。

（3）药物成分宜纯,以防止或减少寄生离子的影响。

（4）尽量选用局部应用有效的药物。若要求作用于全身,宜选取用量很少即能显示药物效果的药物。

（5）一般将药物配成水溶液。溶液浓度一般以 1％～5％ 为宜;某些剧毒药的浓度则应在 1％ 以下;酶制剂的浓度不能超过 1％,高浓度的酶极不稳定,会自行消化。中草药煎剂常用 10％ 以上,因成分复杂,最好先行药物化学和药理作用分析,提取有效成分,并测定其透入的极性。

（二）导入药物的浓度、极性和主要治疗作用

导入药物的浓度、极性和主要治疗作用详见表 2-1。

Note

表 2-1　导入药物的浓度、极性和主要治疗作用

导入离子	极性	药物名称	浓度/（%）	主要作用	适应证
钙	＋	氯化钙	2～5	保持神经、肌肉的正常兴奋性，降低细胞膜通透性，消炎收敛	血管神经性水肿及其他过敏反应，神经官能症
镁	＋	硫酸镁	2～10	缓解平滑肌痉挛，舒张血管、降血压、利胆	高血压病，冠心病，肝胆炎症
锌	＋	硫酸锌	0.25～2	降低交感神经兴奋性、收敛、杀菌，促进肉芽生长	不愈合溃疡，变态反应性鼻炎
铜	＋	硫酸铜	0.5～2	抑制真菌、病毒生长	手足癣，疱疹性角膜炎，浅层角膜炎
银	＋	硝酸银	1～3	杀菌、收敛、腐蚀组织	溃疡创面，宫颈糜烂
钾	＋	氯化钾	2～5	维持神经、肌肉组织兴奋性	周期性麻痹及其他缺钾病症
锂	＋	氯化锂	2～5	加强尿酸盐的溶解	痛风性关节炎
碘	－	碘化钾	2～10	软化瘢痕，松解粘连，促进慢性炎症消散，调节碘代谢	瘢痕粘连，局部炎症，角膜混浊，视网膜玻璃体病变，缺碘
氯	－	氯化钠	2～10	软化瘢痕，促进慢性炎症消散	瘢痕增生，慢性炎症
溴	＋	溴化钾	2～10	增强大脑皮层抑制过程	神经衰弱，失眠，高血压等
硫	－	亚硫酸钠	2～5	软化角质层，抑制炎症过程，利胆	慢性关节炎，盆腔炎，肝炎，胆囊炎
水杨酸	－	水杨酸钠	2～10	抗风湿、抗炎，抑制真菌，止痒、止汗	风湿性关节炎、神经痛，手足癣，多汗症
咖啡因	－	安息香酸	0.5～1	增强大脑皮层的兴奋过程	神经衰弱
氨茶碱	＋/－	氨茶碱	1～2	松弛支气管平滑肌，扩张冠脉	支气管哮喘，冠心病
罂粟碱	＋	盐酸罂粟碱	0.1～0.5	解除平滑肌痉挛	冠心病，脑动脉供血不足
毒扁豆碱	＋	毒扁豆碱	0.02～0.1	缩瞳，使平滑肌收缩，横纹肌兴奋	青光眼，术后尿潴留，肠麻痹，重症肌无力
麻黄碱	＋	盐酸麻黄碱	1～2	使皮肤、黏膜和腹腔器官血管收缩，支气管平滑肌松弛	支气管哮喘，过敏性鼻炎
新斯的明	＋	甲基硫酸新斯的明	0.02～0.1	缩瞳，增强平滑肌张力和蠕动，兴奋横纹肌	青光眼，尿潴留，肠麻痹，重症肌无力，面神经麻痹
阿托品	＋	硫酸阿托品	0.02～0.1	散瞳，缓解平滑肌张力，抑制汗腺、唾液腺分泌	虹膜炎，虹膜睫状体炎，胃肠痉挛，多汗症
六甲双胺	＋	溴化六甲双胺	0.5～1	阻断交感神经冲动，使小动脉扩张，血压降低	高血压病

续表

导入离子	极性	药物名称	浓度/(%)	主要作用	适应证
乙基吗啡	+	盐酸狄奥宁	0.1～0.5	镇痛,促进渗出物吸收	角膜白斑,玻璃体混浊,肌痛,冠心病
组织胺	+	磷酸组织胺	0.01～0.02	使毛细血管扩张,通透性增加	静脉炎,血栓闭塞性脉管炎,扭伤
苯海拉明	+	盐酸苯海拉明	1～2	抗组织胺,抗过敏	过敏性鼻炎,局限性血管神经性水肿,皮肤瘙痒症
氯丙嗪	+	盐酸氯丙嗪	1～2	抑制大脑皮层及皮质下中枢功能活动,降低血压	神经官能症,高血压病,皮肤瘙痒症
枸橼酸	−	枸橼酸钠	1～5	抗凝剂	类风湿性关节炎的关节肿胀
阿司匹林	−	阿司匹林	2～10	解热,镇痛,抗风湿	风湿性关节炎,神经炎,神经痛,肌炎
安乃近	−	安乃近	0.5	镇痛,解热,抗风湿	风湿性关节炎,神经炎,肌炎,神经痛
普鲁卡因	+	盐酸普鲁卡因	1～5	局部麻醉,止痛	各种疼痛(加入适量肾上腺素),溃疡病,高血压病,脑血管硬化
利多卡因	+	盐酸利多卡因	1～2	局部麻醉,止痛	各种疼痛
肾上腺素	+	盐酸肾上腺素	0.01～0.02	使皮肤、腹腔内血管收缩,骨骼肌、心肌血管扩张,支气管平滑肌松弛,抗过敏	支气管哮喘,过敏性鼻炎
磺胺嘧啶	−	磺胺嘧啶钠	2～5	抑制大多数革兰阳性球菌,某些革兰阴性球菌,杆菌	皮肤、黏膜及表浅组织感染
青霉素	−	青霉素钠	1～2(万U/mL)	对革兰阳性和阴性球菌有抑制作用	浅部组织感染
链霉素	+	盐酸链霉素	0.02～0.05	对革兰阴性菌、结核杆菌有抑制作用	结核性疾病,慢性丹毒
氯霉素	+	氯霉素	0.5～1	抑制革兰阳性和阴性球菌,对革兰阴性球菌作用较强	眼、耳、浅部组织感染
庆大霉素	+	盐酸庆大霉素	2～4(千U/mL)	对绿脓杆菌、大肠杆菌、金黄色葡萄球菌有抑制作用	对青霉素、四环素耐药的浅部组织感染
对氨基水杨酸	−	对氨基水杨酸钠	3～5	对结核杆菌有抑制作用	结核性疾病
维生素 C	−	抗坏血酸	2～5	促进伤口愈合,增加抵抗力	角膜炎,慢性肺炎,冠心病,溃疡创面
维生素 B_1	+	盐酸硫胺	1～2	维持神经、消化系统正常功能	多发性神经炎,结核性虹膜炎,睫状体炎

续表

导入离子	极性	药物名称	浓度/(%)	主要作用	适应证
维生素 B₁₂	+	维生素 B₁₂	50～100 (μg/mL)	抗贫血	神经炎,神经痛
谷氨酸	-	谷氨酸钠	3～5	参与脑内蛋白和糖代谢,改善细胞营养	神经衰弱
烟酸	-	盐酸	0.5～1	促进细胞代谢,扩张血管	神经炎,脑血管痉挛,冠心病,血栓闭塞性脉管炎,视神经炎
肝素	-	肝素	500(U/mL)	抗凝剂,抗炎,抗变态反应	冠心病,血栓性静脉炎,牙周炎
胰蛋白酶	-	胰蛋白酶(等电点 pH5.8)	0.05～0.1	抗炎,加速伤口净化,促进肉芽生长	浅部组织炎症,感染创面,血栓性静脉炎,慢性溃疡
糜蛋白酶	+	糜蛋白酶(等电点 pH8.3)	0.05～0.1	提高组织通透性,改善循环,抗炎,促进肉芽组织生长	浅部炎症浸润,血栓性静脉炎,营养性溃疡,牙周病
透明质酸酶	+	透明质酸酶(以 pH5.2 醋酸缓冲溶液作溶剂)	5～10 (U/mL)	提高组织通透性,促进渗出物吸收	瘢痕,硬皮症,局部外伤性肿胀,注射后硬结
蜂毒	+	蜂毒注射液	15(U/mL)	扩张血管,消炎止痛	神经炎,神经痛,关节炎
氢化可的松	+	氢化可的松	10～20 (mg/次)	抗炎,脱敏	类风湿性关节炎,变态反应性疾病
促皮质素	+	水溶性促皮质素	10～15 (U/次)	促进肾上腺皮质制造和释放皮质激素	类风湿性关节炎,变态反应性疾病
黄连素	+	盐酸黄连素	0.5～1	对革兰阳性菌及某些革兰阴性菌有抑制作用	浅部组织感染,慢性溃疡
草乌	+	草乌生物碱	0.1～0.3	消炎镇痛	关节痛,神经痛
大蒜	+	大蒜原液	1～5	对革兰阳性及革兰阴性菌有抑制作用	痢疾,前列腺炎
黄芪	+	黄芪煎剂	10	对革兰阳性菌及某些革兰阴性菌有抑制作用	浅部组织感染,慢性溃疡
萝芙木	+	萝芙木煎剂	10	降血压,镇静	高血压病
延胡索	+	延胡索乙素硫酸盐	30～40 (mg/次)	镇静,镇痛	胃肠道及肝胆系统疾病的疼痛,脑外伤后遗症
钩藤	+	钩藤生物碱	0.1～0.2	镇静,降压	高血压,神经衰弱
杜仲	+	杜仲煎剂	50	降血压	高血压病
川芎	-	川芎煎剂	30	扩张血管	高血压病,冠心病,脑动脉供血不足
毛冬青	-	毛冬青煎剂	50～100	扩张血管,消炎	冠心病,血管痉挛

续表

导入离子	极性	药物名称	浓度/(%)	主要作用	适应证
五味子	－	五味子煎剂	50	兴奋中枢神经系统,调节心血管功能	神经衰弱,盗汗
酸枣仁	－	酸枣仁液	10	养心安神,敛汗生津	神经衰弱,盗汗
洋金花	＋	洋金花生物碱	0.5	支气管平滑肌松弛	支气管炎,支气管扩张
黄柏	＋	黄柏液	10	对革兰阳性菌及某些革兰阴性菌有抑制作用	浅部组织感染,慢性溃疡
陈醋	－	陈醋液	原醋	消炎,止痛,软化	颈椎病,跟骨刺,腰椎骨质增生

(三)导入方式

1. 衬垫法　将药液均匀洒在面积与衬垫相近的纱布或滤纸上,药量以浸湿为准,一般 5～15 mL,与皮肤紧密接触,然后放上普通的电极衬垫。该法适用于躯体较平坦的部位。

若进行抗生素导入时,药物易为电极下电解产物所破坏,须使用非极化电极。方法:第 1 层为抗生素溶液浸湿的纱布或滤纸;第 2 层为浸水衬垫;第 3 层为浸有缓冲液的纱布或滤纸,以吸收电解产物;第 4 层为浸水衬垫;第 5 层是金属电极板或硅橡胶电极(图 2-19)。

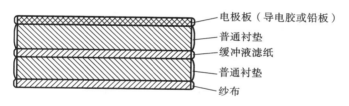

图 2-19　非极化电极

（电极板（导电胶或铅板）、普通衬垫、缓冲液滤纸、普通衬垫、纱布）

2. 水浴法　将药液放在水槽内,一般用碳质电极,治疗部位浸入槽内,非作用极置于身体相应部位的皮肤上。本法适用于肢体末端及眼部治疗。水浴法用药量比衬垫法多。

3. 体腔法　将浸有药液的棉花塞入耳道、鼻腔,或将特制的体腔电极插入阴道、直肠等治疗部位,向电极内灌注一定量药液,非作用极置于邻近部位的皮肤上。

4. 体内电泳法　根据治疗需要以口服、注射、灌肠、导尿管导入等方式将药液输入体内,在体表相应部位放置电极进行治疗。在直流电的作用下,体内药物离子朝一定方向移动,这样在需要治疗的部位可以聚集较高浓度的药物。

(四)常用治疗方法

1. 眼部离子导入法　适应证、导入药物及极性:结核性炎症,1％链霉素（＋）;病毒性炎症,0.25％氯霉素（＋）;眼部革兰阳性细菌感染,5000 U/mL 青霉素（－）;疱疹性结膜炎,0.1～0.2％硫酸铜（＋）;风湿性睫状体炎,0.5％水杨酸钠（＋）;青光眼,0.5％～1％硝酸毛果芸香碱（＋）;视神经炎,0.5％～1％烟酸（－）;角膜斑翳,1％～2％碘化钾（－）;薄翳、玻璃体混浊,500～100 U/mL 透明质酸酶（＋）。

（1）眼杯法　电极:眼杯电极 1～2 个,60 cm² 电极×1。方法:采用底部有孔的特制眼杯电极 1～2 个,孔内插入碳棒或白金电极,杯内盛药液;嘱患者低头,将眼睁开,紧贴眼杯边缘,使角膜与眼杯内液体相接触;60 cm² 电极横置于后颈部(图 2-20)。剂量:电流强度 1～2 mA,治疗时间 10～15 min。

（2）衬垫法　电极:直径 3～4 cm 圆形电极×2,60 cm² 电极×1。方法:先向眼内滴入 1～2

知识链接

Note

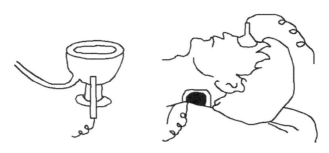

图 2-20 眼杯法

滴所需导入的药液,然后嘱患者闭眼,在眼睑上放浸有药液的滤纸或纱布,最后将圆形电极及衬垫置于闭合的眼睑上,用分叉导线相连;60 cm² 电极置于枕部。剂量:电流强度 1～3 mA,治疗时间 10～20 min。

2. 耳部离子导入法 适应证:鼓膜有穿孔但分泌物不多的亚急性或慢性中耳炎。

(1)一般药物导入 电极:直径 5～6 cm 电极×1,60 cm² 电极×1。方法:用药液将棉条浸湿后塞入外耳道,若有鼓膜穿孔,可先滴药液 1～2 滴,然后再塞入棉条,将直径 5～6 cm 电极压在其上;60 cm² 电极横置于枕部。剂量:电流强度 1～3 mA,治疗时间 15～25 min。

(2)抗生素导入 电极:特制缓冲电极,由细玻璃管、琼脂、缓冲液、生理盐水、金属丝等组成,60 cm² 电极×1。方法:玻璃管直径 0.3～0.5 cm,长 7～8 cm,底部有小孔。管的下部为由 1‰甘氨酸配制的琼脂,琼脂层上为生理盐水,金属丝浸没于生理盐水中。治疗前先将 1～1.5 mL 抗生素(青霉素、四环素)溶液滴入耳道,然后插入缓冲电极;60 cm² 电极置于对侧颊部。剂量:电流强度 1～2 mA,治疗时间 15～20 min。

3. 鼻黏膜离子反射疗法 适应证、导入药物选择及其极性:溃疡病,维生素 B₁(＋);哮喘,普鲁卡因(＋)、氨茶碱(＋);月经紊乱,镁(＋);三叉神经痛,普鲁卡因(＋);瘙痒性皮肤病,普鲁卡因(＋)、维生素 B₁(＋)、苯海拉明(＋);高血压、脑外伤、神经功能性及脑循环障碍引起的头痛,维生素 B₁(＋)、普鲁卡因(＋)、氯化钙(＋)。

电极:直径 1 cm、长 6 cm 的棉条×2,60 cm² 电极×1。方法:用药液将棉条浸湿后缓慢塞入鼻腔内,将剩余的棉条叠在鼻前庭下,用一小块塑料布放在鼻唇部,使棉条与皮肤隔开,用接线夹将棉条夹住为一电极,接线夹下注意绝缘;60 cm² 电极横置于枕部。剂量:电流强度 1～2 mA,治疗时间 10～20 min。

4. 前列腺离子导入疗法 适用于前列腺炎、前列腺增生症。

(1)体腔法 电极:用有机玻璃或硬橡胶皮特制的体腔电极,150 cm² 电极×1。方法:治疗前嘱患者排空大便或清洁灌肠,取俯卧位,下腹部稍垫高;在体腔电极的前半部涂以少许液状石蜡,使凹弯向腹侧缓慢插入直肠内 9～10 cm,然后从外开口处注入加温的药液 4～5 mL;150 cm² 电极置于下腹部。剂量:电流强度 6～10 mA,治疗时间 20～30 min。

(2)体内电泳法 电极:150 cm² 电极×1,200 cm² 电极×1。方法:治疗前嘱患者排空大便或清洁灌肠,然后经灌肠器或导尿管将 20～25 mL 加温的药液注入直肠内;150 cm² 电极置于下腹部,200 cm² 电极置于腰骶部。剂量:电流强度 8～12 mA,治疗时间 20～30 min。

(3)衬垫法 电极:150 cm² 电极×1,200 cm² 电极×1。方法:将浸有药液的 150 cm² 电极置于耻骨联合上方,200 cm² 电极置于腰骶部。剂量:电流强度 8～12 mA,治疗时间 15～30 min。

5. 直肠离子导入疗法 适应证、导入药物:细菌性痢疾后的肠黏膜溃疡、糜烂,结肠下端的肠系膜病,4％普鲁卡因加 5％硫酸镁灌肠后导入。

电极:150 cm² 电极×1,200 cm² 电极×1。方法:治疗前嘱患者排空大便或清洁灌肠,然后经灌肠器或导尿管将 50～100 mL 加温的药液注入直肠内；150 cm² 电极置于下腹部，200 cm² 电极置于腰骶部。剂量：电流强度 15～20 mA，治疗时间 15～20 min。

6. 膀胱内离子导入疗法 适应证、导入药物：结核性膀胱溃疡，链霉素和丁卡因混合液；膀胱内非特异性营养性溃疡，亚甲蓝和丁卡因混合液。

电极：150 cm² 电极×1，200 cm² 电极×1。方法：经导尿管将 30～100 mL 加温的药液注入膀胱内；150 cm² 电极置于膀胱区腹壁，200 cm² 电极置于腰骶部。剂量：电流强度 15～20 mA，治疗时间 20～30 min。

7. 胃内离子导入疗法 适应证、导入药物：胃溃疡、慢性胃炎等。

电极：400 cm² 电极×2。方法：治疗前嘱患者口服 0.25% 普鲁卡因 100 mL；一电极置于胃区腹壁，连接阳极（＋），另一电极横置于背部第 7 胸椎至第 1 腰椎处，连接阴极（－）。剂量：电流强度 15～20 mA，治疗时间 20～30 min。

8. 伤口或窦道离子导入疗法 导入药物及极性：1% 链霉素（＋），0.25% 氯霉素（＋），0.5 新霉素（＋）等抗生素，还可以用锌、铜、银等离子导入。

电极：消毒纱布块×1（用于伤口）或棉栓（用于窦道），30 cm² 电极×1，50 cm² 电极×1。方法：先将创面分泌物清洗干净，周围皮肤消毒，然后用抗生素或其他药液浸湿无菌纱布或棉栓，敷于创面或塞入窦道，再放置衬垫和电极板；50 cm² 电极置于创面的对侧或相应部位。剂量：电流强度 0.5～1 mA，治疗时间 15～20 min。

9. 领区离子导入疗法 适应证、导入药物及极性：神经衰弱、脑震荡后遗症、更年期综合征，1% 烟酸（－）；高血压病、脑血管硬化供血不足，1% 烟酸（－）、0.5% 罂粟碱（＋）、1% 六甲双胺（＋）、0.1% 潘必啶（＋）；支气管哮喘，0.01% 肾上腺素（＋）、2% 氨茶碱（＋）、1% 异丙肾上腺素、0.5% 洋金花总生物碱（＋）。其余见直流电疗法。

10. 乳腺区离子导入疗法 适应证、导入药物及极性：乳腺炎，抗生素；月经紊乱、痛经、乳腺分泌不足等，钙（＋）、镁（＋）、普鲁卡因（＋）；功能性子宫出血，3% 氯化钙（＋）。其余见直流电疗法。

（五）常见疾病的直流电离子导入疗法

直流电离子导入疗法的应用范围较为广泛，国外也常应用此项技术。现根据国外资料，介绍常见疾病的直流电离子导入方法。

1. 足癣

（1）选用离子及极性：铜（＋）。

（2）生物效应：抑制真菌。

（3）药物：1% 硫酸铜溶液。

（4）剂量：10 mA×15 min。

（5）频度：2 次/周。

2. 鼻炎

（1）选用离子及极性：锌（＋）。

（2）生物效应：收敛黏膜。

（3）药物：2% 硫酸锌软膏。

（4）剂量：3 mA×3 min 渐增至 8 mA×8 min。

（5）频度：1 次/天。

3. 压疮

（1）选用离子及极性：锌（＋）。

（2）生物效应：杀菌。

（3）药物：1％～2％硫酸锌溶液或 2％硫酸锌软膏。

（4）剂量：(25～100)mA×15 min。

（5）频度：1 次/周×(2～3)周。

4. 创伤后水肿

（1）选用离子及极性：透明质酸酶（＋）。

（2）生物效应：降解透明质酸。

（3）药物：150 U 透明质酸酶溶于 250 mL 缓冲液（三水醋酸钠 11.42 g、冰醋酸 0.923 mL、蒸馏水 1000 mL）。

（4）剂量：10 mA×15 min。

（5）频度：1 次/天。

5. 跖疣

（1）选用离子及极性：水杨酸（－）。

（2）生物效应：镇痛。

（3）药物：2％水溶液。

（4）剂量：10 mA×3 min。

（5）频度：2～3 次/周。

6. 扳机点

（1）选用离子及极性：普鲁卡因或利多卡因（＋）。

（2）生物效应：局部麻醉。

（3）药物：1％溶液，溶于 60％～80％乙醇，加 1：20000 肾上腺素。

（4）剂量：(20～30)mA×(20～30)min。

（5）频度：3 次/天以上。

7. 急性风湿性关节炎

（1）选用离子及极性：枸橼酸盐（－）。

（2）生物效应：预防变态反应。

（3）药物：1％枸橼酸钾加入蒸馏水。

（4）剂量：(7.5～10)mA×20 min。

（5）频度：1 次/天或 3 次/周。

8. 痛风

（1）选用离子及极性：锂（＋）。

（2）生物效应：消除尿酸。

（3）药物：2％氯化锂。

（4）剂量：5 mA×20 min。

（5）频度：1 次/周×4 周。

9. 周围循环不良

（1）选用离子及极性：组胺（＋）。

（2）生物效应：扩张血管。

（3）药物：1：10000 组胺。

（4）剂量：(3～12)mA×(5～20)min。

（5）频度：2～3 次/周。

四、临床应用

（一）适应证

神经科疾病：三叉神经痛、肋间神经痛、面神经麻痹、臂丛神经炎、偏头痛、功能性头痛、神经衰弱、自主神经功能失调等。内科疾病：慢性胃炎、慢性结肠炎、高血压、关节炎等。外科疾病：淋巴管炎、淋巴结炎、慢性乳腺炎、术后粘连、肌炎、肌痛等。五官科疾病：睑缘炎、结膜炎、角膜炎、慢性扁桃体炎、慢性咽喉炎、齿龈炎、慢性下颌关节炎等。皮肤科疾病：皮肤瘢痕、表浅溃疡、慢性增生性皮肤病等。

（二）禁忌证

恶性血液系统疾病、恶性肿瘤、急性湿疹以及对电流不能耐受者。对皮肤感觉障碍的患者，治疗时要慎重从事，以免引起灼伤。

（张维杰）

能力测试

能力测试答案

一、选择题

1. 直流电疗法中阴极作为主极治疗时，不能用于下列哪种情况？（　　）

A. 促进骨折愈合　　　　　　　　　　　B. 用于软化瘢痕

C. 行 Ca^{2+} 导入　　　　　　　　　　　D. 慢性炎症

2. 直流电疗法的治疗作用不包括以下哪项？（　　）

A. 兴奋神经肌肉　　　　　　　　　　　B. 软化瘢痕

C. 行药物离子导入　　　　　　　　　　D. 松解粘连

3. 直流电软化瘢痕的作用与以下哪项理化效应有关？（　　）

A. 电离　　　　B. 电解　　　　C. 电泳　　　　D. 电渗

4. 直流电离子导入疗法的特点不包括以下哪项？（　　）

A. 具有直流电和药物的综合作用

B. 可以将药物直接导入需要治疗的部位，并在局部保持较高的浓度

C. 导入体内的药量相对较多

D. 导入的药物只有需要发挥药理作用的那一部分，不是混合剂

5. 直流电离子导入疗法中，导入药物必须符合一些基本条件，以下哪项除外？（　　）

A. 易溶于水　　　　　　　　　　B. 尽量选用局部应用有效的药物

C. 药物的有效成分及其极性应明确　　D. 可同时导入多种药物成分复杂的药物

6. 直流电导入以下哪种药物时需使用非极化电极？（　　）

A. 碘化钾　　　　B. 黄连素　　　　C. 维生素 C　　　D. 青霉素

7. 以下哪种治疗方法不属于反射疗法？（　　）

A. 颈交感神经节直流电疗法　　　　　　B. 鼻黏膜直流电疗法

C. 领区直流电疗法　　　　　　　　　　D. 乳腺区疗法

8. 直流电治疗技术中，关于衬垫的应用及作用的描述，以下哪项是错误的？（　　）

A. 必须用温水浸湿　　　　　　　　　　B. 使用后必须用开水煮沸消毒

C. 可以吸收电极下的电解产物　　　　　D. 衬垫面积需小于电极面积

9. 以下哪项不是直流电直流治疗技术的禁忌证？（　　）

Note

A. 恶性肿瘤   B. 急性湿疹

C. 局部皮肤大面积破损   D. 局部皮肤轻微感觉障碍

10. 以下哪种直流电离子导入治疗属于电泳法？（   ）

A. 耳部离子导入   B. 膀胱离子导入

C. 窦道离子导入   D. 鼻黏膜离子导入

11. 按照从皮肤开始的顺序,非极化电极的正确放置方法是（   ）。

A. 电极板、普通衬垫、缓冲液滤纸、普通衬垫、药垫

B. 药垫、普通衬垫、缓冲液滤纸、普通衬垫、电极板

C. 药垫、缓冲液滤纸、普通衬垫、普通衬垫、电极板

D. 药垫、普通衬垫、普通衬垫、缓冲液滤纸、电极板

12. 直流电治疗技术中,以下关于电流密度的描述哪项是错误的？（   ）

A. 主电极的电流密度应大于辅电极的电流密度

B. 电极面积较小时,可适当减小电流密度;相反面积较大时,可适当增大电流密度

C. 颈、面部的电流密度应小于躯干

D. 反射疗法时电流密度应小一些

13. 以下关于直流电技术操作流程的描述错误的是（   ）。

A. 调节电流输出时速度必须要缓慢

B. 关闭电流输出时速度应快

C. 治疗过程中,治疗师应经常检查电流表的指针是否平稳,是否在所调节的电流强度数值上

D. 治疗前应检查患者皮肤完整状况

14. 以下关于直流电基本作用的描述错误的是（   ）。

A. 促进局部血液循环

B. 阳极下水分增多,可用于软化瘢痕、松解粘连

C. 全身电疗时,下行电流具有抑制作用

D. 阴极直流电可促进骨折愈合

二、综合实训项目

15. 李××,49 岁,会计。主诉:颈部疼痛 15 年,伴右上肢麻木。CT 示 $C_5 \sim C_6$ 椎间盘突出。查体颈部活动差,颈肌痉挛,压痛。压顶试验阳性。臂丛牵拉试验阳性。诊断,神经根型颈椎病。

请你根据所学直流电疗法的相关知识,为该患者制定一个理疗处方,并注明理疗目的。

16. 患者赵×,男 19 岁,浙江省人。患者于 2001 年 2 月因甲状腺手术,拆线后手术切口处开始增生,就诊时颈部瘢痕已增生较厚,呈条索状,瘢痕增生已超过原损伤范围,有痒痛症状。下雨或食辛辣食物后加剧。瘢痕发生六个月无好转现象并呈发展状态,医生诊断为瘢痕疙瘩,用过自购的瘢痕药物,效果不明显。

请你根据所学直流电疗法的相关知识,为该患者制定一个理疗处方,并注明理疗目的。

Note

第三章　低频电疗法

任务目标

1. 能学会神经肌肉电刺激治疗技术、功能性电刺激治疗技术、间动电治疗技术、经皮神经电刺激治疗技术、感应电治疗技术的基本原理和治疗方法与技巧。

2. 能合理选择神经肌肉电刺激治疗技术、功能性电刺激治疗技术、间动电治疗技术、经皮神经电刺激治疗技术、感应电治疗技术的治疗对象。

3. 能解决在进行神经肌肉电刺激治疗技术、功能性电刺激治疗技术、间动电治疗技术、经皮神经电刺激治疗技术、感应电治疗技术中出现的各种问题。

4. 在治疗过程中,能使用、管理常用器械、仪器、设备,安排与管理安全、适合的医疗与康复环境。

5. 能做到尊重关爱患者及家属,进行沟通时自然大方,解释清晰;能开展农村社区的健康检查、慢性病管理、疾病预防等卫生工作,帮助和指导患者进行康复锻炼。

本章课件

第一节　概　　述

导　语

本节内容主要介绍低频电疗法的概念、分类、特点、治疗原理和治疗作用、参数和意义等。低频电疗法具有兴奋神经肌肉、促进局部血液循环、镇痛、镇静、消炎等作用,是临床常用的一种治疗技术。

一、概念

应用频率 1000 Hz 以下的脉冲电流治疗疾病的方法,称为低频电疗法。低频电疗法中将频率定为 1000 Hz 以下的原因是根据电流频率的不同引起肌肉神经不同反应的生理学特征来决定的。研究表明对于运动神经 1～10 Hz 的频率可以引起肌肉单个收缩,20～30 Hz 可以引起肌肉不完全性强直收缩,50 Hz 可以引起肌肉的完全收缩。对于感觉神经,50 Hz 可以引起明显的震颤感,1～200 Hz 特别是 100 Hz 左右的频率可以产生镇痛和镇静中枢神经的作用。对于植物神经,1～10 Hz 的频率可以兴奋交感神经,10～50 Hz 可以兴奋迷走神经等。这些有重要作用的频率多在 1000 Hz 以下,加之可兴奋神经组织,运动神经的绝对不应期多在 1 ms 左右,为引起运动反应,只能每隔 1 ms 给予一次刺激,也就是说频率不能大于 1000 Hz,因此,在电疗上就将低频电疗法的频率定为小于 1000 Hz。

Note

二、分类及特性

低频电疗法在医学领域的应用已有一百多年的历史。自 20 世纪 80 年代以来,随着大规模集成电路和计算机技术的应用,国内外不断开发了很多先进的、功能齐全、体积小巧、使用方便的电疗仪,在神经肌肉电刺激、功能性电刺激及镇痛等方面的研究和应用上有了很大的发展,低频脉冲电疗在临床上得到了更加广泛的应用。

（一）分类

低频电疗法的种类在总论中已有明确分类,也可根据其治疗作用及临床应用分为 4 大类型。

1. 主要用于刺激神经肌肉、使肌肉收缩的低频电疗法

（1）神经肌肉电刺激疗法（NMES）。

（2）功能性电刺激疗法（FES）。

（3）感应电疗法。

2. 主要用于镇痛或促进局部血液循环的低频电疗法

（1）间动电疗法。

（2）超刺激电疗法。

（3）经皮电神经刺激疗法（TENS）。

（4）高压低频脉冲电疗法（HVPC）。

（5）脊髓电刺激疗法（SCS）。

3. 主要用于促进骨折和伤口愈合的低频电疗法

（1）电极植入式微电流刺激疗法。

（2）TENS。

（3）HVPC。

4. 以其专项治疗作用命名的低频电疗法

（1）电兴奋疗法。

（2）电睡眠疗法。

（3）直角脉冲脊髓通电疗法。

（二）特点

（1）低频率、小电流,电解作用较直流电弱,有些电流无明显的电解作用。

（2）具有电流强度增减的变化或电压升降的变化。

（3）对感觉神经和运动神经有较强的刺激作用。

（4）无明显热作用。

三、治疗原理与作用

治疗作用主要有兴奋神经肌肉组织、促进局部血液循环、镇痛、镇静中枢神经系统、消炎等。

（1）兴奋神经肌肉组织:这是低频脉冲电流的重要特征之一,静息时膜受到低频电刺激而致极化状态遭到破坏时,即可发生除极化和反极化而引起兴奋。低频脉冲电流就是可以破坏膜极化的一种因素,因而可引起神经肌肉的兴奋。

（2）促进局部血液循环:促进局部血液循环也是低频脉冲电流的主要生理和治疗作用之一。实验证明,电刺激能使正常肌肉组织动脉血流增加。

（3）镇痛:其作用机理有以下两种机制。

①神经调节机制:电刺激可以通过神经调节,从而抑制疼痛性冲动,提高痛阈。

②体液调节机制:目前已有资料证明,低频脉冲电流的镇痛作用,与刺激激活了脑内的内源

性吗啡样多肽能神经元有关。

（4）镇静中枢神经系统：低频脉冲电流重复单调的刺激可引起大脑皮层的泛化性抑制，又可抑制网状结构中的觉醒中枢，因此常用于电睡眠疗法。

（5）消炎：低频脉冲电流对于急性炎症无效，但对一般非特异性的慢性炎症常有一定的效果，其作用机理多半是由于这种电流的镇痛和促进局部血液循环的综合效果。

四、参数及其意义

1. 频率 每秒内脉冲出现的次数，单位为赫兹（Hz）。由于哺乳类动物神经的绝对不应期在 1 ms 左右，相隔 1 ms 以上的电刺激都能引起一次兴奋，因此低频脉冲电流的每一次刺激都能引起运动神经一次兴奋。在临床治疗中，低频脉冲电流多用于镇痛和兴奋神经肌肉组织，常用 100 Hz 以下的频率。

2. 周期 一个脉冲波的起点到下一个脉冲波的起点相距的时间，单位为 ms 或 s。

3. 波宽 每个脉冲出现的时间，包括上升时间、下降时间等，单位为 ms 或 s。波宽是一个非常重要的参数。要引起组织兴奋，脉冲电流必须达到一定的宽度。神经组织和肌肉组织所需的最小脉冲宽度不一样，神经组织可以对 0.03 ms（有人认为 0.01 ms）宽度的电流刺激有反应，而肌肉组织兴奋必须有更长的脉冲宽度和更大的电流强度。

4. 波幅 由一种状态变到另一种状态的变化量，最大波幅（峰值）是从基线起到波的最高点之间的变化量。

5. 脉冲间歇时间 脉冲停止的时间，等于脉冲周期减去脉冲宽度的时间，单位为 ms 或 s。

6. 通断比 脉冲电流的持续时间与脉冲间歇时间的比例。

7. 占空因数 脉冲电流的持续时间与脉冲周期的比值，通常用百分比来表示。

第二节　神经肌肉电刺激疗法

任 务 导 入

李某，男，45 岁。该患者肱骨骨折，并发尺神经损伤，为防止患者上肢肌肉萎缩，考虑对该患者进行神经肌肉电刺激治疗，你作为一名治疗师，请思考下列问题：①进行神经肌肉电刺激疗法的治疗技术和方法有哪些？②你知道神经肌肉电刺激治疗技术的相关知识吗？

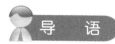

本节内容主要介绍神经肌肉电刺激治疗技术的概念、常用的治疗方法、治疗原理及治疗作用、治疗技术及临床应用。神经肌肉电刺激疗法既对失神经肌肉具有治疗作用，也对痉挛肌肉具有治疗作用，是临床常用的一种治疗技术。

一、概述

神经肌肉电刺激疗法是应用低频脉冲电流刺激肌肉使其收缩，以恢复其运动功能的方法。

Note

美国 FDA 正式公布神经肌肉电刺激用于下列三种情况是安全、有效的：治疗废用性肌肉萎缩、增加和维持关节活动度、肌肉再学习和易化作用。

二、治疗原理及作用

（一）电刺激对失神经肌肉的治疗作用

为了防止肌肉失去神经支配而发生萎缩变性这种情况的出现，对失去神经支配的肌肉可使用低频脉冲电流，刺激肌肉或肌群，使之发生节律性收缩，保留肌肉的功能，延迟萎缩及变性的发生。

延迟病变肌肉的萎缩的机制尚不清楚，可能与下列因素有关。

（1）电刺激能使失神经肌肉收缩，延迟肌肉的萎缩。

（2）肌肉收缩能改善肌肉血液循环，减轻水肿的发生，抑制肌肉纤维化。

（3）给予适当的电刺激后，恢复速度明显加快。

（4）保留肌肉中糖原含量，减少蛋白质的消耗，从而减轻肌肉的萎缩。

（二）对痉挛肌肉的治疗作用

对于痉挛肌肉的治疗作用，其基本出发点为在肌肉处于强烈收缩时高尔基体被兴奋，其冲动由传入纤维传到脊髓，再经过中间神经元传达到不同的前角细胞，导致在肌肉收缩之后使该肌肉抑制和使其拮抗肌易于兴奋。

电刺激痉挛肌肉的目的主要是兴奋这种感受器，产生痉挛肌的抑制，并兴奋拮抗肌。

电刺激痉挛肌的拮抗肌，其目的是通过交互抑制使痉挛肌松弛。交互抑制的基本原理为当一侧的屈肌受刺激，同侧的屈肌兴奋而拮抗肌受抑制，对侧的屈肌抑制而拮抗肌兴奋。人行走时，左右脚交替行动，相应的中枢就存在着交互抑制的协调关系。

痉挛肌电刺激主要利用刺激痉挛肌肌腱中的高尔基体引起的反射抑制和刺激其拮抗肌的肌腹引起的交互抑制来达到使痉挛肌松弛的目的。

三、治疗技术

（一）电极技术

一般采用双极法，可以使治疗电流只集中在病变的肌肉而不会影响邻近正常的肌肉提高治疗效果。但如果病变肌肉过小不便使用双极法时，这时可以采用单极法，也就是用一小的电极直接放于病变肌肉上，另选一较大的电极放于腰骶部等部位。

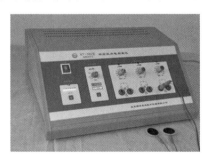

图 3-1　神经肌肉电刺激治疗仪

若使用双极法时，将阴极置于治疗部位的远端；使用单极法时一般选用阴极。

神经肌肉电刺激治疗仪如图 3-1 所示。

（二）电刺激电流模式的选择

任何肌肉的周围都可能有其他的肌肉和感觉神经，因此在刺激病变肌肉的时候，就有可能刺激到正常的肌肉和感觉神经，引起正常肌肉的收缩和使患者感到疼痛，不能起到单独刺激病变肌肉的作用。因此在进行神经肌肉电刺激治疗时，理想的电流模式是电流能够专门刺激病变的肌肉而不至于刺激正常的肌肉和感觉神经。

理想的电流模式应该具有以下条件：

（1）波宽尽量短，但需能引起肌肉收缩。

（2）波形应尽量陡，但又不能太直，以避免刺激感觉神经。

（3）通断比为 1：（4～5），防止肌疲劳。

（4）强度达到中至强的肌肉收缩，又不能引起患者不适。

（三）治疗剂量的确定

1. 每日治疗次数　研究表明，在一定限度内每日治疗 4～6 次比 1～3 次的效果好。

2. 每次治疗肌肉收缩次数　在病变的早期，每次应该使每条需刺激的病变肌肉收缩 10～15 次，然后休息 5～15 min 反复治疗 4 次。在整个治疗过程中每条病变肌肉至少收缩 40 次，效果才明显。随着患者病情的改善，应该适当增加每次肌肉收缩的次数，达到 20～30 次，整个治疗过程中每条肌肉的收缩次数应该达到 80 次以上。

（四）电刺激预后的判断

（1）失神经支配后的第 1 个月内，肌肉萎缩的速度最快，因此应该尽早进行电刺激，以取得理想的效果。如果一时不能确定肌肉有无恢复支配的可能性时，也应该尽早进行电刺激。

（2）失神经支配数月后，虽然此时的疗效已经不能确定，但仍有进行电刺激治疗的必要。此时虽不能延迟肌肉萎缩的进程，但可以防止纤维化。

在进行电刺激前，应该判断肌肉是否有恢复神经支配的可能。如果没有恢复的可能性，电刺激的效果不明显，因为一旦停止治疗肌肉仍然会发生萎缩。因此，电刺激只有在肌肉有恢复神经支配的可能时效果才能肯定。如果一时不能判断是否有恢复可能时，也应该进行电刺激，然后定期做电诊断，直到能肯定不能恢复时才可以放弃治疗。

（五）提高治疗效果的方法

1. 治疗前准备　电刺激前用红外线照射局部，可以降低皮肤和减轻治疗的不适感；由于肌肉收缩时需要消耗能量，故可以在进行电刺激前使用微波或超短波等，改善肌肉的血液循环，提高治疗的效果。

2. 肌肉的抗阻收缩　可以通过肌肉抗阻收缩的方式提高治疗的效果。方法可以采用抵抗肢体本身的重量、增加负荷抗阻、反向牵引等。

3. 肌肉等长收缩　此方法可以增加肌肉的张力。

4. 其他　在进行电刺激引起肌肉收缩时，患者应该同时尽力试图主动收缩该肌肉，通过与生物反馈疗法相配合，加上患者的主观配合，功能恢复将更好。

（六）治疗时的要求

1. 对电极的要求　电极必须导电均匀、与皮肤接触良好、不妨碍身体活动、无皮肤刺激性。

2. 电极的大小和放置原则

（1）对大肌肉和肌群，可用两个等大的大号电极，放在肌肉两端或肌腹两侧。

（2）对小肌肉和单个肌肉，用一个小电极置于运动点上（失神经支配肌肉没有运动点，则放在获得最佳反应的点上），另一个较大的电极置于远端或肌腱上。

（3）避开瘢痕、骨突位置。

（4）两电极不能靠得太近，否则电流易在皮肤表面短路。适当加大电极间间隔，使电流的作用加深。

（5）两电极应该放在身体同侧。

3. 对于痉挛肌肉的松解作用　可以采用波宽和频率相同的两组电流，先后输入人体，交替刺激痉挛肌和拮抗肌，使二者交替收缩。治疗后可以使痉挛肌松弛，2～3 日治疗一次。

四、临床应用

（一）适应证

下运动神经元病损所致的肌肉麻痹，神经失用症，各种原因所致的废用性肌萎缩，肌腱移植术后、关节制动后、大型手术后为防止静脉血栓形成,扭挫伤、肠麻痹、尿潴留、小儿神经症等。

(二) 禁忌证

佩戴心脏起搏器者、恶性肿瘤部位、有出血倾向等。

(三) 注意事项

(1) 禁用于心力衰竭、植入心脏起搏器者、高热、有出血倾向、孕妇下腹部及腰骶部。

(2) 电极放置应避开伤口及瘢痕,防止电流集中引起烧伤。

(3) 电极不能置于颈前区,避开咽喉肌、膈肌痉挛,否则会引起呼吸、血压、心率变化。

(4) 骨科术后采取制动的患者,电刺激以引起肌肉一级收缩为宜。

第三节　功能性电刺激疗法

任务导入

李某,男,60岁。因该患者出现肩关节半脱位,拟利用功能性电刺激疗法进行治疗,在进行功能性电刺激前考虑以下问题:①功能性电刺激的作用有哪些? ②你知道神经肌肉电刺激治疗技术的相关知识吗? ③功能性电刺激的治疗技术有哪些?

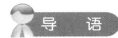
导　语

本节内容主要介绍功能性电刺激疗法的概念、常用的治疗方法、治疗原理及治疗作用、治疗技术、临床应用。功能性电刺激疗法既可以代替或矫正肢体和器官已丧失的功能,也可以完成功能重建,是临床常用的一种治疗技术。

一、概述

功能性电刺激疗法(FES)是使用低频电流刺激失去神经控制的肌肉,使其收缩,以替代或矫正器官及肢体已丧失的功能。该方法是 Liberson 等在 1961 年发明的。他们用脚踏开关控制电流刺激腓神经支配的肌肉,产生踝关节背屈,以帮助患者行走。当时称为功能性电疗法,1962 年才正式定名为功能性电刺激疗法。

目前 FES 的研究应用已涉及临床各个领域。例如:心脏起搏器用于心律失常和窦房结功能低下(病窦综合征);膈肌起搏器(膈神经刺激器)用于救治呼吸中枢麻痹、调整呼吸;通过植入电极控制膀胱功能,调整胃肠功能等。

二、治疗原理及作用

1. 替代或矫正肢体和器官已丧失的功能　如偏瘫患者的足下垂、脊柱侧弯等。

2. 功能重建　FES 在刺激神经肌肉的同时,也刺激传入神经,加上不断重复的运动模式信息,传入中枢神经系统,在皮层形成兴奋痕迹,逐渐恢复原有的运动功能。

三、治疗技术

（一）电流参数

脉宽 0.3~0.6 ms，频率 3~100 Hz。脉冲波组可达 1.8 s。宜用梯形波、三角波、正弦波调制。

（二）电极

功能性电刺激治疗过程中所使用的电极为硅胶电极，通过导电胶贴于神经或者肌肉运动点上。一般主电极小，副电极大，分为体表电极和植入电极两种。

1. 体表电极 操作简单，但因有皮肤电阻存在，故所需电流较大。

2. 植入电极 操作复杂，可以免除皮肤电阻，所需电流强度较体表电极小。

功能性电刺激治疗仪如图 3-2 所示。

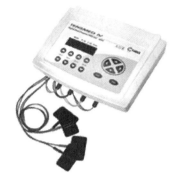

图 3-2 功能性电刺激治疗仪

（三）操作步骤

1. 偏瘫 将刺激器系在患者腰部，刺激电极置于腓肠肌处，触发开关放在鞋底足跟部。患者足跟离地时，开关接通，刺激器发出低频脉冲电流，通过兴奋腓神经，使足背屈。患者足跟再次着地，开关断开，刺激停止，如此反复上述动作。

2. 呼吸功能障碍 将接收器植入皮下，环式电极经手术植入膈神经上，或将皮肤电极放在颈部膈神经运动点上，进行功能性电刺激。

3. 脊柱侧弯 使用皮肤电极置于脊柱旁肌肉表面或应用皮肤电极置于一侧胸、腰侧弯上下方。

四、临床应用

（一）上运动神经元瘫痪

上运动神经元瘫痪包括脑血管意外、脑外伤、脊髓损伤、脑性瘫痪、多发性硬化等。FES 治疗的目的是帮助患者完成某些功能活动，如步行、抓握，协调运动活动，加速随意控制的恢复。

1. 辅助站立和步行 最早应用单侧单通道刺激，用以纠正足下垂。其原理如下：在患侧摆动相开始时，足跟离地，放在鞋后跟里的开关接通，电流刺激腓神经或胫骨前肌，使踝背屈。进入站立相后，开关断开，电刺激停止。

截瘫患者可用 4 通道刺激。在双站立相（双足同时站立时），刺激双侧股四头肌；在单侧站立相，一个通道刺激同侧股四头肌，同时对侧处于摆动相，一个通道刺激胫骨前肌。后来有人在此基础上，再增加了两个通道，分别刺激双侧臀中肌或臀大肌，控制骨盆活动。这样，患者使用 FES 可以站立、转移、行走。

2. 控制上肢运动 上肢的运动比下肢复杂许多。应用 4~8 通道的 FES 系统刺激手和前臂肌肉，可使患者完成各种抓握动作。

（二）排尿功能障碍

1. 尿潴留 当骶髓排尿中枢遭到破坏或 S_2~S_4 神经根损伤后，膀胱逼尿肌麻痹，出现尿潴留。当损伤部位在骶髓以上，则出现反射性膀胱，排尿不能受意识控制。FES 对尿潴留的治疗都是采用植入电极刺激逼尿肌，使其收缩，并达到一定的强度，克服尿道括约肌的压力，使尿排出。电极植入的位置和刺激部位有几种：①直接刺激逼尿肌；②刺激脊髓排尿中枢；③刺激单侧骶神经根；④刺激骶神经根的部分分支。典型的刺激参数是频率 20 Hz，脉冲宽度 1 ms。

Note

2. 尿失禁 由于下运动神经元损伤,尿道括约肌和盆底肌无力,出现排尿淋漓不尽,或腹压轻微增高即排尿。FES 刺激尿道括约肌和盆底肌,可增强其肌力。对男性患者可用体表电极或直肠电极,对女性患者可用阴道电极。

(三) 肩关节半脱位

肩关节半脱位常见于脑血管意外、四肢瘫、格林-巴利综合征,是冈上肌、三角肌无力所致,可出现疼痛、上肢肿胀等症状。

本病的治疗多用支具、吊带来托住上肢,但这样会限制上肢的活动。

FES 可以替代支具、吊带治疗肩关节半脱位,不影响上肢运动。方法是用双相方波刺激冈上肌和三角肌后部。Baker 和 Parker(1986)观察了 63 例脑血管意外伴肩关节 5 cm 以上半脱位的患者。FES 频率为 20 Hz,脉宽 0.3 ms,通断比 1 : 3。逐渐增大电流强度和治疗时间,5 天后患者可以耐受连续 6～7 h 的刺激,以后再逐渐增加通电时间,减少断电时间。

通过对肩关节 X 线片观察,FES 能显著减轻肩关节半脱位的程度。疗效与治疗前半脱位的程度和疼痛无关。而肩吊带和轮椅臂托不能改善脱位的程度。

第四节 经皮电神经刺激疗法

任务导入

钱某,男,45 岁。该患者进行腹部手术后切口处疼痛,拟利用经皮电神经刺激进行镇痛治疗,在进行经皮电神经刺激前考虑以下问题:①经皮电神经刺激的作用有哪些? ②你知道经皮电神经刺激治疗技术的相关知识吗? ③经皮电神经刺激的治疗技术有哪些?

导语

本节内容主要介绍经皮电神经刺激疗法的概念、常用的治疗方法、治疗原理及治疗作用、治疗技术及临床应用。经皮电神经刺激疗法既对各种急性疼痛具有镇痛的效果,也对各种慢性疼痛具有非常明显的镇痛效果,是临床常用的一种治疗技术。

一、概述

经皮电神经刺激疗法(TENS)是通过皮肤将特定的低频脉冲电流输入人体以治疗疼痛的电疗方法。这是 20 世纪 70 年代兴起的一种电疗法,在止痛方面收到较好的效果,因而在临床上(尤其在美国)得到了广泛的应用。TENS 与传统的神经刺激疗法的区别在于:传统的电刺激,主要是刺激运动纤维,而 TENS 则是刺激感觉纤维而设计的。

二、治疗原理及作用

(一) 治疗原理

1. 闸门控制假说 TENS 主要用于镇痛。TENS 是根据闸门控制学说发展而来。经皮电神经刺激治疗仪可以产生一种兴奋粗纤维的刺激,粗纤维的兴奋,关闭了疼痛传入的闸门,从而缓解了疼痛症状。电生理实验证明,频率 100 Hz 左右,波宽 0.1 ms 的方波,是兴奋粗纤维较适宜的刺激。

2. 内源性吗啡样物质释放假说　一定的低频脉冲电流刺激,可能激活了脑内的内源性吗啡多肽能神经元,引起内源性吗啡样多肽释放而产生镇痛效果。

（二）治疗作用

1. 急性疼痛

（1）手术后切口痛:TENS 最成功的应用是术后的切口止痛。大量的文献报道 TENS 治疗术后切口痛,效果非常满意。TENS 能减少止痛药物的摄入,使患者早期活动,减少并发症。可用于各种胸腹部手术、关节手术。

（2）骨科疼痛:对于骨科急性的损伤,能较好地缓解疼痛,减轻水肿等。Paris 等（1983）用TENS 治疗急性踝关节扭伤,结果表明 TENS 能较早缓解疼痛、减轻水肿,早期恢复 ROM 和行走功能。

（3）妇产科疼痛:TENS 对于分娩疼痛、痛经有较好的治疗效果。1997 年 Augustinsson 等首先观察了 TENS 对 147 例产妇因分娩而引起的腰痛、骨盆疼痛的疗效。在第一产程,止痛效果最好;第二产程次之,没有发现副作用。此后又有很多报道证明 TENS 有助于分娩,不利之处是偶尔干扰胎儿监护仪。

（4）颌面部疼痛:主要是急性牙痛。

（5）内脏疼痛:胆绞痛、心绞痛。

2. 慢性疼痛

（1）腰背痛:TENS 对控制慢性腰背痛有效,长期应用能减少止痛药的用量、促进工作和正常活动能力的恢复。

（2）关节炎。

（3）神经源性疼痛:对于疱疹后神经痛、截肢幻痛、周围神经变性、格林-巴利综合征、三叉神经痛,均有不同程度的镇痛作用。

（4）头痛。

3. 其他作用　TENS 可以改善局部血液循环,减轻水肿,促进炎症吸收,从而间接起到镇痛作用。

三、治疗技术

1. 经皮电神经刺激治疗仪应具备的条件

（1）频率:多在 2～160 Hz 之间,属低频范围。

（2）脉冲短:一般脉冲宽度多在 9～350 μs 之间。脉冲太宽,传递疼痛的纤维便被激活,而且极板下离子化增加,但脂肪组织较多者,脉冲可宽一些。

（3）强度适宜:采用使患者有一种舒适感,不出现肌肉收缩的阈下强度,这样 TENS 便可选择性地激发感觉的、传入神经纤维的反应,而不触动运动的、传出神经纤维的反应。

（4）电流形态不统一,目前常用的有以下几种波型:①对称的双向方波;②被单向方波调制的中或高频电流;③对称的双向脉冲;④单向方波;⑤另一种不对称的双向脉冲。

经皮电神经刺激治疗仪如图 3-3 所示。

2. 电极的放置位置

（1）电极置于痛区、运动点、扳机点、穴位上。

（2）放在病灶同节段上:因为电刺激可引起同节段

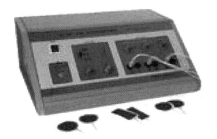

图 3-3　经皮电神经刺激治疗仪

Note

的内啡肽释放而镇痛。

（3）放于颈上神经节（乳突下 C_2 横突两侧）或使电流通过颅部，均可达到较好的镇痛效果。

（4）眼-枕经颅法。

（5）电极放在术后切口两边。

3. 治疗参数的选择 治疗分为三种方式：常规型、类针刺型、短暂强刺激型（表3-1）。

表 3-1　三种 TENS 的参数和适应证比较

TENS 方式	强　　度	脉冲频率	脉冲宽度	适　应　证
常规型	舒适的震颤感	75～100 Hz	<0.2 ms	急慢性疼痛、短期疼痛
类针刺型	运动阈上	1～4 Hz	0.2～0.3 ms	急慢性疼痛、周围循环障碍、长期疼痛
短暂强刺激型	肌肉强直或痉挛样收缩	150 Hz	0.3 ms	用于小手术，致痛性操作过程中加强镇痛效果

4. 治疗时间 最常用的是常规型，治疗时间从每天 30～60 min 至 36～48 h 不等。类针刺型能同时兴奋感觉神经和运动神经，治疗时间一般为 45 min。短暂强刺激型的电流很大，一般每刺激 15 min 左右后休息几分钟，一般情况，每次治疗 30～60 min，每日 1～2 次，每周 3～6 min。

四、临床应用

（一）适应证

头痛、偏头痛、神经痛、灼性神经痛、幻肢痛、关节痛、腹痛、术后痛、产痛、癌痛等。

（二）禁忌证

佩戴心脏起搏器的患者，刺激颈动脉窦，早孕妇女的腰和下腹部，局部感觉缺失和对电过敏患者。

第五节　感应电疗法

任务导入

李某，男，50 岁。该患者骨折复位因制动出现废用性肌萎缩，拟利用感应电疗法治疗患者的废用性肌萎缩，在进行感应电治疗前考虑以下问题：①感应电治疗的作用有哪些？②你知道感应电治疗技术的相关知识吗？③感应电治疗技术有哪些？

导　语

本节内容主要介绍感应电疗法的概念，常用的治疗方法、治疗原理及治疗作用、治疗技术及临床应用。感应电疗法具有防治肌萎缩、防治粘连和促进肢体血液和淋巴循环、止痛等作用，是临床常用的一种治疗技术。

一、概述

感应电流又称法拉第(Faraday)电流,应用这种电流治疗疾病的方法,称为感应电疗法。这种电流是1831年由法拉第发现的,其疗法是一种古老的电流疗法。

感应电流是用电磁感应原理产生的一种双相、不对称的低频脉冲电流。所谓双相,是指它在一个周期内有两个方向(一个负波、一个正波)。所谓不对称,是指其负波是低平的,正波是高尖的。它的频率在60～80 Hz之间,故属低频范围。其周期在12.5～15.7 ms之间,其尖峰部分类似一狭窄的三角形电流,$t_{有效}$(正向脉冲持续时间)为1～2 ms。峰值电压为40～60 V。感应电流的两相中,主要有作用的是高尖部分,其低平部分由于电压过低而常无生理的治疗作用。

随着电子技术的发展,目前已用电子管或晶体管仪器产生出类似感应电流中的高尖部分而无低平部分的尖波电流,称为新感应电流,也有人将频率50～100 Hz,$t_{有效}$为0.1～1 ms的三角波或锯齿波电流统称为感应电流。

二、治疗原理及作用

(一)感应电流的生理作用

1. 电解作用不明显　因感应电流是双相的,通电时,电场中组织内的离子呈两个方向来回移动,因此感应电引起的电解远不如直流电明显。

2. 有兴奋正常神经和肌肉的能力　为了兴奋正常运动神经和肌肉,除需要一定的电流强度外,尚需要一定的通电时间。如对运动神经和肌肉,脉冲持续时间($t_{有效}$)应分别达到0.03 ms和1 ms。感应电流的高尖部分,除有足够的电压外,其$t_{有效}$在1 ms以上,因此,当电压(或电流)达到上述组织的兴奋阈时,就可以兴奋正常的运动神经或肌肉。

在人体当脉冲电流频率大于20 Hz时,即可能使肌肉发生不完全强直性收缩,当频率上升到50～60 Hz及以上,肌肉即发生完全的强直性收缩,感应电流的频率在60～80 Hz之间,所以当感应电流连续作用于正常肌肉时,可引起完全强直性收缩。由于强直性收缩的力量可以达到单收缩的四倍,所以,这种收缩对肌肉锻炼是有益的。

完全失神经支配的肌肉,由于其时值较长,甚至高达正常值(1 ms)的50～200倍,而感应电流脉冲持续时间仅1 ms左右,故感应电流对完全失神经支配的肌肉无作用,对部分失神经支配的肌肉作用减弱。

(二)感应电流的治疗作用

1. 防治肌萎缩　当神经损伤或受压迫时,神经冲动的传导受阻,这时脑的冲动就不能通过损害局部而达到该神经支配的肌肉,结果随意运动减弱或消失,或因较长时间制动术(如石膏绷带、夹板等)后出现的废用性肌萎缩等,此时,神经和肌肉本身均无明显病变,故可应用感应电流刺激这种暂时丧失运动的肌肉,使之发生被动收缩,从而防治肌萎缩。

2. 防治粘连和促进肢体血液及淋巴循环　感应电流刺激可加强肌肉活动,增加组织间的相对运动,可使轻度的粘连松解。同时当肌肉强烈收缩时,其中的静脉和淋巴管即被挤压排空,肌肉松弛时,静脉和淋巴管随之扩张和充盈,因此用电刺激肌肉产生有节律的收缩,可改善血液和淋巴循环,促进静脉血和淋巴的回流。

3. 止痛　感应电刺激穴位或病变部位,可降低神经兴奋性,产生镇痛效果。临床上常用来治疗神经炎、神经痛和用作针刺麻醉。

三、治疗技术

(一)治疗设备

感应电疗仪、板状电极、手柄电极、碾式滚动电极、金属电极、衬垫、导线等,其他配件同直流

Note

电疗法。

（二）治疗方法

1．固定法

（1）选好治疗所需的两个片状电极和衬垫，一般两个电极、衬垫等大，衬垫以温水浸透。

（2）患者取舒适体位，暴露治疗部位，如皮肤有小破损，粘贴胶布保护。

（3）将衬垫和电极对置或并置于治疗部位上，治疗肢体肌肉时可将两电极并置于肌肉的两端。使衬垫紧贴皮肤，处于电极与皮肤之间，电极边缘不得突出电极之外。以沙袋、固定带固定电极。

（4）检查感应电疗仪的输出旋钮是否在零位。将电极导线接至治疗仪的输出插口，打开电源。

（5）按顺时针方向旋转电位器，调节电流强度至治疗部位有麻刺感或肌肉收缩反应。

（6）一般每次治疗 15～20 min，治疗完毕，取下电极和衬垫。

2．点状法

（1）用点状电极和衬垫或一个手柄电极作为主电极。衬垫以温水湿透。

（2）患者取舒适体位，暴露治疗部位，将片状电极放在背部（治疗上肢时）或腰部（治疗下肢时），加以固定，或放在病患肢体的近端，以沙袋、固定带固定。将点状电极和衬垫放在患者肌肉的运动点上，用沙袋、固定带固定电极。使用手柄电极时，操作者手握手柄电极紧压在患者肌肉的运动点上。

（3）检查感应电疗仪的输出旋钮是否在零位，将电极导线接至治疗仪的输出插口。

（4）以顺时针方向旋转电位器，调节电流强度至患肌有收缩反应。使用手柄电极时，操作者可用手指按压断续开关，进行断续性刺激，使患肌发生节律性收缩，以引起明显肌肉收缩为度。一般通电刺激 1～2 s，间歇 1～2 s，反复刺激 30～90 次。

（5）每次治疗一般 15～20 min，治疗完毕，将输出电流调至零位，关闭电源。取下电极和衬垫。

（6）1～2 天 1 次，10～15 次为一个疗程。

3．滚动法

（1）用滚式电极作为主电极，100～150 cm² 的片状电极和衬垫作为辅电极。一个衬垫以温水湿透。

（2）操作者手持滚动电极，紧压在治疗部位上。

（3）调节电流强度至滚动电极下有肌肉收缩反应。操作者在治疗部位上缓慢地往返推动滚动电极，使治疗部位的肌肉依次收缩。

（4）其余同点状法。

四、临床应用

（一）适应证

废用性肌萎缩、下运动神经元轻度或中度受损、肌张力低下、软组织粘连、血循环障碍、声嘶、习惯性便秘、癔症性麻痹、胃下垂等。

（二）禁忌证

有出血倾向、化脓过程、痉挛性麻痹或感觉过敏者禁用。

（三）注意事项

（1）治疗前应了解是否存在皮肤感觉异常，对于有感觉障碍的，应该控制电流强度以免灼伤。

（2）治疗中电极的放置应该避开伤口及瘢痕以免电流集中引起烧伤，如有刺痛感出现，表示电流强度过大,应该将电量适当减小。

（3）电极不能置于颈前,颈前区有咽喉部肌肉、膈神经、颈动脉窦、迷走神经等,电刺激可以引起咽喉肌、膈肌痉挛,引起呼吸、血压、心率等改变。

（4）对于骨科术后需制动的患者,电刺激以引起肌肉一级收缩为宜,既可以防止废用性肌萎缩,又可以不引起关节活动。

（5）治疗癔症时应采用引起肌肉明显收缩的电流强度为宜,并配合语言和动作暗示。

（6）治疗过程中,患者不可以移动身体,擅自调节治疗仪的输出及触及接地金属物。

（7）治疗结束后衬垫、电极板的清洗、消毒同直流电疗法。

第六节　间动电疗法

任务导入

王某,男,35 岁。因该患者患网球肘,拟对患者进行间动电治疗,作为治疗师应该考虑如下几个问题:①间动电治疗的作用有哪些? ②你知道间动电治疗技术的相关知识吗? ③间动电治疗的治疗技术有哪些?

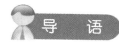

导　语

本节内容主要介绍间动电疗法的概念、常用的治疗方法、治疗原理及治疗作用、治疗技术及临床应用。间动电疗法具有对神经肌肉治疗、改善血液和淋巴循环、止痛等作用。

间动电疗法是指将 50 Hz 正弦交流电流整流以后叠加在直流电上而构成的一种脉冲电流,由法国 Bernard 首先发现并研究,故又称贝尔钠电流。将这种电流用于临床治疗,称为间动电疗法。

一、分类和生理作用

间动电流的脉冲部分系由频率为 50 Hz 的交流电流整流后获得,其波型基本属于正弦波,它以半波、全波的形式,两者交替的形式或继续的形式出现,而组成以下六种常用的波组。

（1）密波（DF）　频率为 100 Hz 的正弦波,周期 10 ms,幅度恒定,可用于止痛,促进局部血液的循环,降低交感神经张力。

（2）疏波（MF）　频率为 50 Hz 的正弦波,间歇 10 ms,可用于止痛。

（3）疏密波（CP）　疏波和密波交替出现,各持续 1 s,可用于止痛,促进渗出物的吸收,降低肌张力。

（4）间升波（LP）　又称慢资替疏密波。其中疏波持续 4 s,密波持续 8 s,且密波中一组电压保持稳定,另一组电压缓慢起伏,可用于止痛。

（5）断续波（RS）　疏波断续出现,通电、断电时间各为 1 s,可用于使正常神经支配的肌肉强直收缩。

（6）起伏波（MM）　疏波断续出现,通电、断电时间各 4 s,且疏波的出现和消失是缓慢的,作用同间断波。

二、作用特点

（1）间动电流每组电流的波型、频率、脉冲持续时间和间隙时间是固定的，治疗时只能调节电流的强度。

（2）半波正弦电流和其他一些电流的比较：因为生理作用仅在感受阈与痛阈之间作用区内的电流才能引起，在波宽和峰值相近的情况下，半波正弦电流的作用区较感应电流和指数曲线型电流均大，若要使后两种电流的作用区与前者相近，则后者的峰值均将超出痛阈而引起痛感。

（3）间动电具有直流电的特性，在直流电的基础上，可以加强正弦电流的作用，可使组织的兴奋阈升高。如电流的生理作用区是 $3\sim4$ mA 时，0.5 mA 的正弦电流不引起任何作用，但如附加在 $2.5\sim2.9$ mA 的直流电上，即可引起震颤感觉及肌肉收缩。

（4）间动电流的载波频率较低，刺激人体容易适应，从而失去激活组织细胞功能的"动力"作用。因此，在电路上加上调投设备，波型和幅度按人为的规律变化，可以防止或延迟适应的产生。同时，由于间动电具有直流电的特性，所以在治疗时应该明确正负极，并需使用衬垫。

三、治疗作用

1. 止痛作用　间动电流的止痛作用是明显的。这可以从间动电发现的历史说起，法国牙科医生 Bernard 在一次牙科电泳实验研究过程中发现，在直流电作用下开始曾有痛感，但后来这种不适应感完全消失，并且牙齿感到舒适的震颤。究其原因，乃因机器与滤波电容器焊接不良，因此输出的电流稍带波状，而这种电流有较好的止痛性能。之后经过一系列观察研究，才诞生了间动电疗法。研究证明在正弦电流上加入直流成分可使组织兴奋阈升高，止痛效果增强，两者有协同作用。

其止痛作用原理与间动电作用的掩盖效应及消除纤维间水肿压迫有关。间动电流中直流电所引起的电兴奋性改变和正弦电流所引起的肌肉微小震颤感，是一种适宜的刺激，它可阻断或干扰痛冲动的传导，起掩盖作用而止痛，但这种止痛效应是短暂的。在间动电作用几小时后，由于改善了血液循环，使组织的营养障碍及神经纤维间水肿得以解除，从而获得了较持久的止痛效果。间动电各波型中止痛作用最显著的为间升波，其次为疏密波，再次为密波和疏波。

2. 改善血液循环　间动电流有明显的促进周围血液循环的作用，这与它所引起的血管扩张有关。间动电治疗后，常见局部皮肤充血、发红就是血管扩张的结果。有人用间动电治疗动脉内膜炎后，发现供血量增加 50%，治疗动脉硬化时增加 80%，与其他阻断交感神经的治疗方法效果相似。当作用在星状神经节时，上肢供血量增加 40%，说明间动电流扩张血管的作用与降低交感神经的兴奋性有关。此外与治疗时引起的轴索反射，组织胺释放及肌肉的微细运动也有一定关系。

3. 对神经肌肉组织的作用　只有强度不断变化的电流，才能引起神经兴奋而引起肌肉收缩，最适宜的频率是 $50\sim100$ Hz。频率过高时，单个刺激持续时间过短，频率过低时，组织又易于适应。间动电流是频率 $50\sim100$ Hz 的变型正弦电流，对兴奋神经肌肉组织是适宜的，其中以断续波、起伏波最显著，其次为疏波。

四、治疗方法

1. 电极的选择　间动电疗法中所用电极基本与直流电疗法的相同，多用小圆极（直径 $2\sim3$ cm）或小方极（$50\sim100$ cm²），有些仪器附有特殊的电极和把手。

2. 电极放置的位置选择

（1）痛点部位　将直径 $2\sim3$ cm 的小圆极置于痛点，连接阴极，阳极置于痛点附近。当痛点多时可采用"追赶"痛点法，逐点治疗。治疗时均以阴极置痛点，因阴极作用部位的感觉阈及皮温升高均较阳极明显。

Note

（2）沿神经干　阴极置患部,阳极置血管或神经干走行方向,电极大小依病变范围选择。

（3）交感神经节与神经根部位　小圆极或小片状置神经节或神经根部位连阴极,阳极等大或稍大置神经相应部位。

（4）上肢周围血管　选用合适电极置于患侧的颈交感神经节,一电极置于锁骨内 1/3 上方,另一电极放于胸锁乳突肌前缘下中 1/3。

（5）下肢周围血管　双侧病变时选用大电极置于脊柱面作下行电流,阳极放于颈部,阴极放于骶部;单侧病变时在腰部相应节段横向并置,阴极放在患侧。

（6）肌肉　将合适大小电极置于肌肉的起止点上。

3. 电流波型的选择　可以根据患者的症状选择合适的波型。

（1）疼痛、周围性血液循环不良,解除交感神经过度兴奋及作为其他波型的准备治疗可以选用密波。

（2）肌肉及血管痉挛性疼痛可以选用疏波。

（3）较长时间止痛及促进渗出物吸收可以选用疏密波或间升波。

（4）刺激神经肌肉可以选用断续波,常用的为起伏波,该波是断续波的一种变型。

（5）缓解骨骼肌紧张可以选用疏密波和疏波。

4. 治疗时间、频度和疗程的选择

（1）治疗时间　由于长时间的通电治疗患者容易产生适应,所以一般治疗的时间为 3～6 min。

（2）频度和疗程　急性期每日一次;新鲜挫伤、扭伤可以每日 2 次,5～6 次为 1 个疗程;慢性疾病每日或隔日一次,10～12 次为 1 个疗程。

五、临床应用

1. 适应证

（1）神经系统疾病　如三叉神经痛、枕大神经痛、舌咽神经痛、肋间神经痛、坐骨神经痛、神经根炎、交感神经症候群等。

（2）创伤性疾病　如肌肉、肌腱、韧带等软组织的急性挫伤、扭伤等。

（3）运动系统疾病　如肩关节周围炎、变形性关节炎、颞颌关节功能紊乱、肱二头肌腱鞘炎、上髁炎、狭窄性腱鞘炎等。

（4）某些血管疾病　如动脉内膜炎、雷诺病、肢端发绀症、中心性视网膜炎、高血压等。

2. 禁忌证　急性化脓性炎症,出血倾向,严重心脏病,高热,安装心脏起搏器的患者等。

（张维杰）

能 力 测 试

一、单项选择题

1. 低频电疗法的频率范围是（　　）。

A. ＞100000 Hz　　　　　　　B. ＜500 Hz　　　　　　　C. ＜1000 Hz

D. ＞1000 Hz　　　　　　　　E. 1000～100000 Hz

2. 关于功能性电刺激的说法错误的是（　　）。

A. 人工心脏起搏器属于 FES　　　　　　　B. 刺激膈神经调节呼吸

C. 刺激膀胱可以改善排尿功能　　　　　　D. 适用于上运动性神经元的损伤

E. 适用于下运动性神经元的损伤

3. 下列疗法中属于低频电疗法的是（　　）。

A. 功能性电刺激   B. 调制中频电   C. 干扰电疗法

D. 音乐电疗法   E. 以上均不是

4. Bernard 电疗法是指(   )。

A. 感应电疗法   B. 电兴奋疗法   C. 间动电疗法

D. 干扰电疗法   E. 经皮电神经刺激疗法

5. 以下不可以兴奋神经的粗纤维,使"闸门"关闭,影响产生镇痛作用的是(   )。

A. 针刺   B. 按摩   C. 低频脉冲电流

D. 中频脉冲电流   E. 高频脉冲电流

6. 经皮电神经刺激临床常用频率和脉宽为(   )。

A. 频率 2~160 Hz,脉宽 0.1~1 ms   B. 频率 1~100 Hz,脉宽 0.1~1 ms

C. 频率 2~160 Hz,脉宽 0.01~0.2 ms   D. 频率 2~160 Hz,脉宽 1~2 ms

E. 频率 1~100 Hz,脉宽 0.01~1 ms

7. 具有镇痛作用的低频脉冲电疗法是(   )。

A. 电睡眠疗法   B. 经皮电神经刺激疗法

C. 正常肌肉的低频电疗法   D. 直流电断续波疗法

E. 电兴奋疗法

8. 周围循环障碍引起疼痛,应用经皮电神经刺激疗法时应该选用的方式为(   )。

A. 常规型   B. 类针型   C. 短暂强刺激型

D. 微电流型   E. 脉冲型

9. 功能性电刺激主要作用于已丧失功能或功能不全的器官或肢体,以其产生即时效应来代替或矫正器官及肢体已丧失的功能,其治疗作用主要为(   )。

A. 镇痛   B. 消炎   C. 兴奋神经肌肉

D. 促进血液循环   E. 功能重建

10. 对于部分失神经支配的肌肉应尽量采取(   )。

A. 按摩   B. 被动活动   C. 经皮神经电刺激

D. 功能性电刺激   E. 主动运动与神经肌肉电刺激

第四章 中频电疗法

本章课件

任务目标

1. 能学会等幅中频电治疗技术、调制中频电治疗技术、干扰电治疗技术、音乐电治疗技术的基本原理和治疗方法与技巧。

2. 能合理选择等幅中频电治疗技术、调制中频电治疗技术、干扰电治疗技术、音乐电治疗技术的治疗对象。

3. 能解决在进行等幅中频电治疗技术、调制中频电治疗技术、干扰电治疗技术、音乐电治疗技术中出现的各种问题。

4. 在进行治疗过程中,能使用、管理常用器械、仪器、设备,安排与管理安全、适合的医疗与康复环境。

5. 能做到尊重关爱患者及家属,进行沟通时自然大方,解释清晰;能开展农村社区的健康检查、慢性病管理、疾病预防等卫生工作,帮助和指导患者进行康复锻炼。

第一节 概 述

导 语

本节内容主要介绍中频电疗法的基本概念和分类及治疗原理与治疗作用。中频电疗法作为常用的一种治疗技术,相对于低频电疗法,具有对人体组织作用温热效应明显、阻抗明显降低、人体组织不发生电解、对神经肌肉的兴奋作用不明显等特点,具有改善局部血液循环、软化瘢痕、松解粘连、消炎等作用。

中频电疗法是物理因子治疗中常见的一种治疗技术,在现代康复治疗中的应用非常广泛。近年来,随着科技的发展,中频电疗仪越来越多,并广泛应用于临床,虽然其外观设计等都发生了很大的变化,但依然保持着中频电疗法的基本特点。

一、概念

临床上应用频率为 1000～100000 Hz 的脉冲电流治疗疾病的方法,称为中频电疗法(medium frequency electrotherapy,MFE)。其特点如下:无电解作用;对神经肌肉刺激有综合效应;作用较直流电和低频电深;可用低频电流调制,调制中频电流具有双重作用。目前常用的中频电疗技术有等幅中频电治疗技术、调制中频电治疗技术、干扰电治疗技术、音乐电治疗技术等。

Note

二、分类

根据所采用的中频电流的不同产生方式、波型和频率，中频电治疗可分为以下几类。

1. 等幅中频电治疗 包括音频电治疗、音频电磁场治疗、超音频电治疗。

2. 干扰电治疗 包括传统干扰电治疗、动态干扰电治疗、立体动态干扰电治疗。

3. 调制中频电治疗 包括正弦调制中频电治疗、脉冲调制中频电治疗。

4. 低中频电流混合电治疗 包括音乐电治疗、波动电治疗。

三、治疗原理与作用

（一）治疗原理

中频电流的频率高于低频电流，并且是交流电，作用于人体时人体所表现的电学特性以及所产生的效应也不同于低频电流。

1. 阻抗明显下降，对人体组织作用的深度大于低频电流 人体组织具有电阻和电容特性。组织对不同频率电流的电阻不同：对低频电流的电阻较高，随着频率的增高，电阻逐渐下降。而交流电可以通过电容，其容抗的大小与电流频率和电容量成反比，频率越高，容抗就越低。

人体组织对频率较高的交流电的电阻和容抗都较低，所以中频电流更容易通过组织，中频电治疗技术应用的电流强度较低频电流大，可达 $0.1\sim0.5~\mathrm{mA/cm^2}$，能达到人体组织的深度也较深。

2. 人体组织不发生电解 中频电流是交流电流，无正负极之分，因此电极下没有电解反应，没有酸碱产物产生，对皮肤的刺激性较小，患者能较好地耐受和坚持长时间治疗。

3. 对神经肌肉的兴奋作用不明显 中频电流的频率大于 1000 Hz，脉冲周期小于 1 ms，因此一个周期的电流不能引起神经兴奋和肌肉收缩。只有综合多个周期的连续作用并达到足够强度时才能引起一次强烈的肌肉收缩。对感应电已不能引起兴奋的变性的神经，中频电流仍可引起兴奋。中频电流刺激引起肌肉的强烈收缩，在主观感觉上比低频电流刺激引起的收缩要舒适得多，尤其是 6000～8000 Hz 电流刺激时肌肉收缩的阈值与痛觉的阈值有明显的分离，即肌肉收缩的阈值低于痛阈，肌肉收缩时患者没有疼痛感。中频电流对周围感觉神经粗纤维的非痛性刺激可产生镇痛效应。

4. 低频调制中频电流的特点 等幅中频电流的幅度无变化，易为人体所适应。为了克服中频电流的这一弱点，可以采用低频调制中频电流，即用 0～150 Hz 的低频来调制中频，使中频的幅度产生低频的变化。这样的中频电流没有低频电的缺点，又兼具了低中频电流的优点。

（二）中频电流的治疗作用

1. 镇痛作用 中频电流（特别是低频调制的中频电流）的镇痛作用与低频脉冲电流相似。

（1）即时镇痛作用 几种中频电流单次治疗和治疗停止后都有不同程度的镇痛作用，可持续数分钟到数小时。镇痛机理有闸门控制学说、γ-氨基丁酸（GABA）能神经元的调制作用、阿片肽能神经元的调制作用、脑高级中枢对背角伤害性信息传递的下行调制、皮层干扰学说、掩盖效应等。

（2）多次治疗后的镇痛作用 是产生即时镇痛作用的各种因素的综合作用和改善了局部血液循环的结果。

2. 改善局部血液循环 中频电作用后局部开放的毛细血管数增多，血流速度及血流量均有增加，局部血液循环改善，增强组织营养和代谢，可使水肿消散，致痛物质和炎症产物排出。在几种中频电流中，以 50～100 Hz 的低频调制的中频电流的作用较强。

3. 神经肌肉刺激作用 与低频脉冲电流相似，由 1～50 Hz 的低频调制的中频电流有刺激运动神经和肌肉,引起正常骨骼肌和失神经肌肉收缩、锻炼肌肉、防止肌肉萎缩的作用,并有提高平滑肌张力、引起平滑肌收缩和调整植物神经功能的作用。

4. 软化瘢痕、松解粘连　中频电流有较好的软化瘢痕、松解粘连作用。可能由于中频电流能提高细胞膜的通透性,扩大细胞与组织的间隙,从而促使营养物质和代谢产物的流通,使粘连的结缔组织纤维、肌纤维、神经纤维等活动而后分离。

5. 消炎作用　中频电流对一些慢性非特异性炎症有较好的治疗作用。这主要是由于中频电流作用后局部血液循环改善,炎症产物的吸收和运走加速,局部组织的营养和代谢增强,免疫功能提高。

知识链接

第二节　等幅中频电治疗技术

任务导入

患者,女,28 岁。患者 5 个多月前因剖宫产遗留一 10 cm 长的手术瘢痕,质地尚软,呈暗褐色,现来康复医学科就诊,拟用音频电治疗技术软化瘢痕,你作为一名康复治疗师,请思考下列问题:①该患者使用的音频电治疗属于那种理疗的方法？②你知道音频电治疗技术的相关知识吗？

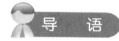
导　语

本节内容主要介绍等幅中频电疗法的概念、常用的治疗方法、治疗原理及治疗作用、治疗技术及临床应用。目前在临床中等幅中频电疗法最常用的是音频电治疗技术,其次还出现了超音频电疗法和音频电磁场疗法等技术。它具有软化瘢痕、松解粘连、止痛止痒、加快炎性浸润等作用,是临床常用的一种治疗技术。

一、概述

采用频率为 1000～100000 Hz、波型为等幅正弦的中频电流治疗疾病的方法称为等幅中频电疗法。

等幅中频电治疗技术在我国最早于 1969 年在上海华山医院应用,用于皮肤肿瘤和瘢痕的治疗,后来扩大到临床各种疾病。由于其频率在声波范围内,故又称音频电治疗技术。20 世纪 80 年代苏联出现了音频电磁场治疗技术和超音频电治疗技术(见知识链接)。以往音频电治疗技术应用最广泛的电流频率为 2000 Hz,现在应用的范围已扩展到 4000～8000 Hz。

知识链接

二、治疗原理及作用

(一) 治疗原理

1. 改善局部血液循环　音频电流可改善微循环,增大血管管径,明显增快血流。由于血液循环和局部营养改善,起到了镇痛、消炎、消肿、促进组织再生及神经功能恢复的作用。

2. 提高细胞膜通透性　等幅中频正弦电流可提高活性生物膜的通透性。这一作用可用于

Note

使药物分子由于浓度梯度而扩散透过生物膜。目前已开展中频电药物透入疗法,尤其适用于不能电离或极性不明的中草药。

3. 神经兴奋与调节作用　虽然音频电流的频率大于1000 Hz,不是每次脉冲都可以引起神经兴奋,但是通过综合刺激的效果,音频电疗法依然可以有效地刺激神经,引起肌肉收缩,调节神经功能。

(二) 治疗作用

1. 止痛止痒　2000 Hz等幅电流作用于人体后痛阈明显上升,但单次治疗的镇痛作用维持时间不长。电流强度增大时常引起肌肉收缩和不适感,不易耐受,而6000～8000 Hz电流刺激时肌肉收缩阈值与痛觉阈值分离,肌肉收缩时无疼痛感,可应用较大电流,故镇痛治疗常采用这种较高频率的电流。此外,音频电流对烧伤后或术后瘢痕有显著的止痒作用。

2. 软化瘢痕、松解粘连　这是本疗法突出的作用,大量临床资料证明,只要坚持治疗,等幅正弦中频电流能较好地促进瘢痕组织软化吸收,可使瘢痕颜色变淡、质地变软、缩小变平,并可使粘连松动解离,血肿、硬结消散软化,对肠粘连和瘢痕粘连也有良好的松解作用。

3. 消散慢性炎症,加快浸润吸收　临床实践证明,等幅正弦中频电流有明显的消炎消肿作用。对血栓性静脉炎、盆腔炎等多种亚急性和慢性炎症有较好的治疗效果。治疗扭挫伤所致肿胀和系统性红斑狼疮所引起的水肿等,亦有显著的消肿消散作用。

4. 提高生物膜的通透性,促使药物透入人体　实验证明,等幅中频正弦电流可提高生物膜的通透性,使药物分子顺浓度梯度扩散而透过生物膜,经过半波整流的等幅中频电流再叠加直流电可以进行药物离子导入。人体实验亦证明等幅中频正弦电流能促进药物透入体内。在2000 Hz、4000 Hz的等幅中频正弦电流作用下药物的pH值和性质均无改变。

5. 其他作用　等幅正弦中频电流有促进周围神经和中枢神经功能恢复的作用,能促进腺体分泌、毛发生长,此外还有一定的降血压作用。

三、治疗技术

(一) 设备

音频电疗机输出的电流其频率为1000～5000 Hz,临床常用的为2000 Hz,或为2000 Hz、4000 Hz两种频率,多数治疗机为导电胶的电极,也有黏附式电极和负压吸附式电极。

(二) 治疗方法

(1) 打开电源开关。

(2) 根据临床需要选择大小合适的电极,根据不同电极的使用要求将电极放置在损害部位(或治疗部位)的上下两端或两侧并固定。

(3) 缓慢调节"输出调节"钮,调节电流强度,同时观察患者反应。通常以患者的舒适度或耐受度为宜,但存在感觉功能受限或有其他问题患者则需根据实际要求选择强度。

(4) 治疗结束,将电流调至"0"(有的仪器在结束后自动复位),取下电极,关闭开关。

(5) 治疗持续20～30 min,每日1～2次,10次为一个疗程。

四、临床应用

(一) 适应证

瘢痕疙瘩、关节纤维性挛缩、术后粘连、炎症后浸润硬化、注射后硬结、血肿机化、硬皮病、阴茎海绵体硬结等。

(二) 禁忌证

恶性肿瘤、急性感染性炎症、出血倾向,局部有金属异物、佩戴心脏起搏器者等。

（三）注意事项

（1）患者治疗时不可接触机器，不可随便活动。

（2）治疗时，患者治疗部位的金属物品应除去，体内有金属异物的部位，应严格掌握电流强度，$<0.3\ mA/cm^2$ 方可避免组织损伤。

（3）电极不能在心前区及其附近并置和对置治疗；心脏病患者，电流不宜过强，并注意观察患者的反应，如有不良反应立即停止治疗；孕妇忌采用下腹部、腰骶部及邻近部位治疗；佩戴心脏起搏器者不得使用中频电疗法。

（4）治疗期间，治疗师应该注意巡视，观察患者有无不适或其他异常反应。如在治疗中患者感到电极下疼痛时，应立即终止治疗。

（5）治疗结束后，注意观察治疗区域的皮肤有无发红、烧伤等异常。如有异常，应及时处理并向患者解释清楚。

第三节　干扰电治疗技术

任务导入

患者，女，45 岁。患者行根治性子宫切除术后出现尿潴留，拟用干扰电治疗技术进行治疗，你作为一名康复治疗师，请思考下列问题：①该患者如何进行干扰电治疗技术操作？②干扰电治疗操作技术与其他中频电治疗操作技术有何不同？

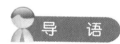

本节内容主要介绍干扰电疗法的概念、常用的治疗方法、治疗原理及治疗作用、治疗技术及临床应用。干扰电疗法分静态干扰电疗法、动态干扰电疗法、立体动态干扰电疗法三种，均具有促进血液循环、松解粘连、镇痛、促进骨愈合等作用，是临床常用的一种治疗技术。

一、概述

两路频率为 4000 Hz 与 4000 ± 100 Hz（差频 0～100 Hz）的正弦交流电通过两组电极交叉输入人体，在人体内交叉处形成干扰场，在干扰场中按无线电学上的差拍原理"内生"由 0～100 Hz 的低频电所调制的调制中频电，这种电流称为干扰电流，又称交叉电流，以这种电流治疗疾病的方法称为传统干扰电治疗技术。干扰电治疗技术起源于 20 世纪 50 年代，在欧美国家，特别是西欧国家应用较多。20 世纪 80 年代以来，人们在传统的静态干扰电治疗技术的基础上发展了动态干扰电治疗技术和立体动态干扰电治疗技术。我国在 20 世纪 60 年代后引进了这种治疗技术，目前已在全国推广应用。动态干扰电治疗技术是使两路频率为 4000 Hz、4000 ± 100 Hz 电流的幅度被波宽为 6 s 的三角波所调制，使两组电流的输出强度发生周期为 6 s 的节律性的幅度变化，交叉作用于人体。立体动态干扰电治疗技术是同时将三路频率为 5000 Hz 的交流电互相叠加交叉作用于人体，干扰电流受第三电场调制而发生缓慢的幅度变化。

二、治疗原理及作用

(一)治疗原理

干扰电流兼有低频电流与中频电流的特点,最大的电场强度发生于体内电流交叉处,作用深、范围大。不同差频的干扰电流的治疗作用有所不同。90～100 Hz的差频电流可抑制感觉神经,使皮肤痛阈升高,有较好的镇痛作用。50～100 Hz的差频电流可使毛细血管与小动脉持续扩张,改善血液循环,促使渗出物吸收。10～50 Hz的差频电流可引起骨骼肌强直收缩,改善肌肉血液循环,锻炼骨骼肌,也可以提高平滑肌张力,增强血液循环,改善内脏功能。

(二)治疗作用

干扰电治疗技术具有一般中频电治疗技术的生物学效应。因电流交叉作用于人体,最大的电场强度发生于电极之间的电流交叉处,而非电极下,因此作用较深,作用范围较大。两路电流的差频可以调节,差频的变动可以避免人体产生适应性。不同的差频与相应频率的低频电流有相似的治疗作用。

1. 镇痛　干扰电可抑制感觉神经,作用后痛阈明显升高,镇痛作用比较明显和持久。实验证明,100 Hz差频的镇痛作用最明显,90～100 Hz、50～100 Hz也有较好的镇痛作用。近年来国外有人用小电极、差频为1～5 Hz的干扰电流镇痛,能产生类似针刺样 TENS 的效果。

2. 促进血液循环　干扰电流有明显的促进局部血液循环作用。动物实验观察,干扰电疗后兔耳动脉有明显扩张。在人体上亦观察到干扰电流作用后局部毛细血管扩张,以差频50 Hz的干扰电流通电20 min后,交叉点处的皮肤温度升高。25～50 Hz差频可引起骨骼肌强直收缩而加强局部血液循环。

干扰电流还可通过对交感神经的抑制作用改善肢体的血液循环,如作用于腰椎旁交感神经链可使下肢皮肤温度升高。

3. 兴奋运动神经和肌肉　由于干扰电流是一种低频调制的中频电流,对运动神经和肌肉组织有良好的刺激作用。与低频三角波电流比较,人体对干扰电流的耐受比三角波显著为好,干扰电作用时可在不引起疼痛的情况下,加大电流强度引起骨骼肌明显的收缩。25～50 Hz差频可引起正常骨骼肌强直收缩。1～10 Hz可引起骨骼肌单收缩和失神经肌收缩。

4. 对内脏器官的作用　干扰电流的作用部位较深,在电流交叉处的电场强度最大,因此在治疗内脏疾病方面,干扰电治疗技术优于其他低中频电治疗技术。干扰电流能改善胃肠平滑肌的张力,临床治疗内脏下垂、习惯性便秘等胃肠平滑肌张力不足,效果比间动电好。干扰电流刺激盆底肌肉收缩,能治疗压力性尿失禁。常用10～50 Hz的扫频。

5. 对自主神经的作用　干扰电流作用于颈腰交感神经节可分别调节上肢、下肢血管的功能,改善血液循环。有人将干扰电流作用于正常人和高血压患者的星状神经节,结果干扰电流对正常人血压无显著影响,无论是收缩压还是舒张压改变均不明显($P>0.05$),但对高血压患者的收缩压和舒张压,均能使之降低,差异具有显著性。不同差频对植物神经的作用不同,100 Hz能抑制交感神经,1～10 Hz能兴奋交感神经,而20～40 Hz能兴奋迷走神经。

6. 加速骨折的愈合　1969年 Nikolova-Troeva 首次报道用干扰电治疗150例骨折后骨不连。用100 Hz差频,电流强度为10～20 mA,经治疗后73%的患者最终骨折完全愈合。以后又有不少报道证实,干扰电流能促进骨折愈合,对于治疗骨不连、延迟连接和假性关节病有较好的效果。

三、治疗技术

（一）传统干扰电疗法

1. 设备　采用能输出两路差频为 0～100 Hz 的等幅正弦中频电流的干扰电疗仪,有两对(4个)电极和由 2～3 层绒布制成的薄衬垫,或以海绵为衬垫。有的治疗仪带有负压装置,电极装在吸盘内,治疗时负压电极吸附在治疗部位的皮肤上。也可采用有干扰电输出的电脑中频电疗仪。

2. 操作方法

1) 固定法　最常使用。

（1）电极　干扰电治疗技术多使用与其他中频电治疗技术相同的普通电极,有铅板、铜片电极和硅胶电极。必须同时用四个电极。此外,还有一种四联电极,是将四个较小的电极嵌在一块绝缘海绵上,其目的是简化操作,四个电极可以整块地敷在病灶上,无须逐个固定。

（2）操作方法　电极的放置分为并置法和对置法。病灶表浅的部位可用并置法,深部病灶尽量用对置法。治疗小病变部位时,用四联电极,将电极的中心正对病灶。干扰电疗的两组电极必须交叉放置,并尽量使两路电流在病灶处交叉。

2) 运动法　必须使用特殊的手套电极。

（1）电极　运动法主要用两个手套电极治疗。电极板外有一个电极套,电极套的一面有两条横向固定带,其用途是将电极固定于操作者的手上。电极与患者接触的一面是导电的,为治疗面,与术者的手接触的一面即有固定带的一面是绝缘的。

（2）操作方法　用两个手套,相当于两极法。使两路电流的各一个输出端连接一个手套,相对应的另两个输出端连接另一个手套。治疗时,术者的双手分别插入两个手套电极的固定带下,双手下压,使整个电极与患者皮肤充分接触,并在治疗区内移动。术者可以通过改变双手压力的大小以及电极与患者皮肤的接触面积来调节电流的刺激强度。一般采用 50～100 Hz 或 0～100 Hz 的差频和使肌肉发生短时间显著收缩的电流强度和手法。痛点治疗时,术者将手套电极的指尖部分分别放在痛点两侧,相距 2～3 cm。用差频 50 Hz,患者自己调节电流强度到引起疼痛为止,持续 30～60 s。如止痛效果不明显,可在几分钟后重复刺激 1～2 次。

3) 抽吸法　抽吸法治疗需能产生负压的仪器和吸盘式电极。

（1）电极　吸盘内装有电极板和导电海绵,电极上有一根密闭的塑料管,管内有一根导线,管和导线一并接到治疗仪的输出端。由仪器产生负压使电极能吸附在治疗部位上。

（2）操作方法　将吸附电极置于治疗部位的皮肤上,使病灶处于 4 个电极的中心。先开负压,调节负压强度和抽吸频率,电极吸附在皮肤上。有些仪器的抽吸频率能根据吸盘内负压的大小而自动调节,负压大时抽吸频率自动下降,负压小时抽吸频率自动回升,然后再开通干扰电流。在这种方法中,除了干扰电流的作用外,还有负压抽吸按摩的作用,对促进局部血液、淋巴循环和促进渗出水肿的吸收,有较好的疗效。

（二）动态干扰电疗法

与传统干扰电疗法相同。

（三）立体动态干扰电疗法

1. 仪器设备　立体动态干扰电疗法使用的是星状电极,每个星状电极上,有排列成三角形的 3 个小电极,每对星状电极的左右两对小电极的方向是相反的。每对电极相应方向的 3 对小电极,分成 3 组,每组 2 个小电极,连接治疗仪的一路输出,3 对小电极可同时输出三路电流。

2. 治疗方法　选用大小合适的电极。为了达到三路电流真正的立体交叉,必须注意电极放置的方向。

（1）对置法　2 个星状电极及其导线在治疗部位的上下或两侧反方向放置。立体动态干扰电疗法通常采用对置法,电流作用较深。

（2）并置法 2个星状电极及其导线在治疗部位表面同方向放置。并置法作用表浅,较少采用。治疗时应注意使星状电极的各个小电极均与皮肤接触良好,以使三路电流都能充分进入人体。

根据需要,每次治疗选用 1～2 种或 3 种差频,每种差频治疗 5～10 min 不等,每次治疗 20 min,每日或隔日 1 次,10～15 次为一个疗程。

四、临床应用

（一）适应证

颈椎病、肩关节周围炎、关节炎、扭挫伤、肌纤维组织炎、坐骨神经痛、术后肠粘连、肠麻痹、弛缓性便秘、尿潴留、压迫性张力性尿失禁、胃下垂、废用性肌萎缩、雷诺病、骨折延迟愈合等。

（二）禁忌证

恶性肿瘤、急性感染性炎症、出血倾向,局部有金属异物、佩戴心脏起搏器者等。

（三）注意事项

（1）患者治疗时不可接触机器,不可随便活动。

（2）治疗时,患者治疗部位的金属物品应除去,体内有金属异物的部位,应严格掌握电流强度。

（3）电极不能在心前区及其附近并置和对置治疗;心脏病患者,电流不宜过强,并注意观察患者的反应,如有不良反应立即停止治疗;孕妇忌用于下腹部、腰骶部及邻近部位治疗;佩戴心脏起搏器者不得使用中频电疗法。

（4）治疗期间,治疗师应该注意巡视,观察患者有无不适或其他异常反应。如在治疗中患者感到电极下疼痛时,应立即终止治疗。

（5）治疗结束后,注意观察治疗区域的皮肤有无发红、烧伤等异常。如有异常,应及时处理并向患者解释清楚。

第四节　调制中频电治疗技术

任 务 导 入

患者,男,41 岁。该患者因外伤致胫骨上端骨折,并发腓总神经损伤,为防止患者小腿肌肉萎缩,考虑对该患者进行肌肉电刺激治疗,你作为一名康复治疗师,请思考下列问题:①进行调制中频电治疗的技术和方法有哪些? ②调制中频电治疗技术与进行神经肌肉电刺激治疗技术在治疗肌肉萎缩方面有何不同?

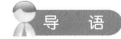

导　语

本节内容主要介绍调制中频电疗法的概念、常用的治疗方法、治疗原理及治疗作用、治疗技术及临床应用。调制中频电因具有低频电和中频电的特点,不易产生适应和耐受,具有促进血液循环、镇痛、锻炼肌肉、促进淋巴回流、调节自主神经功能等作用,是临床常用的一种治疗技术。

一、概述

调制中频电治疗技术又称脉冲中频电治疗技术。早年应用的调制中频电治疗技术是由低频正弦电流调制的中频电治疗技术,称为正弦调制中频电治疗技术。我国多应用由多种低频脉冲电流调制的中频电治疗技术,称为脉冲调制中频电治疗技术。调制中频电流的低频调制波频率多为 1～150 Hz,波型有正弦波、方波、三角波、梯形波、微分波等,中频载波频率多为2000～8000 Hz。

调制中频电流因调制方式的不同,可分为四类。

1. 连续调制波　简称连调波,调幅波连续出现。

2. 间歇调制波　简称间调波,调幅波与等幅波交替出现(曾有人称之为交替调制波,简称交调波或等调波)。

3. 断续调制波　简称断调波,调幅波与断电交替出现,断续出现调幅波。

4. 变频调制波　简称变调波,两种不同频率的调幅波交替出现,为频率交替变化的调幅波。各种调制波可以正半波或负半波的形式出现。

各种调制波有不同的调幅度。调幅度为零时,中频电流没有调制,为等幅中频电流,没有低频成分;调幅度逐渐增加时,调制中频电流中的低频成分逐渐增大,刺激作用也逐渐增强。电脑中频电疗仪所输出的治疗处方中已预置了由不同种类、不同调幅度的调制波组合的多个处方,适用于多种疾病。

二、治疗原理及作用

(一)治疗原理

1. 兼具中频、低频特点　调制中频电流含有中频电流成分,因此具有中频电流的特点。调制中频电流同时含有低频电流成分,因此同时具有低频电流的特点,可发挥低频电流的生理、治疗作用。

2. 电学参数多变,不易产生适应性　调制中频电流有四种波型和不同的调制频率、调制幅度,其波型、幅度和频率不断变换,人体不易对其产生适应性。断调波作用于肌肉时,调幅波的刺激可引起肌肉收缩反应,在其后的断电时间内肌肉可以得到休息,有利于再次收缩反应。调节中频电流幅度、调节低频成分的多少和振幅的大小即可改变刺激的强度,可以适应不同的治疗需要。半波型的调制中频电有类似于间动电、脉动直流电的作用。

(二)治疗作用

由于调制中频电流含有中频电与低频电两种成分,电流的波型、幅度、频率和调制方式不断变换,人体不易产生耐受性而且作用较深,不产生电解刺激,可在多方面发生低中频电治疗作用。

1. 镇痛　正弦调制中频电治疗技术有较好的镇痛作用,尤其以即时止痛效果较为突出。但对镇痛作用的持续时间和调制波的类型,各家报道不一。有人认为调幅度为50%的100 Hz连调波的镇痛效果最好,变调波也有较好的镇痛作用。有人认为 f_1、f_2 分别为 50 Hz 和100 Hz,T_1、T_2 分别为 1 s、1 s,调幅度为 100% 的变调波的止痛效果最显著。

2. 促进局部血液循环和淋巴回流　许多研究者认为正弦调制中频电流有明显的促进血液循环作用。以断调波和连调波作用后可以观察到局部及指尖皮肤温度升高、甲襞及球结膜微循环的毛细血管祥数增多、血流速度加快。血流速度的加快可持续到停止刺激后 30 min。国外有作者将 50 Hz 的间调波、50 Hz 及 100 Hz 的变调波作用于动物下肢,在 X 线照相中发现骨盆和下肢的淋巴管管径比作用前显著增粗。

3. 兴奋骨骼肌正弦调制 中频电治疗技术的低频脉冲频率为 1~150 Hz,通断比时间可调。以断调波作用于肌肉可引起正常肌肉和失神经支配肌肉收缩,增强肌力,改善肌肉组织营养代谢。这种电流应用在电体操治疗方面有以下优点:与低频脉冲电流相比,正弦调制中频电流对皮肤刺激性小,患者易耐受,有利于长期治疗。由于皮肤电阻小,能够耐受的电流强度大,电流作用较深,可以收到更好的刺激效果。与干扰电流比较,断调波的通断比可调,特别是通电后有 1~5 s 的休息时间,可使肌肉在收缩后得到充分的休息。断调波可引起正常肌肉和失神经支配肌肉收缩,并可防止肌肉萎缩。

4. 提高平滑肌张力 频率较低的连调波和断调波能提高胃肠道、胆囊、膀胱等内脏平滑肌张力,增强肠道平滑肌蠕动收缩能力,对尿潴留有较好的疗效,能增强胆囊的张力,促进胆汁排泄。调制中频电流还可增强宫缩力量,缩短产程。

5. 消散炎症 正弦调制中频电治疗技术对神经炎、风湿性和类风湿性关节炎等非化脓性炎症有一定的消散作用,这是由于正弦调制中频电流促进局部血液循环、加速炎性渗出物和水肿吸收所致。

6. 调整植物神经功能 正弦调制中频电流作用于颈交感神经节,可以影响大脑血管紧张度,改善脑血流图,并可改变上肢的血液循环,降低血压。作用于脊髓的下颈段和上胸段,对心脏有拟迷走神经的作用,改善心肌供血,使心率下降,心动描记指标好转。正弦调制中频电流作用于下颈段和上胸段节段反射区,也可影响支气管和呼吸功能。

三、治疗技术

(一) 设备

采用调制中频电疗仪,能输出多种调制波型、各种调幅度的低频调制中频电流,有导电橡胶电极。电脑中频治疗仪应用微机与数控技术,内存多个按不同需要编制的多步程序处方,不必逐个调节参数,操作简便,但不能自由选择参数。20 世纪 80 年代中国医科大学研制了超声-正弦调制中频电治疗机,将超声治疗与正弦调制中频电疗同步叠加治疗,治疗时超声声头同时作为一个电极使用。近年来我国还研制了热电正弦调制中频电疗机,电疗时电极自动加热,可增强疗效。

(二) 治疗方法

(1) 打开电源开关。

(2) 根据临床需要选择大小合适的电极,根据不同电极的使用要求将电极放置在损害部位(或治疗部位)的上下两端或两侧并固定。

(3) 缓慢调节"输出调节"钮,调节电流强度,同时观察患者反应。通常以患者的舒适度或耐受度为宜,但存在感觉功能受限或有其他问题患者则需根据实际要求选择强度。

(4) 治疗结束,将电流调至"0"(有的仪器在结束后自动复位),取下电极,关闭开关。

(5) 治疗持续 20~30 min,每日 1~2 次,10 次为一个疗程。

四、临床应用

(一) 适应证

颈椎病、肩关节周围炎、骨性关节病、肱骨外上髁炎、肌纤维组织炎、腱鞘炎、瘢痕、粘连、血肿机化、注射后硬结、坐骨神经痛、面神经炎、周围神经伤病、废用性肌萎缩、溃疡病、胃肠张力低下、尿路结石、慢性盆腔炎、弛缓性便秘、术后肠麻痹、尿潴留等。

(二) 禁忌证

恶性肿瘤、急性感染性炎症、出血倾向,局部有金属异物、佩戴心脏起搏器者等。

（三）注意事项

（1）患者治疗时不可接触机器，不可随便活动。

（2）治疗时，患者治疗部位的金属物品应除去，体内有金属异物的部位，应严格掌握电流强度。

（3）电极不能在心前区及其附近并置和对置治疗；心脏病患者，电流不宜过强，并注意观察患者的反应，如有不良反应立即停止治疗；孕妇忌用于下腹部、腰骶部及邻近部位治疗；佩戴心脏起搏器者不得使用中频电疗法。

（4）治疗期间，治疗师应该注意巡视，观察患者有无不适或其他异常反应。如在治疗中患者感到电极下疼痛时，应立即终止治疗。

（5）治疗结束后，注意观察治疗区域的皮肤有无发红、烧伤等异常。如有异常，应及时处理并向患者解释清楚。

第五节　音乐电治疗技术

任务导入

患者，男，35 岁。患者因工作压力大患有严重的失眠，现来康复医学科就诊，拟用音乐电治疗技术治疗失眠，你作为一名康复治疗师，请思考下列问题：①该患者如何进行音乐电治疗技术操作？ ②你知道音乐电治疗技术的相关知识吗？

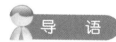

导　语

本节内容主要介绍音乐电疗法的概念、常用的治疗方法、治疗原理及治疗作用、治疗技术及临床应用。音乐电流是将音乐信号经声电转换器转换成电信号，再经放大、升压后输出的电流，是一种节律、频率和幅度随音乐不断变化的不规则正弦电流，以低频为主、中频为辅，因此兼有低频电流和中频电流的作用。

一、概述

用音乐治疗疾病的历史很悠久，古人早已将音乐和健康联系在一起。人耳能听到的声音的频率为 20～20000 Hz。常见乐器和人声的音频范围是 27～40000 Hz，转换成同步的音乐电流的频率为 30～18000 Hz。因此，音乐电流既有低频电流成分，又有中频电流的成分，是有一定的节律、频率和幅度不断变化的不规则正弦电流，以低频为主、中频为辅，是名副其实的音频电流。我国在 20 世纪 70 年代开始推广应用音乐疗法。将听音乐与音乐信号转换成的音乐电流相结合以治疗疾病的方法称为音乐-电治疗技术。单纯的音乐电流治疗疾病的方法称为音乐电治疗技术。

二、治疗原理及作用

（一）治疗原理

音乐声波的频率和声压会引起生理上的反应。音乐的频率、节奏和有规律的声波振动，是一

Note

种物理能量,而适度的物理能量会引起人体组织细胞发生和谐共振现象,能使颅腔、胸腔或某一个组织产生共振,这种声波引起的共振现象,会直接影响人的脑电波、心率、呼吸节奏等。

（二）治疗作用

音乐经人耳作用于听觉中枢,通过大脑边缘系统、脑干网状结构作用于大脑皮层,影响全身。优美的音乐对人体有益,但长期的、高分贝的或单调的音乐刺激对人体有害。音乐电流是以低频为主的低中频混合的不规则电流,兼有低频电和中频电的作用,而又具有音乐电疗的特点。音乐电治疗技术对人体的治疗作用,包括以下几个方面。

1. 镇静镇痛作用　音乐电流可以引起较持久的血管扩张,促进局部血液循环。音乐电流作用于皮肤后,局部痛阈和耐痛阈增高,镇痛作用明显,且出现迅速,持续时间长,可达 1 h。

2. 调节血压　音乐电流作用于交感神经节可以调节血压。作用于颈区或头部可以缓解头痛,调整大脑的兴奋和抑制过程。

3. 锻炼肌肉　音乐电流可引起明显的肌肉收缩,但电极下无明显的低频电刺激的不适感。音乐电流使肌肉收缩的强度、持续时间、间歇时间与音乐的性质明显有关。应用旋律热情、节奏激烈、速度快、力度强的音乐所转换成的音乐电流,振动感和肌肉收缩更为明显。因此音乐电流可以用于锻炼肌肉,增强肌力,防止肌肉萎缩,但因电流的通断电时间、间歇时间、频率不能调节,所以音乐电流不适宜对失神经支配的肌肉刺激。

4. 促进局部血液循环　音乐电流可以引起较持久的血管扩张。有人将音乐电流作用于肢体,可见局部和指尖皮肤温度升高,甲襞微循环改善,肢体血流图亦见血流量明显增加。

5. 对穴位和经络的作用　音乐电针疗法是将音乐电流作用于穴位,通过经络发生很复杂的生理和治疗作用,有镇痛、活血化瘀、促进组织修复、调整内脏及内分泌功能、抗过敏、增强免疫等作用。

三、治疗技术

（一）设备

音乐电疗机多配有多种录音盒、放音装置,接两副耳机,一副耳机供操作者试听用,另一副耳机供患者听音乐进行治疗用。治疗机电流输出可分为通过导线连接电极板或毫针做体表局部治疗或电针治疗。

（二）治疗方法

1. 电极法　根据患者的病情和爱好,选择合适的音乐。电极的放置同其他低中频电治疗技术,患者用耳机或用音箱收听,调好音量和电流强度。采用旋律优美、速度和力度适中的乐曲,或按同质原理选择合适的乐曲,电极采用额-枕对置法,能缓解头痛、头昏,改善睡眠,缓解焦虑和忧郁症状。选用放松性乐曲,用电极法或在有关穴位上以电针法治疗,能使高血压患者的血压、心率、皮肤电阻都降低,改善头痛;采用节奏强、旋律轻快活泼的乐曲,疗效优于红外线、激光、感应电;采用节奏快、力度大的乐曲,电极置于患处或穴位上,可以减轻疼痛、改善关节活动度。

2. 电针法

（1）根据患者的病情需要（需要镇静者可选择柔和的音乐,需要兴奋神经、肌肉时选择激昂的音乐）和兴趣爱好,选用合适的音乐、歌曲或戏曲录音磁带,放入音乐电疗仪的录音磁带盒内。

（2）选用治疗需要的电极,以温水使衬垫湿透。

（3）操作者与患者都戴上耳机,接通治疗机录音放音装置,放录音,调好音量。

（4）缓慢调节治疗机的电流输出,根据患者电极下的麻、颤感或肌肉收缩反应调节电流强度。

（5）每次治疗 15～30 min,每日或隔日 1 次,15～20 次为一个疗程。

四、临床应用

（一）适应证

1. 神经系统功能性疾病　神经衰弱、失眠、血管性头痛、情绪不安、精神抑郁症、孤僻症等。

2. 神经系统器质性疾病　脑中风、脑性瘫痪、脊髓炎、格林-巴利综合征、周围神经损伤等。

3. 心身性疾病　高血压病、胃肠功能紊乱、胃溃疡等。

4. 软组织损伤　软组织扭挫伤、肌纤维组织炎等。

5. 骨关节疾病　颈椎病、风湿性关节炎、骨性关节炎等。

（二）禁忌证

恶性肿瘤、急性感染性炎症、出血倾向，局部有金属异物、佩戴心脏起搏器者等。

（三）注意事项

（1）治疗前向患者说明治疗意义，交代治疗时的感觉，了解患者的兴趣爱好，选好录音磁带，要求患者集中注意力，静听音乐，尽快进入状态。

（2）室内要求舒适美观，严防噪声干扰。

（3）其他注意事项与等幅中频电疗法相同。

（张维杰）

能力测试

一、以下每一道考题下面有 A、B、C、D、E 五个备选答案，请从中选择一个最佳答案。

1. 中频电疗治疗技术的频率范围是（　　）。

A. ＞100000 Hz　　　　　　　B. ＜500 Hz　　　　　　　　C. ＜1000 Hz

D. ＞1000 Hz　　　　　　　　E. 1000～100000 Hz

2. 以下属于中频电治疗技术的是（　　）。

A. TENS　　　　B. 干扰电　　　　C. 直流电　　　　D. NMES　　　　E. 功能性电刺激

3. 关于干扰电治疗技术的说法，错误的是（　　）。

A. 调制频率为差频的 0～100 Hz

B. 金属异物不是干扰电的禁忌证

C. 吸附电极令患者感觉更舒适，适用于疼痛的任何时期

D. 一定强度的干扰电可以引起肌肉的收缩

E. 干扰电能促进骨折愈合

4. 关于调制中频电治疗技术的说法，错误的是（　　）。

A. 是低频调制的中频电流　　　　　　　B. 调制波的最佳频率通常为 10～150 Hz

C. 抗痉挛治疗时，电极放在痉挛肌肉上　　D. 可预防和减轻肌肉萎缩

E. 可预防和减轻骨质疏松

5. 关于中频电流较低频电流优点的描述，错误的是（　　）。

A. 中频电流作用深　　　　　　B. 中频电流对皮肤刺激小

C. 中频电流无电解作用　　　　D. 中频电流对神经肌肉的兴奋作用明显

E. 中频电流对自主神经的调节作用强

6. 干扰电流治疗时用几个电极？（　　）

A. 1 个　　　　　B. 2 个　　　　　C. 4 个　　　　　D. 6 个　　　　　E. 8 个

能力测试答案

Note

7. 在音频电流疗法中,目前国内常用的频率为( )。

A. 1000 Hz   B. 2000 Hz   C. 3000 Hz   D. 4000 Hz   E. 5000 Hz 以上

8. 中频交流电引起烫伤的性质属于哪一类型?( )

A. 热烫伤   B. 化学烧伤   C. 机械损伤   D. 电击伤   E. 以上都有可能

9. 下列哪项不是音频电流的治疗作用?( )

A. 镇痛   B. 杀菌   C. 软化瘢痕   D. 促进血液循环   E. 降血压

10. 下列哪项不是音乐电治疗技术的治疗作用?( )

A. 镇静镇痛   B. 调节血压   C. 放松肌肉

D. 防止骨质疏松   E. 促进局部血液循环

第五章　高频电疗法

任务目标

1. 掌握：高频电疗法的概念，常用高频电疗法的种类和治疗作用及临床应用。
2. 熟悉：常用高频电治疗技术。
3. 了解：各种常用高频电疗法的治疗原理。
4. 具有基本医疗思维和素养，能规范地开展高频电疗法的各项诊疗活动；能使用、管理常用仪器、设备；具备高频电疗防护知识与技能，科学地安排和管理高频电疗法环境。
5. 能与患者及家属进行沟通并进行基本的健康教育；能与相关医护人员进行专业交流。

第一节　概　　述

导　语

本节内容主要介绍高频电疗法的基本概念、物理特性、分类及注意事项。高频电作为常用的一种治疗技术，相对于低、中频电疗法，对人体组织不产生电解，作用神经肌肉时不产生兴奋作用，高频电通过人体时能在组织内产生热效应和非热效应、高频电治疗时，电极可以离开皮肤等特点。

高频电疗法的发展已有近百年的历史，19 世纪末出现了高频电疗法的共鸣火花疗法，至 20 世纪上半叶中波、短波、超短波、微波等高频电疗法相继出现。近四十年来，长波、中波疗法的应用逐渐减少，短波、超短波、微波等疗法得到广泛的研究和应用。高频电疗法所具有的热效应、非热效应被广泛地应用于各科疾病的治疗中，成为临床治疗中的重要手段之一。

一、概念

频率大于 100 kHz 的交流电称为高频电流。它以电磁波形式向四周传播。电磁波在空间传播的速度等于光速，为 3×10^8 m/s。高频电流的频率与波长成反比，可以用公式表示：$f = V/\lambda$。式中 f 为频率，单位为 Hz，λ 为波长，单位为 m，V 为光速，单位为 m/s。应用高频电作用人体达到防治疾病目的的方法称为高频电疗法。高频电疗法的作用方式有 5 种：火花放电法、直接接触法、电容场法、电感法、电磁波辐射法。

二、物理特性

（一）电磁波的物理特性

1. 电场和磁场共同存在,相互转变　任何电场的变化都会在它周围的空间产生磁场,而任何磁场的变化都会在它周围的空间产生电场。如果电场(或磁场)的变化是不均匀的,则其所产生的磁场(或电场)也是不稳定的。只要每次产生的电场或磁场是变化的,那么电场和磁场就共同存在,相互转变,向空间传播的范围越来越广,使整个空间同时充满着不均匀的、变化的电场和磁场。这样变化的电场和磁场是永远不可分割的整体,这就是电磁场。

2. 电磁场的变化频率与其能量相关　电场(或磁场)的变化越快,产生的磁场(或电场)就越强,具有的能量也就越多。所以,为了获得足够能量的电磁场就必须使用高频率的交变电流。

3. 电磁场的传播　电磁场的传播具有波的特性,称为电磁波,在空间传播的速度近似光速,为 $300×10^6$ m/s。通过公式"波长(γ)＝速度(v)/频率(f)",可以根据波长计算出频率或根据频率计算出波长,频率越高,则波长越短。高频电磁波波长的单位可以为米(m)、厘米(cm)、毫米(mm)、微米(μm)、纳米(nm),频率单位可以为千兆赫(GHz)、兆赫(MHz)、千赫(kHz)、赫(Hz)。

（二）高频电流的特点

1. 不产生电解　由于它是一种交流电,是一种正负交替变化的电流,在正半周内,离子向一个方向移动,在负半周内,离子又向反方向移动,所以,不会产生电解作用。

2. 作用神经肌肉时不产生兴奋作用　根据电生理测定,如果需引起神经或肌肉兴奋,刺激的持续时间应分别达到 0.3 ms 和 1 ms。但当频率大于 100000 Hz 时,每个周期的时间小于 0.01 ms,而其中阴极刺激只占其中的 1/4,即 0.0025 ms,两者数值均未达到兴奋要求,因此,由于高频电频率很高,在正常情况下,无论通过多少个周期,一般均不引起神经肌肉兴奋而产生收缩反应。

3. 高频电通过人体时能在组织内产生热效应和非热效应　在低中频电流中,由于通过组织的电流较小,不能产生足够热量。但在高频电时,由于频率上升,容抗 X_c 急剧下降,组织电阻可明显下降到数百、数十甚至数个欧姆,因此,通过人体的电流可急剧增加。根据焦耳-楞次定律,$Q＝0.24×I^2×R×t$,公式中 Q 为产热量,I 为电流强度,R 为电阻,t 为通电时间,所以,高频电组织内可产生热效应。此外,高频电在以不引起体温升高的电场强度作用人体时,也可改变组织的理化特性和生理反应,称为非热效应。

4. 高频电治疗时,电极可以离开皮肤　在低、中频电疗时,电极必须与皮肤紧密接触,否则电流不能通入人体,其原因是电极离开皮肤时,皮肤与电极及两者间的空气间隙形成了一个电容,皮肤和电极相当于电容器的两个导体,空气则相当于介质,而高频电可以通过电容作用于人体。

（三）高频电流作用下人体的电磁学特性

人体组织在高频电流的作用下可以表现为导体、电容、电介质、导磁体、线圈等,但由于人体组织成分复杂,同一组织往往兼有多种电磁学特性。

1. 导体特性　人体组织中的血液、淋巴液和其他各种体液含有大量水分子、电解质离子以及带电荷的蛋白质分子等,这些物质在溶液中可以导电,称为第二导体。在高频电流的作用下,它们沿电场线方向移动。由于高频电流的频率很高,极性变换很快,离子这一瞬间被吸引,下一瞬间又被排斥,致使离子在电极之间产生一种急剧的沿电场线方向的来回移动或振动,这种离子沿高频电场的电场线方向来回移动产生的电流属于传导电流。传导电流在克服导体的阻力时所引起的电流耗损,称为欧姆损耗。欧姆损耗所产生热量的大小与电流密度的平方成正比,与电阻的大小成反比。组织电阻的大小与组织内的相对含水量相关:含水多的组织如血液、肌肉和脑、电阻较低,产热多;相反,含水量少的组织如脂肪、皮肤和骨,电阻较高,产热少。

2. 电容特性　人体组织中既有导体又有电介质,在高频电场里的同一组织中可以同时存在电阻和电容成分。例如,在肌肉组织、肌细胞间隙组织和细胞外液含有水和电解质,能导电,属电阻成分,直流电、低频电流、中频电流、高频电流均容易通过。但肌细胞膜的电阻很高,属电介质,很难导电,直流电、低频电流、中频电流不能通过。这样肌细胞内外构成一个电容体,在高频电流作用时,由于频率很高,电容的容抗随着频率的升高而降低,所以高频电流可以通过细胞膜,使电场线分布均匀。

3. 电介质特性　人体干燥的皮肤、肌腱、韧带、脂肪、骨膜、骨质、头发等均具有电介质特性。电介质又称无极分子,无极分子没有自由电子,只有束缚电子,对直流电和低、中频电流而言是绝缘体,不导电。组成细胞和体液的分子大部分是有极分子(又称偶极子),如氨基酸、神经鞘磷脂等成分,由于分子的热运动使它们的分布极其混乱,在高频电场的作用下才按电场的方向排列起来,这称为有极分子的取向。在电场作用下,无极分子的正负电荷将朝着电场极的相反方向移动从而使两端带电,变成有极分子。在高频电场中,电介质偶极子随着电场方向的高速变化,不断反复取向而发生180°旋转,致使偶极子在其原来的位置上来回转动而相互摩擦生热。这种由于介质损耗所产生的热量,频率愈高、介质常数愈大、电场强度越强,则产热愈多。

4. 磁性　人体内某些组织成分具有磁性,例如 N、CO_2、Fe 等是顺磁性物质,H_2、H_2O、Bi 等是逆磁性物质。顺磁性物质在磁场中被磁化后,其磁感应强度比在真空中大。人体组织中顺磁性物质与逆磁性物质错综复杂地混杂存在,使人体的磁导率接近于1。

5. 线圈特性　在高频电场中,人体可以被视为由多个大小不同的同心线圈套在一起所形成的导体。因此,人体也可以表现为线圈的特性。在高频电磁场作用下,电磁感应在这些线圈中产生沿线圈流动的感应电流,即涡电流。涡电流可以释放出大量的电热。

（四）高频电流的生物物理效应

高频电流作用于人体时主要产生两种效应,即热效应和非热效应(热外效应)。

1. 热效应　高频电流通过人体时,体内各种组织会产生不同程度的热效应。其产热机制主要有两个方面:一是高频电作用下组织内产生传导电流的欧姆损耗产热;二是高频电作用下组织内产生位移电流的介质损耗产热。因此高频电疗的热效应是组织吸收电能后转变的"内源"热,而不是体外热辐射或热传导的外来热。这种热效应作用较深,能到达体内深部组织。因此,高频电疗法又称为透热疗法。在超高频电容场中,人体组织电介质的特性是主要的,导体特性是次要的,所以传导电流、欧姆损耗仅占次要位置,主要产生位移电流、介质损耗。

2. 非热效应　又称特殊作用和热外效应。当频率较高的电流(超短波、微波)作用于人体时,即使人体组织处于无温热感觉的情况下,其生物学作用仍然存在,这种作用称为非热效应。以下事实可以说明非热效应的存在:①非热效应时,体内同样存在离子的移动、偶极子和胶体粒子的转动、膜位的改变、膜通透性变化等理化过程,只是能量的转换尚未产生明显的热效应。②动植物在被施加了无温热感觉剂量的情况下表现出一定的生物效应,如生长发育加速、神经纤维再生加速、白细胞的吞噬作用加强等,临床上应用非热效应治疗急性炎症收到了良好的治疗效果。这种剂量的温热作用不易测出,但具有临床治疗意义,这是其他物理因子不具备的,其机制有待进一步研究。

三、高频电疗法的分类

（一）医用高频电流

目前医用高频电疗法通常采用的波长、频率见表5-1。

表 5-1 医用高频电流常用波长、频率

高频电流			医用高频电流		
波段名称	波长	频率	疗法名称	波长	频率
长波	3000～300 m	100～1000 kHz	共鸣火花疗法	2000～300 m	50～1000 kHz
中波	300～100 m	1～3 MHz	中波疗法	184 m	1.63 MHz
短波	100～10 m	3～30 MHz	短波疗法	22.12 m	13.56 MHz
				11.06 m	27.12 MHZ
超短波	10～1 m	30～300 MHz	超短波疗法	7.37 m	40.68 MHz
				6.00 m	50.00 MHz
微波			微波疗法		
分米波	100～10 cm	300～3000 MHz	分米波疗法	69 cm	433.92 MHz
				33 cm	915 MHz
厘米波	10～1 cm	3000～30000 MHz	厘米波疗法	2.24 cm	2450 MHz
毫米波	10～1 mm	30～300 GHz	毫米波疗法	8 mm	37.5 GHz

（二）高频电疗的分类

1. 按波长分类　目前常用的有短波、超短波、中波、长波、微波（分米波、厘米波和毫米波）。

2. 按波型分类

（1）减幅正弦电流：电流波幅依次递补递减，最后降至 0，这种电流用火花放电产生，临床常用的有共鸣火花（达松代尔）疗法。

（2）等幅正弦电流：电流波幅相等恒定不变，连续振荡，临床常用的有中波、短波、超短波疗法等。

（3）脉冲正弦电流：正弦电流以脉冲形式出现，通电时间短，脉冲峰值大，间断时间长，目前采用这种电流的有脉冲短波和脉冲超短波疗法。最近出现了脉冲微波实验研究报道，但临床应用尚少见。

3. 按功率分类

（1）小功率输出：用于小器官和表浅部位治疗，如五官科小型超短波治疗机。

（2）中等功率输出：用于较大部位和较深内脏治疗。

（3）大功率输出：近年发展应用的射频疗法，功率可达 1000 W 或 1000 W 以上，如大功率短波、超短波和大功率微波、分米波治疗机，用于治疗恶性肿瘤。

4. 按电流作用人体的方式分类

（1）直接接触疗法：电极直接与人体皮肤或黏膜接触，多用在频率较低的高频电流，因为它不易通过电极与皮肤形成的电容。中波电疗法即属于此类。

（2）电容电场疗法：电极与人体相距一定的距离，整个人体和电极与人体间的空气（或棉毛织品）作为一种介质放在两个电极之间，形成一个电容，人体在此电容中接受电场作用，故称电容电场疗法。由于这种电容量小，容抗较大，因此只有频率较高的高频电流才能通过，如短波和超短波疗法。

（3）电缆电磁场疗法（线圈电磁场法）：用一根电缆将人体或肢体围绕数圈，通过高频电流，由于电磁感应，在电缆圈内产生磁场，随之引起人体内产生涡电流，引起各种生理治疗作用，如短波电缆疗法。

（4）辐射电磁场疗法：当高频电流的频率很高时，其波长接近光波，很多物理特征与光相似。在其发射电磁波的天线周围装一个类似灯罩状的辐射器，使电磁波像光一样经辐射器作用到人体，如分米波和微波疗法。

四、安全与防护

（一）安全技术

1. 设备的安全措施

（1）建筑要求：高频电治疗室地面应该铺绝缘的木板或橡胶板，并保持干燥，避免潮湿。治疗用的桌、椅、床及其附件应为木制品或其他绝缘的非金属制品。暖气管和上下水管应远离治疗设备，暖气片外应使用木板遮挡，使操作者及患者在治疗操作时不会接触这些金属管道。高频电治疗机不能与低、中频电治疗机放置在同一个治疗室内。

（2）电源要求：高频电治疗室的各种电源开关、插座、电源线、地线必须按照安全用电的要求进行设计、安装，并且应该设计总电闸。

（3）机器要求：使用新机器前要先进行安全检查，使用中的机器也要定期进行安全检查，不使用不合格、不安全的治疗设备。不得使用漏电的治疗机，治疗机外壳要接地线，以保证即使出现治疗机漏电，也能让漏电流向地下。每次使用治疗机前应检查机器是否正常工作，电极、电缆、辐射器是否破损，开关、调节器是否有障碍，接头是否牢固，不能将有故障、破损、接触不良、输出不正常的治疗机及其附件用于治疗。不能任意换用不符合安全要求的电极、电缆和附件。

（4）维修：治疗机或电源的安全故障应由经过专业训练的维修人员负责安装、检查、修理、改装，未经专门训练的人员不能进行这方面的操作。

2. 操作的安全要求

（1）操作者应该掌握安全用电的基本知识与触电、电伤的处理方法。患者和操作者的衣服、皮肤应该保持干燥，衣服不含金属且吸汗。操作者不能湿手进行治疗操作。患者治疗部位有汗水时应予擦干，有湿敷料时应予撤换。对意识障碍或感觉障碍的患者进行治疗时，应防止尿液流到治疗部位，以免发生烫伤。

（2）患者治疗部位及其附近的金属物品（如手表、发夹、首饰、别针、钥匙等）应予除去，患者体内有金属物品（如骨科内固定物、气管金属导管、金属节育环、金属碎片等）的部位禁止进行高频电疗，以免烫伤。必要时只能进行无热量、短时间的治疗。治疗时如有过热或灼痛，应立即断电寻找原因。患者在治疗中发生烫伤时，应及时处理。

（3）置入心脏起搏器的患者不能进入高频电治疗室或靠近高频电治疗机，更不能接受高频电治疗，以免高频电磁波干扰起搏器正常工作而发生意外。手表、助听器、收录机、移动电话均应远离高频电治疗机。

（4）治疗时，患者和操作者身体任何部位都不能接触接地的金属物（如暖气管、水管、治疗机外壳、金属床等）或潮湿的地面。如患者必须在金属床上，则治疗时患者身体、电缆与金属床或物品之间必须以棉被、毡垫或橡胶布相隔。打雷时应该关闭机器、停止治疗。

（5）电感法治疗时不要将电缆直接搭在患者身上，电缆与身体接近部位应该隔以棉垫或毡垫，电缆之间不能直接接触、交叉，以免接触、交叉处形成短路而减弱其远端的输出，或烧毁电缆。治疗时输出电缆不能打圈，以免由于电磁感应在线圈内产生反向的感应电流而抵消线圈内原有的输出电流，减弱治疗电流剂量。双下肢同时治疗时，膝、踝骨突起部位相互接触处应使用棉垫或毡垫分离，以免电场线集中该处造成烫伤。头部一般不进行大功率的温热量或热量治疗，以免其效应引起颅内血管扩张、充血或刺激半规管而发生头晕不适等反应或损伤视网膜、晶状体。

（6）治疗前要检查患者皮肤有无破损，有无感觉障碍。患者治疗部位有感觉障碍或血液循环障碍时，不宜采用温热量治疗。为有感觉障碍的患者治疗时，不能以患者的感觉作为调节治疗剂量的依据，治疗师应该细心观察，检查治疗机的输出是否符合治疗剂量的要求并随时调整剂量，必要时检查患者的皮肤。治疗过程中要注意询问患者感觉，并要求患者不能入睡、闲聊、阅读书报或随意变换体位。对睾丸、卵巢、骨骺、眼部等敏感部位治疗时一般不采用温热量治疗。

（7）婴幼儿治疗时应该有专人看护，防止其乱抓电缆、插座、电源接头，防止泪水、汗水、尿液流到治疗部位。哭闹不止的婴幼儿应在入睡、安静后再进行治疗。老年人和儿童治疗时要谨慎，因老年人血管功能差、脆性较大，儿童对热不敏感，易导致烫伤。

（8）术前1～2日和局部穿刺部位当日，不用温热量治疗。做X线造影时，患者当日不做高频电疗。

（二）辐射防护

1. 辐射对人体健康的影响　高频电治疗机工作时，发生的高频电磁波向空间传播辐射。高频电磁波是非电磁辐射，对人体健康的损害不像放射线电离辐射那样严重，但对人体健康仍然有一定的影响。长期接受一定量高频电辐射者可能会出现神经系统、心血管系统、消化系统、血液系统的一些反应，如头痛、头晕、乏力、失眠、多梦、嗜睡、情绪不稳、记忆力减退、心慌、血压降低、心动过缓、心律不齐、食欲减退、消化不良、白细胞总数减少、淋巴细胞减少等。这些反应多属可逆性的，脱离高频电辐射的工作环境后就会逐渐消失、恢复正常，对大脑、心脏、造血器官不会造成器质性的损伤。短时间内接受大剂量高频电辐射的组织、器官尤其是敏感器官可能出现器质性损伤，如白内障、睾丸的曲精细管变性等，但只要采取恰当的安全防护措施，这些损害是可以避免的。

2. 辐射影响人体健康的因素

（1）辐射源：①频率：高频电的频率越高对人体健康的影响越大，其中以分米波、厘米波的影响更大。②波型：脉冲波由于功率峰值高，对人体健康的影响大于连续波。③功率：治疗机输出功率越大，对人体健康的影响越大。④距离：与辐射源越近，人体所受的影响越大。例如在进行超短波治疗时，如果距200～300 W超短波治疗机3 m以上、距50 W超短波治疗机1 m以上，人体所受的影响就已经不明显了。⑤操作方法：非接触式辐射器工作时向周围环境辐射的电磁波多于垂直向下辐射的。

（2）环境：①辐射源周围的设施：高频电辐射中以分米波、厘米波辐射最强，可以在周围环境中的金属物（如治疗机外壳、暖气管、水管、帘杆等）的表面发生反射，金属物品较多时将发生多次反射而加大环境中的辐射强度。金属物品在高频电磁场中将感应产生高频电流。②环境温度：较高的环境温度会加大高频电辐射对人体健康的影响。

（3）受辐射者：①年龄：年龄小者尤其是新生儿较为敏感。②性别：女性比男性敏感。③工龄：工龄越长、接受高频电辐射时间越久，所受的影响越大。④工种：设备维修人员接受辐射的量可能大于治疗操作人员。

3. 有关辐射的卫生标准　世界各国对于环境中高频电辐射的强度都做了相应的限制，但是由于着眼点不同，目前各国对于高频电辐射的卫生标准并不统一。美国及西欧国家着重于高频电的热效应，制定的卫生标准较宽松；俄罗斯及东欧国家着重于高频电的非热效应，制定的卫生标准较严格。为了保护我国高频电作用场所作业人员、接受高频电诊断治疗的患者以及居民的身体健康，1989年由我国卫生部发布了《环境电磁波卫生标准》（GB 9175-88）、《作业场所微波辐射卫生标准》（GB 10436-89）、《作业场所超高频辐射卫生标准》（GB 10437-89）。高频电疗作业场所环境标准见表5-2。

表 5-2　高频电疗作业场所环境标准

高频电种类		暴露时间	作业场所	环境
微波	连续波	8 h/d	$< 50\ \mu W/cm^2$	
	脉冲波	8 h/d	$< 25\ \mu W/cm^2$	安全区$< 10\ \mu W/cm^2$
	固定辐射			
	肢体局部辐射	8 h/d	$< 500\ \mu W/cm^2$	中间区$< 25\ \mu W/cm^2$
	连续波、脉冲波			
超高频	连续波	8 h/d	$< 0.05\ mW/cm^2(14\ V/m)$	安全区$< 5\ V/m$
		4 h/d	$< 0.1\ mW/cm^2(19\ V/m)$	
	脉冲波	8 h/d	$< 0.025\ mW/cm^2(10\ V/m)$	中间区$< 12\ V/m$
		4 h/d	$< 0.05\ mW/cm^2(14\ V/m)$	

4. 辐射的防护措施　高频电辐射属于非电离辐射,不同于放射线的电离辐射,因此对于高频电辐射不必过于恐惧,只要是采取了合理的保护措施就可以保证人体健康与安全。

（1）环境设施的防护:①有条件时尽量将高频治疗机单设于一间治疗室内,以便集中采取保护措施。②治疗室地板应该是木板或橡胶板,使地面绝缘并可以减少反射。③室内尽量少设置暖气管、水管、帘杆等金属物,或使高频治疗机远离这些金属物,以减少高频电磁波在金属物上的反射,防止高频电在空间中的辐射增强。④高频电疗机与办公室要保持一定的距离,一般而言小功率治疗机与办公桌保持 1 m 以上、大功率治疗机与办公桌保持 3 m 以上的距离。

（2）高频辐射源的防护:①应该选择漏能强度在国家标准以下的高频电治疗机,不够买未经国家检测部门认证的治疗机。②高频电疗机的输出电缆应为屏蔽电缆。③遵守操作规程,减少电磁波向空间辐射。短波、超短波治疗时,治疗机必须在谐振状态下工作,电极与人体皮肤之间的间隙不大于 6 cm,电极下面垫毡垫,不采用单极法治疗。微波疗法治疗时应该先调节辐射器,辐射器口朝下对准治疗部位,然后开机调节剂量,不使输出的辐射器空载。有条件时可采用经介质辐射法或采用接触式辐射器。④作业场所可以采用 20～60 目铜网制成的 2 m 高的防护屏风或四面包围式的屏蔽间或六面全封闭式的屏蔽室。注意屏蔽间框架交界处要求用铜网交搭,不留空隙。屏蔽室要求接地,电阻约 4 Ω。⑤可用防护专用的化纤镀金属纤维布(导电平布)代替普通的布帘制成屏蔽帘。⑥主管高频电的劳动卫生主管部门定期对正在工作的高频电疗室进行高频电辐射强度的测量,重点测量治疗机泄露强度和工作人员经常逗留处的受辐射强度。

（3）操作人员的防护:①操作前认真学习有关高频电安全技术与防护知识。②切勿正视正在辐射的微波辐射器输出口,必要时佩戴微波防护眼镜。③完成高频电治疗操作后及时离开治疗机,不在机旁作不必要的停留。④在有微波辐射的环境中工作时,身穿面料中含有金属的服装,可以起到反射微波、减少对微波吸收的作用。环境中有强辐射时,可以穿微波防护服或微波防护围裙。⑤如果治疗室内高频电疗机多、工作量大、防护措施不足,操作人员应该定期做体格检查,并且可与其他治疗室的操作人员轮换。

第二节　短 波 疗 法

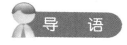
导　语

本节内容主要介绍短波疗法的基本概念、治疗原理、治疗作用、治疗技术及临床应

Note

用。短波疗法作为常用的一种治疗技术,具有高频电疗法的基本特性,同时根据作用方法的不同,又分为电缆电极法、涡流电极法和电容电极法,具有良好的消炎、消肿、镇痛、解痉等作用,同时大剂量的短波电流可以起到杀灭肿瘤细胞或抑制其增殖的作用。

应用波长为10~100 m的高频交流电在机体内产生磁场或电场能量,并主要利用高频电磁场能量治疗疾病的方法,称为短波电疗法(或短波疗法)。由于它采用电缆线圈电极,治疗时,主要利用高频交变电磁场通过导体组织时感应产生涡流而引起组织产热,故又称为感应透热疗法。

一、物理特性

1. 产热原理 短波电流作用于人体时,高频电流沿着螺旋形的闭锁导线流过,在导线周围产生强烈的交变磁场。在这种交变磁场的作用下,机体组织将产生感应电流(涡电流)。涡电流的极性是交变的,因此导致组织内的偶极子、离子等发生旋转运动,从而引起组织产热。

2. 热量在组织中分布不均匀 短波电流所产生的热量在人体组织中的分布是不均匀的。进行短波电疗时,人体中的感应电动势大部分发生在电阻较小的组织,也就是说短波电疗主要是由于传导电流而产热。短波电流作用所产生的热量大小与磁场强度的平方成正比,与组织的电阻成反比。因此,在作用频率和磁场强度相同的条件下,组织的电阻率是其在高频磁场作用下产热高低的决定因素。故对组织来说,产热多集中于电阻较小、体液丰富的组织。肌肉的电阻率比脂肪低得多,因此采用短波疗法治疗时,肌肉组织产生的热量明显多于脂肪。

3. 输出形式不同 短波电流的输出形式有等幅正弦连续波和等幅正弦脉冲波。

二、治疗原理与治疗作用

(一)治疗原理

1. 改善深部组织的血液循环 中小剂量的短波作用于人体组织后有明显的血管扩张和血流加快现象,能改善深部组织的血液循环,增强新陈代谢过程,有利于亚急性炎症和慢性炎症的吸收与消散。

2. 促进淋巴回流 中小剂量的短波可以加速淋巴回流,增强单核-巨噬细胞系统吞噬功能,提高人体的免疫能力。

3. 增强肝脏解毒功能和胃肠道吸收功能 短波作用于肝胆时可增强肝脏的解毒功能,增加胆汁分泌,缓解胃肠道平滑肌痉挛,增强胃肠道的吸收和分泌功能。

4. 扩张肾血管,增强肾脏及肾上腺皮质的功能 短波电流可以使肾血管扩张,血流量增加,使肾脏功能得到改善,并可增强肾上腺皮质功能,使皮质类固醇的合成增加。

5. 杀灭肿瘤细胞 大剂量的短波电流(温度一般在42.5 ℃以上)可以杀灭肿瘤细胞或抑制其增殖,促进组织修复。当它与放疗、化疗、手术等合理综合应用时,能明显提高恶性肿瘤的治愈率。

(二)治疗作用

短波电疗法的作用机制,除深部产热作用外,还存在特殊的高频振荡效应,组织吸收的能量越大,热形成越多,热作用越大,振荡效应就越小。

短波电疗有促进血液循环、解痉(胃肠平滑肌痉挛)止痛、消炎、促进病理产物吸收、增强组织脏器新陈代谢和营养等作用。大功率短波(简称射频疗法)用于肿瘤治疗,可使瘤内温度比健康组织温度高出5~10 ℃,从而达到癌细胞死亡而不损伤正常组织的目的。

此外,短波还可与直流电药物离子导入法同时联合应用,能使导入药物比单纯直流电导入法更多更深。短波与低频电同时应用能提高细胞膜渗透性,改善代谢,对植物神经、运动神经和肌肉的功能有良好影响。

三、治疗技术

（一）设备

1. 短波治疗机　目前常用的短波治疗机，输出电压为 90～120 V（小功率机）和 300～400 V（大功率机），前者最大功率为 70 W，后者为 250～300 W。此外，短波肿瘤治疗仪的功率达 500～1000 W。

2. 常用电极　如电容电极（玻璃式和胶板式）、电缆电极、盘状电极、涡流电极。

（二）治疗方法

影响短波治疗的因素有很多，必须根据具体病变性质、病变部位和范围来综合考虑，选择合适的电极大小、放置方式、位置、皮肤-电极间隙、剂量大小等。

1. 常用治疗方法　常用的治疗方法有电容电极法、电缆电极法和涡流电极法三种。

（1）电容电极法：电容电极由薄金属片或金属网外包以橡皮、毡子制成，也有用玻璃外壳内装以金属板状电极，并可调节金属片的距离，根据病变深浅调节皮肤电极间隙的距离。可根据病变情况采用并置法、对置法、交叉法和单极法。这种方法主要利用其电场作用，在脂肪中形成大量热能，并可达相当大的深度。

（2）电缆电极法：是短波疗法最常用的方法，又分为盘揽法、缠绕法和圆盘电极法三种方式（图 5-1 至图 5-4）。

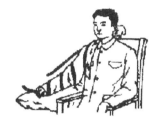

图 5-1　上肢电缆缠绕法治疗

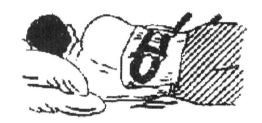

图 5-2　肝胆区盘揽法治疗

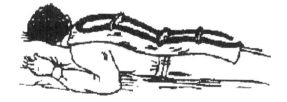

图 5-3　脊柱盘揽法治疗

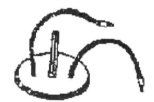

图 5-4　圆盘电极法

（3）涡流电极法：将有绝缘胶木盒的涡流电极置于局部治疗的方法。

2. 治疗剂量、时间和疗程

1）治疗剂量　短波疗法的治疗剂量尚无准确实用的客观指标，目前确定治疗剂量主要根据患者主观的温热感觉程度、氖光管的辉度、在谐振工作状态下治疗机电子管阳极电流强度（毫安表读数）三个指标，将其剂量分成四级，治疗时可通过调整空气间隙的大小或衬垫的厚度获得不同的剂量。

（1）无热量（Ⅰ级剂量）：患者无热量感，氖光管若明若暗，电流强度 100～120 mA，适用于急性疾病。

（2）微热量（Ⅱ级剂量）：有刚能感觉的温热感，氖光管微亮，电流强度 120～180 mA，适用于亚急性、慢性炎症。

（3）温热量（Ⅲ及剂量）：有明显而舒适的温热感，氖光管明亮，电流强度 180～240 mA，适用

知识链接

Note

于慢性疾病和局部血液循环障碍。

（4）热量（Ⅳ级剂量）：有明显的强烈热感，但能耐受，氖光管明亮，电流强度 240 mA 以上，适用于恶性肿瘤的治疗。

治疗时在治疗仪输出谐振（电流表指针达到最高、测试氖光灯最亮）的情况下，通过调节电极与皮肤之间的间隙来达到治疗所需要的剂量。大功率治疗仪治疗时电极间隙较大，小功率治疗仪治疗时电极间隙较小；病灶较深时间隙宜适当加大，较浅时间隙较小；无热量治疗时的间隙大于微热量、温热量治疗。

2）时间与疗程　治疗急性伤病时采用无热量，5～10 min，每日 1～2 次，5～10 次为一个疗程；治疗亚急性伤病时采用微热量，10～15 min，每日 1 次，15～20 次为一个疗程；治疗急性肾衰竭时采用温热量，30～60 min，每日 1～2 次，5～8 次为一个疗程。

3. 操作程序

（1）取下患者身上的金属物品，指导患者选择合适体位。

（2）按照疾病类型，选取合适的电极及治疗方法。

（3）治疗部位处安放电极。盘形、鼓形、电缆、涡电流、电容电极法要求电极与皮肤距离 1～3 cm，可放置衬垫。其中电缆电极法要求电缆缠绕准确（电缆间距 2～3 cm，两端对称）。

（4）接通电源，开机预热并开始治疗。

（5）根据治疗要求选择治疗时间。

（6）结束治疗，按相反顺序关闭电源，取下电极。

四、临床应用

（一）适应证

肌肉、关节、骨骼、脊柱、周围神经和呼吸系统、消化系统、肾、盆腔脏器及耳鼻喉科等的亚急性和慢性炎症；痉挛性疾病，如胃肠痉挛、内脏平滑肌痉挛、血管痉挛性疾病等；骨关节疾病，如骨性关节病、骨折延期愈合、关节积血积液、肩周炎等；风湿性疾病，如风湿性关节炎、类风湿性关节炎；深部肿瘤的高热疗法配合治疗；某些功能性和器质性血循环障碍疾病，如血栓性深静脉炎恢复期。

（二）禁忌证

活动性肺结核、出血倾向、低血压、严重心肺功能不全、局部金属异物、装起搏器及心瓣膜置换者，孕妇腹部等禁用。小功率治疗机对恶性肿瘤禁忌。

（三）注意事项

（1）治疗室需用木地板，治疗床、椅为木制品，暖气管及水管等加隔离罩，治疗仪必须接地线。

（2）除去患者身上一切金属物，禁止在身体有金属异物的局部治疗。

（3）治疗部位应干燥，禁穿潮湿衣服及金属织物治疗，治疗前擦去汗液，除去伤口的湿敷料及伤口的分泌物。

（4）使患者保持适宜的治疗体位，维持治疗局部的平整，对不平的局部宜适当加大治疗间隙；对双膝或踝两侧对置的治疗时宜置衬垫于膝（踝）间，以免电力线集中于突起处，以保证电力线的均匀。

（5）电极面积应大于病灶，且与体表平行。

（6）两电极电缆不能接触交叉或打卷，以防短路；电缆与电极的接头处及电缆与皮肤间需用衬垫隔离，以免烫伤。

（7）治疗中患者不能触摸仪器及他物，治疗中要询问患者的治疗感觉，尤其是有感觉障碍者，以免烫伤。

第三节　超短波疗法

任务导入

　　李某,男,15 岁。患者自 3 天前出现右上睑硬结伴红肿,查体:右上睑内眦有一 2 mm×2 mm 硬结,红肿,有压痛,右眼睑结膜稍充血,其余未见异常。经某医院检查确诊为麦粒肿。医生给予药物口服外用治疗后效果不理想,遂到理疗科进行超短波治疗 3 天,症状迅速缓解。你作为一名治疗师,请思考下列问题:①该患者进行超短波理疗时治疗师是如何操作的? ②你知道超短波治疗技术的相关知识吗?

导　语

　　本节内容主要介绍超短波疗法的基本概念、物理特性、治疗原理、治疗作用、治疗技术及临床应用。超短波疗法采用电容式电极,电容场中主要是超高频电场,很容易通过人体,产生热效应和非热效应。由于频率较高,作用较深,可达骨,但在脂肪层中产热较多,可以起到消炎、止痛、治瘤等作用,也可以影响神经的兴奋性、提高机体免疫系统的功能。

　　应用波长为 1~10 m 的超高频交流电作用于人体,以达到治疗目的的方法,称为超短波疗法。由于治疗时采用电容式电极,而电容场中主要是超高频电场的作用,故又名超高频电场疗法。超短波电流很容易通过人体,在超高频电场的作用下产生热效应和非热效应,临床应用非常广泛。

一、物理特性及治疗原理

　　1. 热效应　超短波以电容场法作用于人体,体内并存传导电流的欧姆损耗和位移电流的介质损耗,但在超高频电容场中,人体的电介质特性更突出,故以位移电流、介质损耗产热为主。与短波的电容场法产热机制一致,不同的是,超短波的频率高于短波,容抗较低,"脂肪过热"现象较短波轻,若脂肪不厚,超短波可穿透至较深部位,故其热作用较短波均匀。

　　2. 非热效应　超短波作用于人体,同样可以引发生物物理效应,在非感热的情况下,体内同样存在离子的移动、偶极子和胶体粒子的转动、膜位的改变、膜通透性变化等理化过程。

二、治疗作用

　　1. 对神经系统的作用　神经系统对超短波电场十分敏感,中小剂量超短波作用头部时除有温热感外常出现嗜睡等中枢神经系统抑制现象。在临床因剂量小一般不出现不良反应;大剂量则使脑脊髓膜血管通透性增加,因而可能使颅内压增高。超短波作用延脑时,直肠和口腔温度升高。

　　超短波对感觉神经有抑制作用,故临床上有镇痛效果。小剂量能加速不全断离的神经纤维再生,大剂量则抑制之。

　　2. 对心血管系统的作用　无热量和微热量超短波作用于人体时,即可引起毛细血管扩张,在一定范围增加强度可使深部内脏血管扩张增强,并可保持数小时甚至数日之久,比其他疗法扩

Note

张血管作用更深更久。血管扩张,血流加速,组织器官血液循环改善,血管壁通透性增高,对一些血管病和炎症有较好的疗效。超短波作用颈动脉窦或颈部交感神经节能使高血压患者的血压降低。作用头部或脊髓区能提高血脑屏障的通透性,增强某些药物的免疫物质进入脑和脊髓组织,可提高对脑炎和脊髓炎等的治疗效果。

3. 对血液和免疫系统的作用　中小剂量电场可使骨髓充血,增强其造血机能,促使骨髓细胞及骨髓母细胞分裂,但大剂量长时间超短波全身照射会使周围血细胞明显降低。

小剂量作用后,巨噬细胞系统吞噬能力增加,48 h后更显著,但大剂量长时间全身作用下(45～60 min),以上诸种免疫抗毒成分反而降低。

4. 对结缔组织的作用　加速结缔组织再生,促进肉芽组织生长。但长期作用后可使上皮细胞增殖变厚,角质层增生,发生显著的脱屑,同时血管内皮细胞和结缔组织细胞分裂增殖加快,故超短波有加速伤口愈合和结痂的作用,但大剂量长时间使用则使伤口及周围结缔组织过度脱水老化、坚硬,影响伤口愈合。

5. 对炎症过程的影响　特别是对急性化脓性炎症有良好作用。在治疗急性炎症时,证明小剂量有明显的消炎作用,大剂量有时反而可使病情恶化。超短波对浅层组织急性炎症的治疗以小剂量为宜,治疗深部内脏感染时则剂量要相应增大些,这是由于超短波透过人体的电场分布和耗损有关。

6. 对肾脏的影响　超短波电场作用肾脏后有扩张肾血管、解除肾脏血管痉挛和利尿的作用。

7. 对内分泌腺的作用　超短波对垂体激素系统功能起调整作用,促使肾上腺皮质激素增多,促进肾上腺分泌考地松类物质增加。若肾上腺皮质功能良好者,则可见血液中嗜酸性粒细胞降低50%以上。临床上可用以治疗多种疾病。对健康人的血压影响不大,高血压患者血压可见上升,但治疗结束后即见下降。

超短波对性腺作用较敏感,小量有促进其功能作用,大量则有抑制作用。

8. 对消化系统的影响　可促进胃肠分泌和增强胃肠道吸收功能的作用,并可解除胃肠道痉挛。超短波作用于肝脏时,加强了免疫功能,加强了肝脏解毒功能,还增加了胆汁的分泌,并可持续3～4天,比中波作用强,但大剂量时,胆汁分泌先增加而后抑制。

三、治疗技术

1. 治疗机　国产超短波治疗机按输出功率分两种规格:一种是立地式大功率(200～400 W)治疗机,另一种是手提式小功率(25～80 W)治疗机,输出电流为数安培。前者适用于大部位、深层组织和内脏疾病的治疗,后者适用于小部位、浅层组织,特别是五官科疾病的治疗。

2. 电极　超短波治疗电极以电容电极为主。这些电极由金属网或金属板构成,治疗时为避免金属直接接触皮肤造成烫伤,外面必须用绝缘物覆盖。因超短波波长短、频率高,超短波电流很容易通过电介质,故治疗时电极无须直接接触皮肤。电极和皮肤间隙以空气或用干毛巾棉垫隔开。电容电极按照其形状可分为板状电极和圆形电极。

此外,超短波治疗机还附有直肠和阴道等体腔治疗用的金属电极,这种体腔电极一般都有玻璃外罩。治疗时经消毒后可直接插入腔道中。

3. 治疗方法　超短波电场治疗主要应用电容电极法,其电场的分布与电极放置方法、极板和皮肤间距大小密切相关,常用的有双极法和体腔法。

(1)双极法分为对置法与并置法,前者用于治疗深部或内脏病灶,后者用于表浅或病变广泛而较浅表的部位,以使电场的密集电力线通过靶物为原则(图5-5～图5-8)。

(2)体腔法是双极法的一种特殊形式,将特制的体腔电极置于相应的腔道(直肠、阴道等)内,另一板状或带状电极可置于腹部、腰骶或围绕骨盆周围。

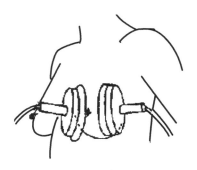

图 5-5　左侧乳腺炎的治疗方法

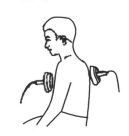

图 5-6　背部痛的治疗方法

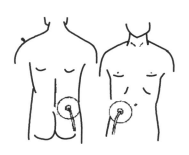

图 5-7　阑尾炎的治疗方法

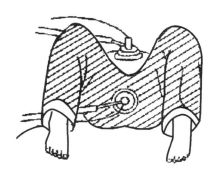

图 5-8　前列腺疾病的治疗方法

4. 治疗剂量、时间与疗程　在实际工作中主要是根据患者的感觉,参考氖灯管亮度和仪表读数区分为如下的几种剂量。

1 级(无热量):患者无温热感,氖灯管刚启辉,光暗弱。

2 级(微热量):仅稍有微温感,氖灯管全亮,光暗淡。

3 级(温热量):有舒适温热感,氖灯管明亮。

4 级(热量):有明显热感,但能耐受,氖灯管明亮。

临床上,一般急性炎症或急性病,用 1 级量(每次 8～10 min)或 2 级量(每次 10～12 min)。慢性炎症或慢性病用 3 级或 4 级量(每次 15～20 min),但 4 级量一般少用。

其次,对神经节段反射的治疗,一些敏感的器官如眼、脑、心脏、睾丸和卵巢等,以及全身情况衰弱,或有明显植物神经系统功能紊乱,或贫血的患者等,均应采用小剂量治疗。儿童多用 8～12 min。

疗程应根据病情发展而定,如一般急性炎症 6～8 次即有明显好转或治愈。慢性炎症则需12～24 次方可好转或减轻。

5. 操作程序

(1) 治疗前除去患者身上的金属物品,指导患者选择合适体位。

(2) 根据病情选择合适的电极、治疗部位以及调整好电极与治疗部位体表的距离,并且在治疗部位处安放电极。

(3) 接通电源,开机预热 3～5 min 后,开始治疗。

(4) 治疗中要经常询问、观察患者的反应,如有不良反应出现,及时停止治疗并给予相应处理。

(5) 治疗结束,按相反顺序关闭电源,取下电极。

四、临床应用

1. 适应证　软组织、五官和内脏器官的急性、亚急性炎症和慢性炎症急性发作;疼痛性疾

87

病,如周围神经损伤、神经炎、肌痛、偏头痛等;软组织、骨关节疾病,如软组织扭挫伤、骨关节炎、骨折愈合迟缓、颈椎病、腰椎病、关节积血积液、肩周炎等;血管和自主神经功能紊乱,如闭塞性脉管炎、雷诺病、血栓性脉管炎、痔疮等;消化系统疾病,如胃肠功能低下、溃疡病、胆囊炎、胃肠痉挛等;其他,如烧伤、冻伤、痛经、肾衰竭等。

2. 禁忌证 活动性肺结核、出血倾向、严重心肺功能不全、局部金属异物、装起搏器及心瓣膜置换者、青光眼、孕妇等禁用,恶性肿瘤(一般剂量时)禁忌。

3. 注意事项 同短波疗法。

第四节 共鸣火花疗法

任 务 导 入

李某,男,51岁。近2年来,患者因反复出现头部不随意的向左侧旋转,颈部则向右侧屈曲。可因情绪激动而加重,睡眠中完全消失。头颅CT检查未发现明显异常,肌电图、神经病学与心理学检查阴性。某医院诊断为痉挛性斜颈。医生给予药物治疗后效果不理想,遂到理疗科进行高频电共鸣火花治疗,症状迅速缓解。你作为一名治疗师,思考下列问题:①该患者进行高频电共鸣火花治疗,治疗师如何操作? ②你知道高频电共鸣火花治疗技术的相关知识吗?

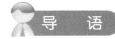

导 语

本节内容主要介绍共鸣火花疗法的基本概念、物理特性、治疗原理、治疗作用、治疗技术及临床应用。共鸣火花是由断续火花引起的减幅振荡产生,由于间歇时间较长,治疗点小,患者一般无明显温热感,其对于神经肌肉无刺激作用,具有独特的火花刺激作用。临床可用于止痒、镇痛、改善血液循环、引起皮肤内脏的反射作用等。

应用火花放电产生高频电振荡,并借共振和升压电路获得高电压、低电流强度、断续、减幅的高频电流,通过特殊电极作用人体进行治疗疾病的方法称为共鸣火花疗法。

一、物理特性

频率高,15万~100万 Hz,波长为2000~3000 m;电压高,15 000~30 000 V;电流小,1~30 mA;减幅振荡,断续出现,通断比约为1:500。

二、治疗原理

1. 热作用不明显 因电流断续明显,其断电时间比通电时间大数百倍,且每次通电时间极短,只有1/50000 s,故产热量不大。

2. 有独特的火花放电刺激 治疗时不仅仪器内部的火花间隙中产生火花,而且电极与人体间也形成火花间隙,对机体产生火花和热的刺激。

3. 有一定的化学刺激性 共鸣火花刺激时产生的火花放电,使空气中的 O_2 聚合成臭氧,$3O_2 \rightarrow 2O_3$,O_3 有抑菌、降血压等作用,并在治疗伤口溃疡时有一定作用。

三、治疗作用

1. 止痒镇痛 中强的火花刺激皮肤产生不规则的触、麻和轻刺感觉,很可能干扰了痒痛冲动的传导或关闭了"阈"起到镇痛、止痒作用。

2. 改善局部血液循环 高频火花刺激皮肤后通过轴突反射,影响内脏功能,引起局部小动脉和毛细血管扩张,血液循环加强。同时强火花引起组织蛋白微量变性分解,形成组织胺和一些血管活性肽亦可致血管扩张。

3. 改善局部组织营养代谢 这是由于局部血液循环加强,同时阻断了病理性冲动,改善和正常化局部神经兴奋性、传导功能和神经营养所致。

4. 增强肌肉组织的张力 火花的机械刺激能增强麻醉肌肉的张力,提高静脉的张力,可用于表浅皮肤静脉曲张和直肠肛门痔的治疗。

5. 镇静作用 头部进行共鸣火花治疗,对神经官能症和高血压引起的头痛、失眠有一定效果,机理尚不清楚。严重神经官能症可用金属电极强刺激治疗。

6. 破坏病理组织作用 用电极的源端或金属小球极端集中火花放电,能烧灼疣等病理组织。

四、治疗技术

1. 设备 目前常用的共鸣火花电疗机安装在一只手提小箱内,内盛主机和各种电极。电极中以玻璃电极最常用,其他如金属电极少用,石墨电极则极少用。玻璃电极有多种形状,以适合各个部位和体腔治疗。玻璃电极中只有稀薄空气(0.5～1.5 mmHg)并充以少量氩气。充以氩气的目的是因为这种气体外层电子多,且与原子核的联系较不紧密,因此容易电离导电。将电极中空气抽出的目的是使空气减少,以利于气体电离和气体离子的移动。用玻璃外壳和只充入少量氩气的目的都在于减弱放电的强度,否则电极电压过高,电流骤增时会造成灼伤。

知识链接

2. 治疗方法

(1) 移动法:进行移动法时需在皮肤上撒少许滑石粉(头部除外),使电极与皮肤保持一个极为狭窄的间隙,以便使电极与皮肤间产生火花,电极在病灶区缓慢移动。

(2) 固定法:电极固定不动,如耳部治疗或穴位治疗和体腔治疗等;玻璃真空电极在每次治疗后,应用蒸馏水和酒精消毒。

3. 治疗剂量 由输出大小和火花强度确定。

弱剂量:电极与皮肤贴近,输出较小,火花细少或甚至不见火花,患者有极微麻感。

中剂量:电极稍离皮肤,输出增大,火花较多,患者有清晰的触、麻和细微的弹击感。

强剂量:电极与皮肤有一定距离,输出大,火花多而强,患者有针刺样轻触痛感。

由于治疗时高频高压电流沿全身传播,故治疗中患者应避免与其他人和任何导体接触,否则可出现火花的飞跃和电压的冲击。

4. 治疗时间和疗程 按病情及作用面积大小而定。固定法一般 3～10 min;移动法视面积大小可达 10～15 min。每日一次,15～20 次为一个疗程。

5. 操作程序

(1) 取下患者身上的金属物品,指导患者选择合适体位。

(2) 选择好治疗部位,并安放电极。

(3) 接通电源,开机预热后,开始治疗。

(4) 治疗结束,按相反顺序关闭电源,取下电极。

Note

五、临床应用

1. 适应证 血管痉挛性疾病,如雷诺症、早期闭塞性动脉内膜炎、皮肤静脉曲张、痔疮、冻疮;头痛、神经痛、末梢神经炎、灼性神经痛、神经官能症、癔病性瘫痪、感觉过敏、神经性耳鸣;慢性表浅溃疡、营养不良性伤口及溃疡,黏膜溃疡、牙龈炎;某些皮肤病,如斑秃、瘙痒症、神经性皮炎、湿疹;利用节段反射或穴位治疗,如喉炎、咽炎(治疗 $C_4 \sim C_6$)、副鼻窦炎(上颌窦或额窦区)、冠状动脉痉挛(心前区或穴位作用)、夜尿症(作用膀胱区或相应穴位)、偏头痛、血管性头痛(作用领区和头部)。

2. 禁忌证 恶性肿瘤、出血倾向、血液病、化脓过程及活动性肺结核,以及局部放疗少于 2 周者。

3. 注意事项 同短波疗法。

第五节 微 波 疗 法

任 务 导 入

王某,女,36 岁。患者因外阴瘙痒、阴道分泌物多初诊,诊断为念珠菌性阴道炎,曾使用洁尔阴、达克宁等药物治疗,症状消失。1 年后再次出现外阴瘙痒,豆腐渣样白带,仍用洁尔阴、达克宁治疗,用药则症状缓解,停药后症状重现,反复发作 2 年,患者情绪低落。经某医院诊断为中度宫颈糜烂。医生给予药物治疗后效果不理想,遂到理疗科进行微波治疗,症状迅速缓解。你作为一名治疗师,思考下列问题:①该患者进行微波治疗,治疗师如何操作的? ②你知道微波治疗技术的相关知识吗?

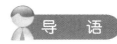

导 语

本节内容主要介绍微波疗法的基本概念、物理特性、治疗原理、治疗作用、治疗技术及临床应用。微波疗法是一种特高频电磁波,介于红外线与超短波之间,其物理特性类似光波,根据波长不同分为分米波、厘米波、毫米波,具有改善血液循环、改善组织代谢和营养等作用。其中毫米波热外作用明显,能通过对人体大分子产生谐振效应而产生远隔效应。

应用波长为 1 mm~1 m(300~30 000 MHz)的特高频电磁波作用于人体以治疗疾病的方法,称为微波疗法。理疗中应用的微波一般指波长为 10~30 cm 的电磁波,目前治疗上常用的微波其波长为 12.5 cm,频率为 2450 MHz。根据波长不同可将微波分为分米波(10~100 cm)、厘米波(1~10 cm)以及毫米波(1~10 mm)三个波段。研究微波对机体组织的作用机制、应用方法、使用强度、操作技术、适应证、禁忌证等方面的科学,构成微波治疗学。

一、物理特性

微波是一种特高频电磁波,它在电磁波谱中介于红外线与超短波之间,其波段接近光波,因此微波既具有无线电磁波的物理特性,又具有光波的物理特性。在传播过程中呈单向束状传播,具有弥散性,遇到不同介质可产生反射、折射、散射、吸收等。但微波的产生、传输及测量等,既不同于光波,又不同于无线电波。

二、治疗原理

微波治疗时由辐射器中的天线通过发射罩将微波作用于人体,或由微波辐射天线直接辐射人体(如体腔内辐射治疗),因此,微波疗法又称为微波辐射治疗。微波辐射到人体时,一部分能量被吸收,一部分能量则为皮肤及各种组织所反射。富于水分的组织如血液、淋巴液、肌肉等能强烈地吸收微波的能量,产生大量的热能,引起组织温度升高,而脂肪和骨组织吸收能力最少。所以当微波作用到有多数界面的部位或器官(如眼、盆腔等)时应注意由此引起的过热现象。

微波对人体组织的穿透能力与振荡频率有关,振荡频率越高,穿透能力越弱。分米波的有效作用深度为 7~9 cm,厘米波为 3~5 cm,毫米波有效穿透深度很小,大约在 300 μm 深的生物组织内。

微波治疗的主要作用因素也分为热效应和非热效应。脉冲式微波治疗时,其所产生的热为脉冲间期时的血流所消散,故其热作用小,适合于对热禁忌的疾病,如急性病,且能作用于更深的组织。但由于其物理特性,微波的热效应和非热效应与超短波引起的也不一样。

三、治疗作用

(1)微波辐射使组织温度升高,血管扩张,局部血流加速,血管壁渗透性增高,代谢增强,改善营养,促使组织再生和渗出液吸收等。

(2)有镇痛、解痉、消炎作用,对肌肉、肌腱、韧带、关节等组织及周围神经和某些内脏器官炎症损伤与非化脓性炎症效果显著,并主治亚急性炎症,弱剂量对某些急性炎症(如浸润性乳腺炎等)亦有效。

(3)眼睛及睾丸对微波特别敏感,治疗时应防护,对血循环差和富于水分的组织应避免过量引起病情恶化。

四、治疗技术

(一)设备

1. 治疗机　国产微波频率多为 2450 MHz,波长约为 12.5 cm,最大输出功率为 200 W。

2. 辐射器种类　微波是通过辐射方式作用于人体的,一般将微波治疗用的电极称为辐射器,辐射器常用的有下列四种。

(1)半球形辐射器:直径 17 cm,适用于一般部位的治疗(图 5-9、图 5-10)。

(2)圆柱形辐射器:圆形截面呈管状,有大小不同规格,常用的直径为 8 cm,适用于较小部位的治疗(图 5-11)。

(3)长形或矩形辐射器:虽外形稍有不同,但其开口处都呈长方形。这种辐射器适用于脊柱、肢体部位的治疗(图 5-12)。

此外,还有一种马鞍形辐射器(图 5-13),适用于治疗面积较大,凹凸不平部位,如胸、腰、腹、膝等。还有适用于小部位的聚集辐射器,以及外耳道和其他体腔治疗用的辐射器(图 5-14)。

(二)治疗方法

辐射器的使用方法如下。

(1)有距离辐射:如采用圆形、圆柱形及长形辐射器,必须与病位做有距离辐射,一般规定为7~10 cm。马鞍形辐射器基本上亦属于这种类型,但辐射器结构中已固定好与体表足够的距离,因此亦可直接与治疗部位接触。

知识链接

Note

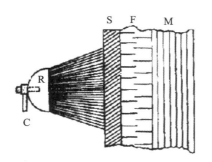

图 5-9　微波作用人体的情形

C—同轴电缆；R—辐射器（天线＋反射罩）；S—皮肤；F—脂肪；M—肌肉

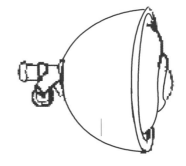

图 5-10　半球形辐射器

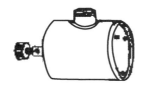

图 5-11　圆柱形辐射器

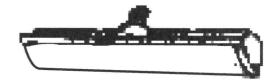

图 5-12　矩形辐射器

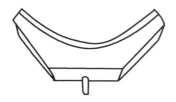

图 5-13　马鞍形辐射器

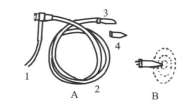

图 5-14　耳道辐射器（A）及其辐射场（B）

（2）接触辐射：由于特殊的设计，耳道、聚焦和体腔辐射器均可作接触辐射。

①耳道辐射器：用前应套上橡皮套，扑以少许滑石粉，让患者自己持小电缆插入外耳道，每次治毕后，取下橡皮套，用 1/1000 新洁尔灭浸泡 30 min 消毒。

②聚焦辐射器：选取直径与病灶面积相近的辐射器，盖好盖罩，让患者持把柄将辐射器的辐射面紧贴在病区上，使用功率亦不能超过 10 W。

③体腔（直肠等）辐射器：应先将专用的外套套上，在外套上涂以润滑油（凡士林、液体石蜡等）再缓缓放入体腔内。为了便于消毒，用时可将外套上再套一个乳胶橡皮套，套外涂润滑油，放入体腔内进行治疗，治毕后弃去橡皮套，以减少外套消毒手续。用体腔辐射器时，由于接触面积较少，反射消耗也少，使用功率也不宜超过 10 W。

（3）隔沙辐射法：这是在用有距离辐射时，在辐射器与皮肤之间用沙子代替空隙的方法。由于介电常数的特征，微波经沙时，更易于集中成束，散射显著减少，因而到达人体的功率比不用沙子时大一倍，故治疗剂量比通常少一半。

（三）治疗剂量、治疗时间及疗程

1. 治疗剂量　一般根据病情确定。一般规律是急性期剂量宜小，慢性期剂量可较大些，剂量的大小，需参考患者的主观感觉和机器输出功率而定。

（1）与超短波相仿，根据患者主观感觉大小将剂量分为四级。

Ⅰ级：无热量，恰在患者感觉阈以下，调节输出时调到患者恰有温感，然后回调至恰无温感为止。

Ⅱ级：微热量，恰有温感。

Ⅲ级:温热量,有舒适的温热感。

Ⅳ级:热量,有明显的热感,但尚可忍受。

Ⅰ、Ⅱ级属于小剂量,Ⅲ、Ⅵ级属于大剂量。

（2）根据机器功率计上的读数划分:对于马鞍形、长形、直径 17 cm 的球形辐射器,在距离 10 cm 左右的情况下,小剂量在 20～50 W,中剂量在 50～90 W,大剂量在 90～120 W。但在应用耳道、聚焦、体腔等小型辐射器时不能采用上述剂量。采用耳道、聚焦、体腔辐射器时,最大功率不应超过 10 W。对于 8 cm 直径的圆柱形辐射器,最大功率不应超过 25 W。

2. 治疗时间和疗程　一般每次照射 5～15 min,每日或隔日一次,急性病 3～6 次为一个疗程,慢性病 10～20 次为一个疗程。

（四）操作程序

（1）患者取下身上一切金属物品。

（2）采取舒适体位,根据治疗部位及病情选择合适的辐射器,调好辐射器与体表的距离,将治疗部位充分暴露,将辐射器贴近治疗局部,可有 0.5～1 cm 空气间隙。

（3）接通电源,选定治疗用处方号,预热机器 1 min。

（4）打开治疗开关,调至所需电压,转动定时器到所需时间,治疗时患者无任何感觉。

（5）治疗结束,按相反顺序关闭电源,取下电极。

五、临床应用

1. 适应证　肌肉、关节和关节周围软组织炎症和损伤,如肌炎、腱鞘炎、肌腱炎、肌腱周围炎、滑囊炎、关节周围炎以及关节和肌肉损伤,脊住关节炎等;一些慢性和亚急性炎症,如鼻炎、副鼻窦炎、中耳炎、喉炎、神经炎、神经根炎、四肢血栓性脉管炎、胆囊炎、肝炎、膀胱炎、肾炎、肾盂炎、前列腺炎、附件炎等;一些急性软组织化脓性炎症,如疖、痈、乳腺炎;内脏病,如胸膜炎、肺炎、哮喘性支气管炎、支气管肺炎、心绞痛等,停经或月经不调,肾、十二指肠溃疡等。

2. 禁忌证　活动性肺结核,出血及出血倾向,局部严重水肿,严重的心脏病,恶性肿瘤（小功率治疗）,孕妇腹部禁止辐射,眼及睾丸附近照射时应将其屏蔽。

3. 注意事项

（1）辐射器必须对准治疗部位后再调节输出,勿在调节输出后改变辐射器方向。

（2）头颈部治疗时必须将辐射器紧贴皮肤,以免毫米波散射损伤眼睛。

（3）眼和睾丸部位不宜用毫米波治疗。

（4）小儿慎用微波电疗法,尤其骨骺部位更应避免。

（5）严格遵照各辐射器的距离、剂量要求,切勿过量。

（6）其他同短波疗法。

第六节　高频电热疗法

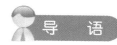

本节内容主要介绍高频电热疗法的基本概念、分类、治疗原理、治疗作用、治疗技术及临床应用。高频电热疗法是应用高频电的热作用来治疗恶性肿瘤的电疗法,按照频率的不同又分为射频电热和微波电热两种,其主要通过热作用影响癌细胞的细胞蛋白

质合成、细胞膜通透性改变以及细胞骨架等的作用,从而达到杀灭或抑制肿瘤细胞的作用。

高频电热疗法即应用高频电的热作用治疗恶性肿瘤的电疗法。

一、物理特性

高频电热疗法根据应用频率不同分为射频电热和微波电热两种。射频电热包括中波、短波和超短波,微波电热常用分米波和厘米波。常见波长、频率见表5-3。

表 5-3　高频电热疗法常用的波长、频率

电热方法		波长/m	频率/MHz
射频电热	短波	22	13.56
		37.5	8
	超短波	7.37	40.68
微波电热	分米波	0.328	915
		0.691	434
	厘米波	0.125	2450

二、治疗作用及原理

（一）对肿瘤细胞的杀灭作用

1. 肿瘤细胞对热敏感　41 ℃以上的热作用可致肿瘤细胞迅速失去活性。

2. 高频电热对肿瘤的选择性加热　由于肿瘤组织血管结构、功能异常,血液丰富、血流缓慢,血液丰富致使切割高频电热所产生的磁力线产生的内生电流较多,肿瘤内部呈高凝状态,故而不能像周围正常组织一样扩张、散热,因此肿瘤的温度明显高于周围正常组织,可高达41 ℃以上,可以造成肿瘤细胞的灭活。

3. 影响肿瘤代谢及细胞结构功能　高频电热疗法使得肿瘤细胞内氧代谢减弱、乳酸增加,影响肿瘤细胞的增殖活动,存活减少,生长缓慢;同时破坏肿瘤细胞的细胞结构,促进溶酶体释放,提高其活性,加速癌细胞的破坏作用。

4. 提高机体免疫力　肿瘤细胞受到破坏后释放抗原,刺激机体的免疫系统,增强对肿瘤的免疫力。

（二）与放疗的协同作用

可增加放疗的作用,并与放疗作用形成互补,高频电热作用于肿瘤中心,放疗作用于肿瘤周边,二者互补,阻滞放疗、热疗后的致死损伤细胞的修复能力。

（三）与化疗的协同作用

可以增加体内的血液流动,使得肿瘤局部化疗药物浓度得到提升,同时提高化疗药物的杀伤效力。

三、治疗技术

（一）设备

1. 短波、超短波热疗　治疗机频率 8 MHz、13.56 MHz、40.68 MHz,输出功率1000～2000 W。

2. 微波热疗　多采用 434 MHz、915 MHz 分米波,输出功率500～1000 W;2450 MHz 厘米

波,输出功率 200 W。

（二）治疗方法

1. 射频电热疗法

（1）电容场法:治疗时将肿瘤置于高频电场中,适用于治疗部位较深的内脏器官肿瘤。多用频率为 13.56 MHz、8 MHz 短波,40.68 MHz 超短波,55～65 MHz 超短波。

（2）电感场法:治疗时将肿瘤置于有短波通过的线圈或金属环内,适用于表浅肿瘤。多用频率为 27.12 MHz 短波。

（3）组织内电热法:治疗时将金属针插入肿瘤内部,适用于表浅肿瘤。多用频率为 500 kHz～10 MHz 短波。

（4）热籽法:将铁磁物质或高度透磁非铁的合金悬液注入肿瘤内,形成铁磁微栓,再外加高频电场。适用于有实体瘤的肿瘤。常用频率为 27.12 MHz 短波。

2. 微波电热疗法

（1）体表辐射法:适用于体表或部位表浅的肿瘤。

（2）体腔内辐射法:适用于食管癌、直肠癌、宫颈癌等,多用 915 MHz、2450 MHz,功率< 50 W。

（3）组织间电热疗法:适用于体表肿瘤或经内镜、影像学引导下对体腔内肿瘤的治疗,多用 2450 MHz 厘米波。

3. 治疗剂量、时间及疗程　应用热量级（Ⅳ级）剂量,使肿瘤温度达到 43 ℃以上,每次治疗时间 30～60 min,每周 1～2 次,5～15 次为一个疗程。若与其他治疗方法结合时,可根据情况灵活掌握。

4. 操作程序

（1）根据病情及部位选择辐射器,体外辐射器直径大于病变部位 2～3 cm。

（2）取合适体位,取下身上金属物品,将辐射器对准治疗部位。

（3）接通电源,预热后,根据要求选择治疗功率、时间以及治疗温度,然后开始治疗。

（4）治疗结束,按相反顺序关闭电源,取下辐射器,同时将患者病情资料及治疗情况进行记录。

四、临床应用

（一）适应证

1. 表浅肿瘤　皮肤癌、颈部淋巴结转移瘤、乳腺癌、恶性黑色素癌、恶性肿瘤术后皮下种植转移癌等。

2. 深部肿瘤　食管癌、胃癌、直肠癌、膀胱癌、前列腺癌、宫颈癌等。

（二）禁忌证

高热、结核活动期、昏迷并严重肝肾功能不全、身体局部有金属异物、置入心脏起搏器者等。

（三）注意事项

（1）不准无负载开机,切勿向四周空间、机器主机、电子装置、金属材料照射。

（2）在治疗区域不得有金属物品。

（3）置入心脏起搏器或心脏电极的患者和孕妇应禁止使用并远离机器。

（4）切勿对眼睛及睾丸照射。

（5）热疗时必须使肿瘤局部温度在数分钟内达到 43 ℃以上。

知识链接

（贾建昌）

Note

能力测试

一、单项选择题

1. 高频电疗法的频率是（　　）。

A.0～1000 Hz　　B.100 kHz　　C.10 kHz　　D.1～100 kHz　　E.100 Hz

2. 共鸣火花疗法是局部的（　　）。

A.长波疗法　　B.中波疗法　　C.短波疗法　　D.微波疗法　　E.厘米波疗法

3. 高频电疗法作用人体的方式错误的是（　　）。

A.电容电场法　　B.辐射电磁场　　C.电缆电磁场　　D.电感法　　E.以上都不可以

4. 下列疗法不属于高频电疗法的是（　　）。

A.微波疗法　　B.短波疗法　　C.超短波疗法　　D.音乐电疗法　　E.共鸣火花疗法

5. 下列疗法中属于高频电疗法的是（　　）。

A.干扰电疗法　　　　　　B.功能性电刺激　　　　　　C.直流电疗法

D.超短波疗法　　　　　　E.经皮电神经刺激疗法

6. 关于高频电疗法,错误的是（　　）。

A.不产生电解　　　　　　　　　　　　B.作用神经肌肉时产生兴奋作用

C.产生热效应　　　　　　　　　　　　D.产生非热效应

E.电极可以不接触皮肤

7. 高频电疗法按波长分类错误的是（　　）。

A.短波　　B.超短波　　C.中波　　D.纳米波　　E.毫米波

8. 关于中小功率的短波电疗作用不包括（　　）。

A.促进血液循环　　　　　　B.解痉(胃肠平滑肌痉挛)止痛

C.消炎　　　　　　　　　　D.杀灭肿瘤细胞　　　　　　E.止痒

9. 关于短波电疗的禁忌错误的是（　　）。

A.活动性肺结核　　　　　　B.局部金属异物　　　　　　C.骨性关节病

D.低血压　　　　　　　　　E.妊娠

10. 关于短波电疗错误的是（　　）。

A.治疗时电极可以离开皮肤　　B.作用较均匀　　　　　　C.深部产热作用

D.作用不均匀　　　　　　　　E.可以治疗癌症

11. 关于超短波治疗作用不包括（　　）。

A.对神经系统作用迟钝　　　　B.扩张毛细血管　　　　　C.促进免疫

D.加速结缔组织再生　　　　　E.解痉作用

12. 超短波的剂量分为多少级？（　　）

A.一　　B.二　　C.三　　D.四　　E.五

13. 短波、超短波的治疗剂量主要依据什么来划分？（　　）

A.患者的温热感程度　　　　B.电流表强度　　　　　　C.氖光灯亮度

D.电极面积　　　　　　　　E.皮肤红斑强度

14. 共鸣火花疗法的治疗作用不包括（　　）。

A.止痒镇痛　　　　　　　　　　　　B.降低肌肉组织的张力

C.破坏病理组织作用　　　　　　　　D.改善局部组织营养代谢

E.改善局部血液循环

15. 共鸣火花疗法的强刺激是指（　　）。

96

A. 电极与皮肤贴近,输出较小,火花细少或甚至不见火花,患者有极微麻感

B. 电极稍离皮肤,输出增大,火花较多,患者有清晰的触、麻和细微的弹击感

C. 电极与皮肤有一定距离,输出大,火花多而强,患者有针刺样轻触痛感

D. 电压很高,电流强度刺激作用明显,可以引起皮肤和黏膜的轻微灼烧

E. 以上都不是

16. 关于微波疗法的临床应用错误的是(　　)。

A. 乳腺炎　　　　　　　　　　B. 前列腺炎　　　　　　　　　　C. 神经炎

D. 四肢血栓性脉管炎　　　　　E. 支气管肺炎

17. 微波的治疗剂量分为几级?(　　)

A. 一　　　　　B. 二　　　　　C. 三　　　　　D. 四　　　　　E. 五

18. 关于微波的治疗剂量正确的是(　　)。

A. Ⅰ级:无热量,恰在患者感觉阈以下,输出调到患者恰有温感,回调至恰无温感为止

B. Ⅱ级:微热量,恰有温感

C. Ⅲ级:温热量,有舒适的温热感

D. Ⅳ级:热量,有明显的热感,但尚可忍受

E. 以上都是

第六章 光 疗 法

 任务目标

1. 能学会红外线治疗技术、紫外线治疗技术、紫外线的生物剂量测定、激光治疗技术的基本原理和治疗方法与技巧。
2. 能合理选择红外线治疗技术、紫外线治疗技术、激光治疗技术的治疗对象。
3. 能解决在使用红外线治疗技术、紫外线治疗技术、激光治疗技术过程中出现的各种问题。
4. 在进行治疗过程中,能使用、管理常用仪器、设备,安排与管理安全、适合的医疗与康复环境。
5. 能做到尊重关爱患者及家属,进行沟通时自然大方,解释清晰,开展健康教育;能与相关医务人员进行专业交流;注意保护患者的隐私,能帮助和指导患者进行康复锻炼。

第一节 概 述

任务导入

患者,男,23 岁。以发热,小腿红肿、痛 2 天为主诉就诊。检查:测体温 39 ℃,小腿前内侧可见鲜红、边界清楚略隆起的硬肿性红斑,手指压之退色,触痛明显、皮温明显增高。医生诊断为丹毒,拟用直流电抗生素药物导入法配合紫外线照射抗感染。你作为一名康复治疗师,请思考下列问题:①该患者使用的紫外线照射治疗属于哪种理疗的方法? ②你知道紫外线治疗技术的相关知识吗?

导 语

本节内容主要介绍光疗法的基本概念,光的物理特性及光疗法的分类。光疗法在临床应用广泛,光具有波-粒二重性,可见光谱依据波的长短,分为红外线、可见光、紫外线三部分,光的生物学效应有热效应、光电效应、光化学效应,光疗法包括可见光疗法、红外线疗法、紫外线疗法和激光疗法等。

光疗法有悠久的历史,公元前人类就有使用天然日光治疗慢性疼痛、皮炎的记录,19 世纪麦克斯韦提出电磁理论,人们认识了光的本质和生物学效应,随着电学的发展人工光源被制造出来,在疾病的治疗方面光疗法得到了快速发展。

Note

一、概念

光疗法(phototherapy)是应用人工光源或自然光源治疗疾病的方法,光疗法在临床应用广泛,主要包括可见光疗法、红外线疗法、紫外线疗法和激光疗法等。

（一）光的性质与光谱

光既是一种电磁波又是一种粒子流,光具有波长、频率、反射、折射、干涉等电磁波的特性,也具有能量、吸收、光电效应、光压等量子特征,这种光的波动和粒子的双重性质称为波-粒二重性。

光在空气中以 $3×10^8$ m/s 速度传播,光的传播速度$(C)=f\lambda$,f 是频率,λ 是波长,由于光在介质中的传播速度是固定的,故 f 与 λ 成反比,光是一种电磁波,光的频率数值很大,通常用波长来表示光线的代号。波长的计量单位为微米(μm)、纳米(nm)、埃(Å)。

光是一种以光速移动的带有不同能量的粒子,称为光子,光子能量为 $E=h\nu$ 或 $E=hc/\lambda$。E 为光子的能量,h 为普朗克常数,ν 为光的振荡频率,c 为光速,λ 为波长。

光的频率越高,波长越短,其光子的能量也就越大,故不同波长的光作用在人体上时,对人体产生的生理效应也会有所不同。如远红外线的光子能量比较小,就比较温和没有穿透力,只能温热体表皮肤;紫外线的光子能量比较大,能够杀菌。波长 0.6～1.6 μm 范围内的光线被称为光线里的黄金,能穿透皮肤与皮下软组织,最深可达 10 mm,主要包含橙色光线、红色光线、近红外线。

光谱(spectrum)是复色光经过色散系统(如棱镜、光栅)分光后,被色散开的单色光,按波长(或频率)大小而依次排列的图案,是电磁波谱中的一小部分,位于无线电波和 X 射线之间,波长为 0.18～1000 μm,人类肉眼所能看到的光只是整个光谱的一部分(表 6-1)。依据波的长短,分为红外线、可见光、紫外线三部分,可见光由红、橙、黄、绿、青、蓝、紫 7 种单色光组成,不可见光包括红外线和紫外线。皮肤各层对不同波长的光线吸收能力不同,被吸收的越多,穿透的就越少。光的穿透深度由深到浅依次为:短波红外线,可见光里的红、橙、黄光(穿透真皮层达皮下筋膜),长波紫外线,可见光里的蓝紫光(可穿透表皮到达真皮),中波紫外线(穿透到达表皮深层),短波紫外线和长波红外线(穿透仅达表皮浅层)。

表 6-1 光谱的构成

名称	波长
远红外线	3.0～1000 μm
中红外线	3.0～30 μm
近红外线	0.76～3.0 μm
红光	650～760 nm
橙光	600～650 nm
黄光	560～600 nm
绿光	530～560 nm
青光	490～530 nm
蓝光	450～490 nm
紫光	400～450 nm
长波紫外线	320～400 nm
中波紫外线	280～320 nm
短波紫外线	180～280 nm

知识链接

（二）光的生物学效应

1. 热效应 波长较长的光线（红外线和可见光的长波）光子能量较小，辐照时主要使受照射物质的分子或原子核的运动速度加快，因而产生热效应。

2. 光电效应 光电效应是指在光的照射下，某些物质内部的电子会被光子激发出来而形成电流。产生光电效应的基本条件是每个光子的能量必须足以使电子从电子轨道上逸出。据此不管红外线照射强度有多大，因其光子的能量小，均不能引起光电效应。紫外线及可见光线的短波部分其光子的能量大，照射人体、动植物、金属和某些化学物质时，就可产生光电效应。

3. 光化学效应 光化学效应是指物质的分子吸收了外来光子的能量后激发的化学反应。普通光与生物组织作用时，在一定条件下就可产生光化学效应，包括光分解作用、光聚合作用、光合作用以及光敏作用，光化学效应是光的生物学作用的重要基础和原发性反应的一个重要环节。如阳光的照射使人体皮肤内的胆固醇变成维生素 D，以及阳光也使植物发生光合作用；激光治疗的光切除和光辐射治疗也是光化学效应的具体应用。

二、光疗法的分类

（一）红外线疗法

红外线的波长在 760～400000 nm 之间，应用红外线防治疾病的方法称为红外线疗法。临床上常用红外线来治疗软组织损伤、劳损、骨性关节炎等，红外线照射后局部循环改善，水肿吸收，疼痛减轻，组织修复，红外线的作用机制是热效应，故又称红外线为热射线。

（二）可见光疗法

可见光的波长在 400～760 nm 之间，应用可见光防治疾病的方法称为可见光疗法。可见光中红光用于中枢神经兴奋；蓝光、绿光用于镇静；蓝紫光对新生儿高胆红素血症有疗效。可见光的作用机制是热效应和光化学效应。

（三）紫外线疗法

紫外线的波长在 180～400 nm 之间，应用紫外线防治疾病的方法称为紫外线疗法。紫外线照射人体能引起一系列化学反应，有消炎、止痛、抗佝偻病的作用，常用于治疗皮肤化脓性炎症、银屑病及玫瑰糠疹等皮肤病、各种疼痛性疾病和软骨病等。紫外线的作用机制是光化学效应，故又称紫外线为光化学射线。

（四）激光疗法

受激辐射放大的光称为激光，应用激光治疗疾病的方法称为激光疗法。激光的主要特征有高方向性、高亮度、单色性好、相干性好等。激光的生物学效应有热效应、压力效应、光化学效应、电磁效应等。激光的治疗作用与其能量有关，低能量的激光能抗炎和促进上皮生长，高能量的激光又称为光针，对组织有破坏作用，可用于切割、烧灼或焊接组织。

第二节　红外线治疗技术

任务导入

李某，男，21 岁。因"右踝关节扭伤 16 天"为主诉就诊。16 天前上体育课时不慎将右踝关节扭伤，经诊断为踝关节外侧韧带撕裂。经休息、踝关节制动半个月后，发现右

Note

踝关节淤血、肿胀明显,同时伴有右踝关节运动障碍。医生诊断为踝关节韧带撕裂恢复期,拟用红外线灯进行辐照治疗。你作为一名康复治疗师,请思考下列问题:①该患者使用的红外线治疗属于哪种理疗的方法? ②你知道红外线治疗技术的相关知识吗?

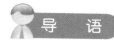

本节内容主要介绍红外线疗法的基本概念、治疗原理及作用、治疗技术及临床应用。红外线作用机制是热效应,具有消炎、促进组织再生、减轻术后粘连、软化瘢痕、缓解肌肉痉挛、镇痛等作用。依据波长不同临床上将其分为远红外线和近红外线,对人体的作用也不尽相同。红外线的治疗仪器有红外线辐射器、白炽灯、光浴装置3种,可以根据实际治疗的需要选择。要严格按照要求操作,治疗过程中应注意保护眼睛,并询问患者的感觉,皮肤状况不佳者慎用,防止发生意外。

一、概述

红外线是光谱中波长 $760\sim400000$ nm 的一段不可见光线,因位于红光之外,故称为红外线。应用红外线治疗疾病的方法称为红外线疗法(infrared radiation therapy)。目前应用广泛的 TDP、频谱治疗等均属红外线疗法。所有高于绝对零度(-273 ℃)的物质都可以产生红外线。红外线辐照人体组织后产生温热效应,故现代物理学称之为热射线。

(一)治疗原理

1. 红外线的反射和吸收　医用红外线可分近红外线(短波红外线)与远红外线(长波红外线)。近红外线波长为 $0.76\sim1.5$ μm,远红外线波长为 $1.5\sim400$ μm。

一般来说红外线的波长越短,对组织的穿透力也就越强。短波红外线(近红外线)穿入人体的组织较深,穿透深度可达 $5\sim10$ mm,能直接作用到皮肤的血管、淋巴管、神经末梢及其皮下组织。远红外线(长波红外线)照射时,绝大部分被反射或为浅层皮肤组织吸收,穿透皮肤的深度仅达 $0.05\sim2$ mm,因而只能作用到皮肤的表层组织。红外线光子能量小,被组织吸收后不能引起光化学反应和光电效应,只能引起分子的振动而产生热效应,使组织温度升高。

人体不断向外周辐射红外线,同时吸收来自外界的红外线。红外线照射体表可以发生反射而影响作用效果。皮肤对红外线的反射程度与色素沉着的状况有关,用波长 0.9 μm 的红外线照射时,无色素沉着的皮肤反射其能量约 60%,而有色素沉着的皮肤反射其能量约 40%。

2. 红外线的红斑反应　治疗强度的红外线照射皮肤时,可出现红外线红斑,红斑颜色为浅红色或鲜红色,呈斑纹状或网线状,与未照射区无明显界限,停止照射 $5\sim10$ min 红斑即消失。皮肤充血而发红,出现斑纹或网线状的红斑,停止照射不久红斑即会消失,但大剂量红外线多次照射皮肤后,可产生分布不均的褐色网状脉络色素沉着,且不易消退。这与血液对红外线的强烈吸收作用使血管内温度升高,刺激血管壁基底细胞层中黑色素细胞的色素形成有关。

3. 光浴对人体的影响　红外线的照射可使皮肤内的热感受器以及血管壁的自主神经末梢受刺激,通过反射途径引起血管扩张,热刺激也可引起组织蛋白变性产生组胺类物质,使血管扩张,出现主动性充血反应,使皮温升高,人体对红外线的耐受与皮肤升温有关,当红外线照射使皮温升至 $45\sim47$ ℃ 及以上时,皮肤出现痛感,甚至出现破损、水疱。

全身光浴会对植物神经系统和心血管系统产生一定影响,可使心率、呼吸加速,排汗能力增强,改善肾脏的血液循环,尿量增加;光浴作用还可使红细胞、中性粒细胞、淋巴细胞、嗜酸性粒细胞数量增加,轻度核左移,增强人体的免疫能力;另外,全身体温升高,对心血管系统、神经系统都

101

有一定的调节作用。

（二）治疗作用

红外线治疗疾病的基础主要是热效应，所有治疗作用都是建立在此基础上。在红外线照射下，细胞分子运动加速，局部组织温度升高，血管反射性扩张充血，血流加快，血液循环明显改善，物质代谢功能增强，组织细胞再生能力提高，免疫功能得到提高。不同组织吸收红外线的能力不同，其产生的热效应亦不同，故产生的治疗作用也有一定的不同。

1. 消炎作用　红外线照射可改善血液循环和组织营养，促进局部渗出物的吸收，提高吞噬细胞的吞噬能力，增强人体免疫功能，有利于慢性炎症的吸收及消散，具有消炎、消肿作用。红外线适用于治疗各种类型的慢性炎症。

2. 促进组织再生，减轻术后粘连，软化瘢痕　红外线照射可改善损伤局部的血液循环，增强物质代谢，改善组织营养，使纤维细胞和成纤维细胞的再生能力增强，促进肉芽组织和上皮细胞的生长，增强组织的修复和再生功能。红外线适用于软化瘢痕，加速伤口及溃疡的愈合。红外线照射能减少烧伤创面或压疮的渗出、减轻术后粘连、促进瘢痕软化、减轻瘢痕挛缩，还能促进组织肿胀和血肿的消散，用于治疗扭挫伤。

3. 缓解肌肉痉挛　红外线照射可以降低骨骼肌和胃肠道平滑肌的肌张力。红外线的热效应使骨骼肌肌梭中的 γ 传出神经纤维兴奋性降低，牵张反射减弱，致使肌张力降低，肌肉松弛；红外线照射腹壁浅层时，皮肤温度升高，通过反射作用使胃肠道平滑肌松弛、蠕动减弱。用于治疗肌肉痉挛、劳损和胃肠道痉挛等病症。

4. 镇痛作用　红外线的镇痛作用，其作用机制是多方面的：对于组织张力增加所致肿胀性疼痛，红外线可通过促进局部渗出物吸收、减轻肿胀而镇痛；对于肌痉挛性或缺血性痛，可通过缓解肌肉痉挛、改善局部血液循环、降低肌张力而止痛；对于神经痛，可通过降低感觉神经兴奋性、提高痛阈和耐痛阈而镇痛。

三、治疗技术

（一）设备

1. 红外线辐射器　红外线辐射器有落地式和手提式两种，适用于头面部病症及急性疼痛。

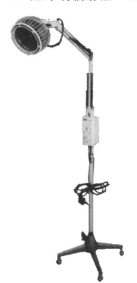

红外线辐射器是将电阻丝缠绕在瓷棒或板内，通电后电阻丝产热形成辐射头，发射出的红外线大部分是 $2\sim3~\mu m$ 的长波红外线，功率一般为 $50\sim500$ W，落地式红外线辐射器的功率可达 $600\sim1000$ W 或更大。临床上常用的是特定电磁波治疗器（TDP）（图 6-1）、频谱治疗仪即属此类。

2. 白炽灯　将钨丝伸入充气石英管或灯泡中制成，钨丝通电后温度可达 $2000\sim2500$ ℃，产生红外线及可见光等混合光线，大部分为 800 nm$\sim1.6~\mu m$ 的短波红外线，功率一般为 $150\sim1500$ W，多为 $300\sim500$ W。白炽灯适用于局部治疗，对病灶较深的部位更好。常用的白炽灯如下：①落地式白炽灯，又称太阳灯，用功率为 $250\sim1000$ W 的白炽灯泡，在反射罩间装一金属网作为防护；②手提式白炽灯，用功率为 200 W 以下的白炽灯泡，安在一个小的反射罩内，反射罩固定在小的支架上。

3. 光浴装置　呈半圆形，根据光浴箱的大小不同，在箱内安装 $6\sim30$ 个数量不等的 $40\sim60$ W 的灯泡，箱内用铝或铜等金属制成反射罩，使红外线按要求充分地辐射。有的光浴箱内还应有温度计，以

图 6-1　落地式特定电磁波治疗器

便观察箱内温度。光浴装置适用于做躯干、双下肢或全身治疗。

（二）治疗方法

1. 局部治疗

（1）治疗前应先检查灯头、灯罩是否固定好，辐射板有无碎裂，接通电源，炭棒红外线灯、TDP 灯点开后需预热 5 min。

（2）指导患者取舒适体位，充分暴露治疗部位，检查照射部位对温度觉是否正常，对于存在感觉障碍的患者，应仔细询问病史，减少照射的剂量，以免烫伤，治疗部位有创面时应清洁处理。

（3）将灯头移至照射部位的上方或侧方，使灯头中心垂直对准病变部位。红外线灯一般应固定在距离患部 20～60 cm 的上方或旁边，可根据灯的功率大小和患者的感觉随时调整。距离一般如下：功率 500 W 以上，灯距应在 50～60 cm 及以上；功率 250～300 W，灯距在 30～40 cm；功率 200 W 以下，灯距在 20 cm 左右。

（4）询问患者的温热感是否适宜，以患者温热感舒适为宜，如有过热、头晕，及时调整灯距，一般照射温度不应超过 45 ℃。

（5）每次照射时间为 20～30 min，每日 1～2 次，15～20 次为一个疗程。

（6）治疗结束将电源关闭，移开灯头。检查皮肤是否良好，擦去照射部位的汗液，嘱患者在室内休息 10 min 左右才能离开，以免着凉。

2. 全身治疗

（1）按治疗要求选用局部（肢体）或全身光浴器，接通电源，机器预热，使光浴器内空气加温到 40 ℃ 左右。

（2）患者暴露治疗部位，置于光浴器内，光浴器两端开口处用毛毯或被单盖好。

（3）光浴器内的温度保持在 40～50 ℃，在治疗部位的上方进行照射。

（4）通电 3～5 min，应询问患者的温热感是否适宜，以患者温热感舒适为宜，避免过热。

（5）治疗时间视病情而定，一般 15～30 min，每日 1 次，15～20 次为一个疗程。

（6）治疗结束将电源关闭，检查皮肤情况，擦去汗液，嘱患者休息 10 min 左右后离开。

四、临床应用

（一）适应证

（1）各种慢性损伤，如肌肉劳损、牵拉伤、扭挫伤等。

（2）各类慢性无菌性炎症，如肌腱及腱鞘炎、滑囊炎、肌纤维组织炎、关节纤维性挛缩、注射后硬结、术后粘连、瘢痕挛缩、风湿性关节炎、肌痉挛、冻疮、压疮、慢性静脉炎、神经炎、外周神经损伤、多发性末梢神经炎、神经痛、痉挛性或弛缓性麻痹等。

（3）各种慢性、亚急性感染性炎症：内科系统的慢性支气管炎、胸膜炎、慢性胃炎、慢性肠炎、慢性淋巴结炎等；外科系统的蜂窝织炎、丹毒、疖、痈、皮肤溃疡、外伤感染的创面、慢性不愈的伤口、湿疹等；妇产科系统的乳腺炎、外阴炎、宫颈炎、盆腔炎性疾病等。

（二）禁忌证

有出血倾向、高热、活动性肺结核、恶性肿瘤局部、急性损伤及急性感染性炎症的早期、闭塞性脉管炎、重度动脉硬化、烧伤后的瘢痕、局部皮肤感觉障碍、认知功能障碍等。

（三）注意事项

（1）首次照射应先检查患者局部皮肤状况是否良好，不佳者（如温度感觉差、植皮部位、瘢痕区域等）慎用红外线照射。如必须照射，应用小剂量或适当增加距离，严密观察。

（2）照射部位接近眼或光线可射及眼时，如在眼部附近区域（如头、面、肩、胸部）照射时，要注意保护眼睛，患者应戴深色防护眼镜，或用浸水棉花或纱布遮盖双眼。

（3）急性软组织创伤24～48 h内或骨折初期局部不宜用红外线照射，急性扭挫伤的早期可采用冷敷15～20 min，冷敷超过20 min可引起继发性血管扩张，渗出增多，肿胀加重。

（4）治疗时患者不得移动体位或拉动灯头，以防烫伤。用光浴器治疗时，身体不应接触箱内任何部位。治疗过程中要经常询问患者感觉，如患者感觉过热、心慌、头晕等不适，应停止或改换其他治疗方法。

（5）治疗前后治疗师都应负责检查被治疗局部的皮肤状况。红外线照射后10 min左右，照射区域皮肤出现不均匀红斑，1～2 h自行消退。多次照射后，局部皮肤可出现网状红斑，留有色素沉着属正常情况。

（6）红外线照射时局部可涂外用药，也可以与针刺等治疗同时使用。

第三节　可见光治疗技术

任务导入

患者，女，63岁。因"双膝关节疼痛，关节活动轻度受限1个多月"为主诉就诊。患者1个月前，膝关节无任何诱因出现疼痛和酸胀感，每当天气变化或活动过多时疼痛可加重。查体膝关节有轻度肿胀，关节活动时有响声、有摩擦感，下蹲困难。X线片示：关节间隙变窄、内外间隙宽窄不等，髁间嵴边缘及髌骨下有少许骨刺形成。临床诊断为膝关节骨性关节炎早期，医生建议到理疗科进行红光辐照治疗。你作为一名康复治疗师，请思考下列问题：①医生为什么建议使用可见光（红光）治疗疾病？②你知道红光等可见光治疗技术的相关知识吗？

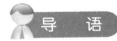

导　语

本节内容主要介绍可见光疗法的基本概念、治疗原理及作用、治疗技术及临床应用。可见光是电磁波谱中人眼可以感知的部分，包括红、橙、黄、绿、青、蓝、紫7种颜色的光线。可见光对人体有温热作用以及光化学作用。常用的可见光疗法有红光疗法和蓝紫光疗法，可以治疗许多慢性损伤疾病及神经炎、神经痛，此外蓝紫光对新生儿高胆红素血症有良好的治疗作用。

一、概述

可见光为能引起视网膜光感的辐射线，波长范围为400～760 nm，位于红外线与紫外线之间，包括红、橙、黄、绿、青、蓝、紫7种颜色的光线。应用可见光治疗疾病的方法称为可见光疗法（visible light therapy），常用的可见光疗法有红光疗法和蓝紫光疗法。红光的波长为650～760 nm，其在可见光中对组织的穿透能力最强。蓝紫光是可见光中波长最短的部分，蓝光波长450～490 nm，紫光波长400～450 nm，蓝紫光治疗新生儿高胆红素血症效果显著且无不良反应，广泛应用于临床。

二、治疗原理及作用

（一）治疗原理

1. 对神经系统的影响 可见光能影响高级神经活动的兴奋过程,红光能明显提高神经的兴奋性,紫光和蓝光能降低神经的兴奋性,黄光和绿光则没有明显的影响。

2. 对代谢的影响 红光照射后,人体细胞中线粒体能吸收红光,增加线粒体的过氧化氢酶活性,细胞的新陈代谢得到增强,使糖原含量增加、蛋白合成增加和三磷酸腺苷分解增加,从而加强细胞的更新,同时可见光可影响代谢过程,加强氧的吸收和二氧化碳的排出。胆红素对蓝紫光吸收最佳,能加快人体胆红素的代谢。

3. 对内分泌系统的影响 可见光作用于视觉器官,视觉器官产生的神经冲动经间脑可达脑下垂体及其他内分泌腺,内分泌腺分泌激素,从而影响其他组织器官和整个机体的功能。如红色、橙色、黄色光可引起呼吸加快、加深及脉率增加,而绿色、蓝色、紫色光可引起相反的改变。

4. 对免疫功能的影响 可见光能增加白细胞的吞噬作用,提高机体的免疫功能。

5. 温热效应 可见光照射人体被组织吸收后可产生温热效应,使组织血管扩张,血液循环增强,改善组织营养,具有促进炎症吸收的作用。

（二）治疗作用

1. 红光疗法 红光的波长靠近红外线,其作用机制以温热效应为主,红光穿透组织较深,使深部组织血管扩张,组织充血,血液循环增强,改善组织营养,具有促进炎症吸收消散、镇痛、缓解肌肉痉挛与促进组织愈合和外周神经再生的作用。

2. 蓝紫光疗法 蓝紫光的波长靠近紫外线,其作用机制以光化学效应为主,蓝紫光照射局部皮肤,使皮肤浅层血管扩张,血液中的胆红素能吸收波长 $400\sim500$ nm 的光,吸收最强的是 $420\sim460$ nm 的蓝紫色。使用蓝紫光治疗新生儿高胆红素血症时,胆红素在光与氧的作用下产生一系列光化学效应,转变为水溶性的、低分子量的、易于排泄的无毒胆绿素,经胆汁、再由尿液和粪便排出体外,从而降低血液中的胆红素浓度。

三、治疗技术

（一）设备

最常用的人工可见光线的光源是白炽灯,加不同颜色的滤板后即可获得各色的可见光线,如红光、蓝光、紫光等。如红光荧光灯就是在白炽灯前加红色滤过板,功率通常为 200 W。目前国内比较常用的是颜色光光子治疗仪。

1. 红光治疗仪 它的基本原理是通过特殊的滤光片得到波长 $600\sim700$ nm 为主的红色可见光波段,该波段对人体组织穿透深,疗效更好。整机输出功率高(相当于 He-Ne 激光的百倍以上),光斑大(相当于 He-Ne 激光的数百倍),光输出分为"强"和"弱"档以适应不同体质的患者,红光治疗仪为治疗大面积病症提供了更好的治疗方法。

2. 蓝、紫光治疗仪 以 10 支 20 W 的蓝光荧光灯按半月形悬挂在距治疗床 70 cm 的高度,使灯管长轴与床的长轴平行。蓝、紫光治疗仪常用于治疗新生儿核黄疸。

3. 颜色光光子治疗仪 可以输出红、橙、黄、绿、蓝、紫 6 种颜色光光子能量,供医生根据不同病种和病情需要选用,利用其中一种或两种颜色光光子能量照射病变部位或穴位上,对患者进行治疗。它是目前国内唯一能满足颜色疗法需要的一种新型理疗仪器。

（二）治疗方法

1. 红光疗法

（1）指导患者采取合适的体位，裸露治疗部位。

（2）打开红光电源开关。

（3）移动灯头，使灯头中心垂直对准患处，距离治疗部位 30～50 cm。

（4）每次治疗 15～30 min，每日 1～2 次，15～20 次为一个疗程。

2. 蓝紫光治疗新生儿高胆红素血症

（1）患儿全身裸露，仰卧或俯卧于照射箱内。

（2）照射时应保护眼睛，给患儿戴防护眼镜或用黑色硬纸遮盖眼睛，并常翻身，患儿体温应保持在 37.5～37.7 ℃之间。

（3）打开电源，用蓝紫光荧光灯进行照射，灯距 70 cm，照射可分为四区，即以婴儿胸骨柄为中心，以双膝关节前部为中心，以背部为中心，以双膝关节窝为中心进行照射。

（4）每照射 6～12 h，停止照射 2～4 h，也可连续照射，总照射时间为 24～48 h。

（5）治疗时间每日 1 次，每次 15～30 min，10～20 次为一个疗程，如照射总时间达 24 h 后仍不退黄，且症状不缓解，则需改用其他疗法。

四、临床应用

（一）适应证

1. 红光疗法

（1）皮肤科疾病：带状疱疹、皮肤溃疡、压疮、浅静脉炎、丹毒、神经性皮炎、毛囊炎、痤疮、甲沟炎、酒糟鼻、斑秃、冻疮和各种湿疹等。

（2）外科疾病：软组织损伤或粘连、腰肌劳损、伤口感染、脓肿、溃疡、前列腺炎、肛裂、肩周炎、注射后硬结、烧烫伤及手术后切口不愈合等。

（3）妇科疾病：外阴白斑、阴部瘙痒、盆腔炎、附件炎、宫颈糜烂、乳腺囊性增生症、急性乳腺炎、乳头糜烂、产后感染和手术后恢复等。

（4）内科疾病：慢性胃炎、慢性肠炎、气管炎、肺炎、周围神经损伤、神经痛、面神经炎的急性期、小儿腹泻、小儿肺炎等。

2. 蓝紫光疗法　蓝紫光照射可治疗新生儿高胆红素血症。蓝光照射可用于治疗急性及亚急性湿疹、急性皮炎、烧灼性神经痛、三叉神经痛、面肌痉挛等。

（二）禁忌证

急性损伤及急性感染性炎症的早期、恶性肿瘤局部、高热、活动性肺结核、有出血倾向、血管闭塞性脉管炎、重度动脉硬化、局部皮肤感觉障碍、认知功能障碍等。

（三）注意事项

1. 红光疗法　同"红外线疗法"。

2. 蓝紫光疗法

（1）注意保护患儿眼睛，照射过程中注意观察患儿情况，如呼吸、体温、皮肤等变化，灯罩不能离皮肤太近，以免烫伤。

（2）照射过程中要经常给患儿翻身。照射箱温度保持在 30 ℃左右，每 4 h 测一次体温，体温维持在 37.5～37.7 ℃。注意患儿骶尾部皮肤及臀部皮肤护理，避免擦伤破损。

（3）蓝紫光照射后皮肤黄疸消失快，但血清胆红素下降较慢，应定时复查血清胆红素以确定是否继续照射。

（4）灯管长时间照射后会衰减及光线减弱，需定期进行更换。

第四节 紫外线治疗技术

任 务 导 入

患者,男,64 岁。因肩胛部、背部、骶尾部、髋部、膝部和足跟压疮 2 周就诊。患者自诉左髋股骨颈骨折在家卧床 1 个月,2 周前出现皮肤破溃,在家处理无效再次入院治疗。入院后检查,压疮共有 9 处,最大的约 9 cm×6.5 cm,最小约 2 cm×1.5 cm,为坏死溃疡期,位于肩胛部、背部、骶尾部、髋部、膝部和足跟等部位。医生遂采取措施减轻皮肤压迫,后清洗疮面并用紫外线照射疮面,同时给予高蛋白、高维生素饮食。你作为一名治疗师,思考下列问题:①该患者应用紫外线治疗,治疗师如何操作? ②你知道紫外线治疗技术的相关知识吗?

导 语

本节内容主要介绍紫外线疗法的基本概念、治疗原理及作用、治疗技术及临床应用。紫外线疗法是利用紫外线照射人体来防治疾病的一种物理治疗技术。在医学领域,特别是在皮肤病的治疗方面,紫外线治疗技术已得到广泛应用。该疗法所具有的治疗作用归于紫外线作用于皮肤组织后所产生的一系列复杂的生物学效应。紫外线的治疗作用有杀菌、消炎、促进伤口愈合、镇痛、脱敏、促进维生素 D 的生成、调节人体免疫功能等。在患者使用紫外线设备前,需首先测定患者紫外线照射的生物剂量,根据红斑反应情况给予局部照射、全身照射、体腔照射或光敏治疗,不管采用哪种照射方式,在治疗过程中都必须加强对患者的防护,让患者知晓一些保护自己免受紫外线伤害的基本知识。

一、概述

紫外线是光谱中位于紫光之外、波长小于紫光的不可见光,波长为 180～400 nm。应用紫外线治疗疾病的方法称为紫外线疗法(ultraviolet therapy)。1801 年德国物理学家里特发现,在日光光谱的紫光外侧有一段能够使含有溴化银的照相底片感光,因而发现了紫外线的存在。太阳光中含有大量的紫外线,但大气层中的臭氧将短波紫外线几乎全部吸收,故辐射到地面上的只有长、中波紫外线。紫外线的光量子能量很高,有明显的光化学效应,故又有光化学射线之称。紫外线疗法源于二十世纪二十年代,随着人工光源技术的不断更新而逐渐应用于医疗行业,现已成为康复医学科及皮肤科的常规治疗方法之一。

临床上将紫外线光谱分为三个波段:短波紫外线(UVC)、中波紫外线(UVB)、长波紫外线(UVA)。

长波紫外线(UVA)波长 320～400 nm,其生物学作用较弱,有明显的色素沉着作用,引起的红斑反应很弱,会使一些物质(荧光素钠、四环素、硫酸奎宁、血卟啉、绿脓杆菌的绿脓素和某些霉菌产生的物质)产生荧光反应,还可引起光毒反应和光变态反应等。长波紫外线对衣物和人体皮肤的穿透性远比中波紫外线要强,可达到真皮深处,并可对表皮部位的黑色素起作用,从而引起皮肤黑色素沉着,使皮肤变黑,起到防御紫外线、保护皮肤的作用,长波紫外线被称作紫外线的晒黑段,是导致皮肤老化和严重损害的原因之一。

中波紫外线(UVB)波长 280～320 nm,是紫外线生物学效应最活跃的部分,红斑反应的作用很强,能使维生素 D 原转化为维生素 D,能够促进上皮细胞生长、黑色素产生、抑制变态反应等。中波紫外线被称为紫外线的晒伤(红)段,是应重点防护的紫外线波段。

短波紫外线(UVC)波长 180～280 nm,红斑反应的作用明显,对细菌和病毒有明显杀灭和抑制作用,如对各种耐药的绿脓杆菌、枯草杆菌、金黄色葡萄球菌等均有很好的杀灭作用。250～260 nm 部分的短波紫外线杀菌作用最强,而接近可见光的长波紫外线几乎无杀菌作用。

人体皮肤对紫外线具有反射、散射、吸收和穿透等作用。

1. 反射　皮肤对紫外线的反射因其波长而异,对波长 220～300 nm 的紫外线,平均反射 5%～8%,而对波长 400 nm 的紫外线反射约为 20%。皮肤对紫外线的反射与皮肤的色泽和组织的吸收有关,对于 320～400 nm 的长波紫外线,白种人皮肤可以反射 30%～40%,而黑种人皮肤只能反射 16%。白种人和黑种人对中、短波紫外线的反射相差不多。

2. 散射　皮肤角质层扁平细胞对紫外线的散射作用显著,脱氧核糖核酸分子、纤维蛋白原的张力丝、透明角质颗粒也能散射紫外线。波长越短散射越明显,散射的存在影响了光的穿透深度。

3. 吸收　组织吸收光线具有明显的选择性。由于皮肤角质层及棘细胞层富含蛋白质和核酸,蛋白质的最大吸收波长为 250～270 nm,核酸的最大吸收波长为 270～300 nm,故大部分的短波和中波紫外线会在此被吸收,其光化学反应也主要在浅层组织中发生。

4. 穿透程度　紫外线透入皮肤的深度很浅,而且波长越短穿透能力越弱。大部分短波紫外线被皮肤的浅层吸收,大部分只会到达角质层,透入皮肤深度 0.01～0.1 mm,中长波紫外线透入 0.1～1.0 mm,相当于表皮深层,部分达到真皮层、毛细血管和末梢神经。

二、治疗原理及作用

(一)治疗原理

1. 红斑反应　红斑反应是紫外线照射人体皮肤后引起的最明显的生物学效应之一,本质上是一种光化性皮炎,属于非特异性炎症。红斑反应是指用一定剂量的紫外线照射皮肤或黏膜,经过一定时间后,在照射野皮肤上出现均匀的、边界清楚的充血反应。红斑界限清楚,呈均匀一致的鲜红色,持续数天后出现色素沉着,并有脱屑,色素沉着也能自然消退。

(1)红斑反应发生的机制:紫外线红斑反应与神经和体液因素有关。紫外线大部分被表皮吸收而发生一系列光化学反应,引起蛋白分子变性,形成介导炎症反应的前列腺素、组胺、花生四烯酸等物质,致使血管扩张,毛细血管渗透性增强,表现为皮肤充血,出现红斑反应;紫外线照射的皮肤内自由基增加,损伤类脂膜,使溶酶体膜不稳定,导致水解酶等多种酶的释放,影响了皮肤组织的代谢,血管扩张,形成红斑;红斑反应的发生还与神经系统的功能状态有关,神经调节了红斑反应的发生过程,如神经系统发生病变时,红斑反应将明显减弱。

(2)红斑反应的潜伏期:紫外线红斑不是照射后立即出现,而是有潜伏期才会出现红斑反应。潜伏期的长短与紫外线的波长有关,长波紫外线的红斑潜伏期较长,一般为 4～6 h,短波紫外线的红斑潜伏期较短,一般为 1.5～2 h。红斑反应于 12～24 h 达到高峰,之后逐渐消退。

(3)影响红斑反应的因素:

①部位:人体不同部位的皮肤对紫外线的敏感程度也不同,胸腹部最敏感,而手背、脚背部皮肤最不敏感。其基本规律是:躯干>颈部>面部>臀部>上肢>下肢>手足;肢体的屈侧>肢体的伸侧;四肢近端>四肢远端。黏膜对紫外线的反应与皮肤不同,黏膜无角质层与棘细胞层,故

紫外线照射后产生的组胺类物质少,同时黏膜的血管丰富,循环加速将组胺类物质带走,故黏膜红斑出现得快,消失得也快。

②紫外线的波长和照射剂量:波长为297 nm的紫外线所致的红斑反应最强,330 nm和420 nm的红斑反应最弱。红斑反应持续的时间为数小时至数日不等,短波紫外线红斑出现得快,消失得也较快,中长波紫外线红斑出现得较慢,消退得也较慢。不同波长的紫外线引起红斑反应需要的剂量也不同。波长254 nm的紫外线,较小剂量即可引起红斑反应,剂量增加红斑反应增强,但并非显著增强;波长297 nm、302 nm、313 nm的紫外线需用较大剂量才会引起红斑反应,但剂量增加,红斑反应即明显增强。

③生理因素:新生儿和老年人对紫外线的敏感性低,2岁以内的幼儿和处于青春发育期的青年对紫外线的敏感性较高;男性较女性敏感,妇女在经期、经前期或妊娠期对紫外线的敏感性升高,经后期则敏感性降低;黑皮肤的患者耐受紫外线的能力比较强,皮肤经常受到日光照射的人对紫外线的敏感性低,常从事室内工作、坑道作业及矿井劳动人员的红斑反应较强;春季,机体的红斑反应高于秋季,夏季最弱;有些植物也会增强红斑反应,如无花果、茴香、芹菜、洋槐花、莴苣等。

④病理因素:引起红斑反应增强的病症有甲状腺功能亢进、高血压、肝胆疾病、感染性多发关节炎、活动性肺结核、白血病、恶性贫血、食物中毒、光性皮炎、湿疹、雷诺症、闭塞性动脉内膜炎等;引起红斑反应减弱的病症有糙皮病、皮硬化症、重症冻疮、急性重度传染病、丹毒、慢性小腿溃疡、慢性化脓性伤口以及由于营养不良而致皮肤干燥等。失神经分布区内红斑反应减弱,当神经损伤恢复时红斑反应增强,故临床上将测定紫外线红斑反应作为判断机体生理和病理状况的客观指标以协助诊治。

⑤药物:有些药物,如补骨脂、碘制剂、磺胺制剂、四环素、奎宁、氯丙嗪、B族维生素、血卟啉、异丙嗪、氯丙嗪、氯磺丙脲、吖啶、甲基多巴、氢氯噻嗪、磺脲降糖药、氟喹诺酮类等药物长期、大剂量使用等可以增强皮肤的紫外线敏感性;一些麻醉剂、钙制剂、溴制剂、胰岛素、硫代硫酸钠等药物可降低皮肤的紫外线敏感性。

2. 色素沉着　紫外线大剂量照射或小剂量多次照射,可使局部皮肤产生色素沉着,变成黑色。长波紫外线的色素沉着作用强,短波紫外线的色素沉着作用弱。色素沉着有以下两种类型。

(1)直接色素沉着:皮肤在紫外线照射后数分钟内即呈现褐黑色,1 h后达到高峰,之后逐渐消退,6~8 h后皮肤恢复正常。以波长340 mm(属于长波的范畴)最有效。其机制为光照引起黑色素的氧化和黑色素在角质细胞中的重新分配,无黑色素小体形成。

(2)间接色素沉着:照射后1天内出现,3~4天达到高峰,2~3周内逐渐消退。主要由波长较短的紫外线引起,以波长为297 nm和254 nm的紫外线最为显著,机制为紫外线刺激引起黑色素小体和黑色素增多所致,且照射剂量必须达到阈红斑量才能引起色素沉着。

3. 光敏反应　光敏反应(photosensitivity)包括光毒反应(phototoxicity)和光变态反应(photoallergy)两大类。

(1)光毒反应:光毒反应是指机体接受了超量日光照射或是常规照射剂量,但由于机体敏感性升高,导致皮肤表面发生急性损伤性反应。喹诺酮类、四环素类等抗生素、布洛芬、氯丙嗪、呋喃香豆素类、煤焦油、汞制剂以及一些中药等都可增强机体对紫外线的敏感性,而产生较强的皮肤反应,如出现红肿、瘙痒、疱疹等,临床上用以提高紫外线治疗某些皮肤病的疗效。例如银屑病患者口服8-甲氧基补骨脂素后1~2 h,用长波紫外线照射,使表皮细胞DNA复制受抑制,延长细胞增殖周期。

(2)光变态反应:少数人单受日光(或人工紫外线)照射,或某些物质服用或局部涂于皮肤,经紫外线作用可引起迟发型(Ⅳ型)变态反应,发生日光荨麻疹或接触性光过敏性皮炎。现已知的外源光感物质主要有卤化水杨酰苯胺、氯丙嗪和六氯酚、血卟啉类及叶绿素类。引起光变态反应的光波主要在长波紫外线范围。

4. 荧光反应 许多荧光物在紫外线的照射下,会产生一定颜色的可见光,临床上利用光反应来诊断疾病。例如,血卟啉在长波紫外线照射下产生橘红色荧光,花斑癣呈金黄色荧光,四环素呈黄色荧光等,临床上可利用它检测肿瘤组织和某些皮肤病。

(二)治疗作用

1. 杀菌 大剂量紫外线照射后可引起 DNA、RNA 严重受损,结构改变,蛋白质分解变性而致细菌死亡。紫外线可以杀灭各种细菌或病毒,主要是因为细菌或病毒的蛋白质和核酸能强烈吸收相应波长的紫外线,而使蛋白质发生变性解离,核酸中形成胸腺嘧啶二聚体,DNA 结构和功能受损害,从而导致细菌和病毒的死亡。不同波长的紫外线的杀菌效果不同,波长 220～300 nm 杀菌作用较强,其中波长 254～257 nm 最强,而 300 nm 以上的杀菌能力主要依赖光敏物质的存在,没有直接杀菌能力。短波紫外线具有较强的杀菌作用,常用于消毒、清洁创面,治疗皮肤、黏膜、伤口、窦道、瘘管等各种软组织表浅感染。

2. 消炎 紫外线红斑量局部照射对各种皮肤和黏膜炎症性疾病治疗效果显著,中、短波紫外线的消炎作用强于长波。紫外线抗炎的机制与以下因素有关:红斑量紫外线照射可促进局部的血液和淋巴循环,加强新陈代谢和促进病理产物的排泄;动员皮肤内巨噬细胞系统的功能,提高组织细胞的防御能力从而使炎症局限、消散。实践证明:红斑量紫外线照射对风湿性炎症,或较浅在的、急慢性化脓性炎症都有良好的疗效。活动性肺结核、心脏或中枢神经系统急性炎症时,不宜进行大面积红斑量紫外线照射,否则会加剧病灶的反应。

3. 促进伤口愈合 紫外线照射的剂量较小时,细胞 DNA 的合成仅在照射后较短的时间内受到抑制,随后 DNA 合成和细胞分裂加快,促进肉芽组织及上皮的生长,加速伤口愈合。另一方面紫外线照射促使局部毛细血管扩张,利于营养物质进入损伤的组织,改善了细胞的生长环境。大剂量紫外线照射则破坏 DNA 的合成,抑制细胞分裂,促使细胞死亡,促进坏死组织的大片脱落,不利于伤口的愈合。

4. 镇痛 紫外线红斑量照射有明显的镇痛作用,可解除各种浅表性疼痛,对较深层组织病变所致的疼痛也有一定的缓解作用,但是,对癌性疼痛应避免采用紫外线照射。中、长波紫外线照射的止痛作用比短波照射止痛效果明显,无红斑量则无止痛效果。镇痛机制可能与以下因素有关:紫外线照射区域血液循环增加,使致痛物质清除加快;强红斑反应在大脑皮质形成新的优势灶,干扰、减弱了疼痛的病理优势灶;紫外线照射使感觉神经末梢发生可逆的变性,抑制了痛觉的传入,从而缓解疼痛。

5. 脱敏 红斑量紫外线照射有全身性和局部性脱敏作用。组胺在过敏反应中具有重要作用,多次小量紫外线照射可使组织中的少量蛋白质分解形成组胺,组胺进入血液后刺激细胞产生组胺酶,而组胺酶能分解血内过多的组胺,从而起脱敏作用。此外,紫外线照射后维生素 D 增多,钙的吸收亦增多,钙离子可降低神经系统兴奋性和血管通透性,减轻过敏反应。许多过敏性疾病,如支气管哮喘、皮肤瘙痒症等,用紫外线照射有良好的脱敏效果。

6. 促进维生素 D 的生成 机体缺乏维生素 D 后,在婴幼儿体内可造成钙磷代谢障碍而致佝偻病,在成年人可发生骨软化症,在老年人容易发生骨质疏松症。由于缺钙,血管壁的通透性升高,易产生渗出性反应,故抵抗力下降,易患感冒或其他疾病。

参与人体钙、磷代谢的维生素 D_3 可由皮肤中的 7-脱氢胆固醇经紫外线照射转化而来,以波长 275～297 nm 的紫外线以亚红斑量照射皮肤促进维生素 D_3 生成的作用最为显著。维生素 D_3 可促进肠道对钙磷的吸收及肾小管对钙磷的重吸收,保持血液中钙磷的平衡,促使骨内钙的沉着,起到预防、治疗佝偻病和骨软化症的作用。

7. 调节人体免疫功能 紫外线对机体免疫系统的功能具有重要的调节作用。紫外线照射可激活人体细胞免疫功能，使皮肤角质细胞释放的白细胞介素-1明显增多，进入血液、淋巴循环，活化T细胞和B细胞，增强了白细胞的吞噬能力，也可提高巨噬细胞、单核细胞的吞噬活性，提高机体的防御免疫能力，使皮肤的杀菌能力增强。紫外线照射增加了抗体、补体的生成，使血清中凝集素含量升高，协助抗体杀灭病毒和溶解细菌，促进细胞吞噬及消灭病原体。不同波长的紫外线照射机体都可增强人体的免疫功能，但长波紫外线照射的效果好于全光谱紫外线照射，中波和长波紫外线对免疫球蛋白的生成作用比短波紫外线照射更强。

8. 治疗皮肤疾病 紫外线照射对皮肤组织有强烈的作用，引起皮肤组织一系列组织形态学和组织化学的变化，实现对一些皮肤疾病的治疗。紫外线与光敏剂8-甲氧补骨脂素（8-MOP）合用可产生光加成反应。如口服8-甲氧补骨脂素1~2 h后，用长波紫外线照射，能抑制病灶区表皮细胞内DNA的复制，从而抑制上皮细胞的生长，用于治疗银屑病；激活休止期黑色素细胞，促进皮肤细胞合成黑色素，可用于治疗白癜风。

三、治疗技术

（一）治疗设备

1. 高压水银石英灯 又称氩水银石英灯，灯管内汞蒸气在0.3~3个大气压（1个大气压为76 mmHg），是最常用的人工紫外线光源，以产生中、长波紫外线为主，伴有少量短波紫外线，辐射光谱为248~577 nm，工作时灯管内温度可达500 ℃，故又有热水银灯之称，用于局部与全身体表照射。有落地式（图6-2）和台式两种类型，用于全身或局部照射。

2. 低压水银石英灯 灯管内汞蒸气在0.005~0.01个大气压，温度可在30~40 ℃，温度不高，故又称冷光水银石英灯，辐射的紫外线以短波为主，80%以上是波长为254 nm的紫外线，属于短波的范畴，有明显的杀菌作用，常用于体腔黏膜及小面积皮肤的直接接触或近距离照射。常用的有以下几种类型：大面积照射多用立地式（图6-3）；小面积照射多用手提式；体腔、伤口和窦道照射多用各种形状的石英导子；荧光灯和低压汞荧光灯（黑光灯）用于光敏疗法治疗白癜风、银屑病。

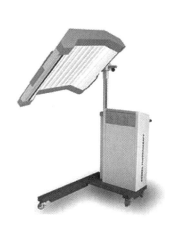

图6-2 落地式紫外线治疗仪

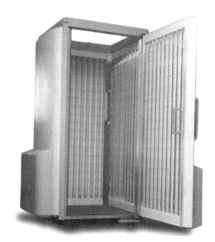

图6-3 全身立地式整舱紫外线治疗仪

3. 太阳灯 为一种特殊灯泡，内有小紫外线灯管。功率为100~275 W，可以辐射出中、长波紫外线和红外线，常用于家庭日光治疗。

（二）治疗方法

1. 生物剂量的测定 由于不同的个体对紫外线敏感性不同，存在明显的个体差异，所以用生物剂量作为紫外线照射治疗的剂量单位。一个生物剂量也就是最小红斑量,简称 MED (minimal erythema dose),即紫外线灯管在一定距离内(常用 50 cm),垂直照射人体一定部位,局部皮肤出现的肉眼能见的最弱红斑反应(阈红斑反应)所需要的照射时间,MED 的单位为秒(s)。

治疗时多用患者本人对该灯管所测得的 MED 来计算照射剂量。但当患者需立即治疗时,可用平均生物剂量(即 15～30 名患者对该灯管所测得的生物剂量的平均值)确定首次治疗剂量。照射一次后,根据红斑反应情况酌情调节。

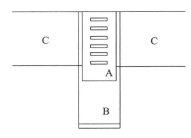

A—孔板;B—推拉插板;C—固定带

图 6-4　生物剂量测定器模式图

(1) 生物剂量测定器:测定器(图 6-4)是用长方形或圆形(小儿用)薄金属片制成(亦可用 X 线胶片制作),有 6 个 1.5 cm×0.5 cm 小孔,孔间距离 0.5 cm。有一活动板可以盖住各孔,将其缝在布上,布用来遮盖不需要照射的周围皮肤,测定时用两条带子将测定器固定在测定部位上。

(2) 测定部位:多选在腹中线两侧或上臂内侧皮肤,这些部位是身体对紫外线最敏感的区域。

(3) 测定方法:患者仰卧,暴露下腹部,将测定器固定,在测定器周围用毛巾或床单盖好,使灯管中心垂直对准测定的部位,高压汞灯灯距为 50 cm,低压汞灯几乎接近测定部位,或距离 1～2 cm。灯光稳定后,治疗师一手持秒表,一手缓慢拉动测定器上的活动板,打开第一孔,照射一定时间(酌情可按每隔 5 s、10 s 或 15 s)再打开第 2 个孔,以此类推,直至各孔全部开放,共 6 孔,首先打开的第一孔照射时间最长。如以每隔 5 s 暴露一个孔的速度逐个暴露 6 个孔,共 30 s 照射,结束后将灯移开,那么 6 个孔照射时间依次为 30 s、25 s、20 s、15 s、10 s 及 5 s。

测定整个过程中,不宜做任何热、冷治疗,不宜洗澡。紫外线灯管的照射强度可随着灯管的使用而衰减,一般每隔 3 个月测定一次生物剂量。高压汞灯管应用 500～1000 h 后应更换,更换灯管后应重新测定。

(4) 阈红斑反应的观察:成人照射后 6～8 h 观察测定结果,小儿照射后 4～6 h 观察测定结果。观察最弱红斑反应出现在第几个孔,则该孔为一个生物剂量,如最后一个孔出现最弱红斑,则 1 个 MED＝5 s,在第 3 个孔出现,则 1 MED＝20 s,其他类推。照射后 24 h 观察则以尚存最弱红斑的前一孔(此孔红斑已消失)的照射时间为 1 个生物剂量,如第 4 孔出现最弱红斑,那么就把第 5 孔的照射时间 20 s 作为患者的生物剂量(MED)。如果照射后 6 个孔均未出现红斑反应或全部出现红斑反应,则应缩短或延长照射时间重新测定。

(5) 生物剂量的分级及应用:根据紫外线照射引起皮肤的红斑反应情况,通常将紫外线照射剂量分为 5 级。

0 级红斑(亚红斑量):照射剂量在 1 个 MED 以下,皮肤无红斑反应。用于全身或区域性照射,每日 1 次,重复照射时剂量较前次增加 10％～100％。

Ⅰ级红斑(弱红斑量):照射剂量为 1～3 个 MED,皮肤有微弱的红斑反应,界限可辨,约 24 h 后消退,皮肤无脱屑。照射面积以不超过 800 cm² 为宜,用于区域性照射,隔日照射 1 次,复照时较前次剂量增加 25％～30％。

Ⅱ级红斑(红斑量):照射剂量为 4～6 个 MED,皮肤有鲜红色红斑,稍肿,轻度灼痛,2～3 天后消退,皮肤有斑片状脱屑和轻度色素沉着。照射面积同Ⅰ级红斑,用于病灶局部,每隔 3～4 天照射 1 次,复照时较前次剂量增加 50％。

Ⅲ级红斑(强红斑量):照射剂量为 7～10 个 MED,皮肤有暗红色红斑、水肿、灼痛,4～5 天后消退,皮肤大片状脱皮,色素沉着明显。照射面积一般不超过 250 cm²,用于炎症或疼痛病灶,

Note

每周照射 1 次,复照时较前次剂量增加 75%。

Ⅳ级红斑(超强红斑量):照射剂量在 10 个 MED 以上,皮肤有暗红色红斑、水肿,出现水疱,剧烈灼痛,5～7 天后消退,伴明显色素沉着。照射后 2 h 皮肤出现强烈的暗红色红斑,水肿,出现水疱,剧烈灼痛,5～7 天后消退,皮肤大块脱屑,色素沉着明显。照射面积不宜超过 30 cm²,用于严重感染病灶中心,每隔 2 周照射 1 次,复照较前次增加 100%。

2. 全身照射法 先测定患者的生物剂量,采用落地式大功率紫外线灯,开启电源后预热时间高压水银石英灯需 10～15 min,低压水银石英灯需 5～10 min,照射距离为 50～100 cm,患者应戴好防护目镜,全身裸露。

成人分四区照射,紫外线灯管中心依次对准双乳头之间、膝前部、背部中央、膝后上部这四个部位,照射灯距为 100 cm,首次照射剂量为亚红斑量,每日 1 次,逐渐增加剂量至 5～6 个 MED,10～20 次为一个疗程。儿童分身体前后两区照射,灯头中心在胸腹间和腰背部,照射灯距为 50 cm,从 1/2 个 MED 开始,以后逐渐加量达到 2～3 个 MED,每日或隔日 1 次,10～20 次为一个疗程。每次红斑量照射的总面积,成人一般不超过 800 cm²,小儿视情况而定。

成年人照射的剂量进度有一般剂量增加法(每次增加 1～2 个 MED)、加速剂量增加法(每次增加 2～4 个 MED)、缓慢剂量增加法(每次增加 0.5～1 个 MED)三种。临床上多采用一般剂量增加法,体弱者或紫外线敏感性升高者常用缓慢剂量增加法,对于体质较好或为了预防性照射者可采用加速剂量增加法。

3. 全身紫外线治疗舱 光源采用特种紫外线灯管,UVA 和 UVB 剂量输入独立进行,也可混合同时工作;辐照剂量和时间由微电脑控制,安全可靠,保证治疗精确度,辐射强度任意调节,操作方便;设定锁定功能,防止误操作,增加暂停键,意外情况可紧急暂停,确保患者安全。主要用于治疗全身的银屑病、玫瑰糖疹等病症。

4. 各种局部照射法

(1)病变部位照射法:此方法临床最常用,照射野固定。采用手提式紫外线灯,照射前开启电源开关,预热,指导患者取合适体位,裸露照射部,用治疗巾或洞巾固定照射范围,非照射部位用治疗巾遮好,预设治疗时间,按动手柄开关,治疗师手持盘形灯手柄,灯管距皮肤 1～2 cm,灯管中心对准病灶中心照射,照射剂量为该灯所测生物剂量或平均生物剂量,逐渐增加剂量,治疗结束迅速移开紫外线灯,6～12 次为一个疗程。

(2)分区照射法:照射部位如超过 600～800 cm²,可将治疗部位分成数区依次进行。红斑量照射时可在 2～3 天内依次照射各区,每次照射 1～2 个区;亚红斑量照射时可在一天内对各区依次照射。

(3)中心加量照射法:在病变部位照射法的基础上,应用大剂量紫外线(超红斑量)照射病灶中心部位,然后用弱红斑量或红斑量照射病灶周围 5～10 cm 范围的健康皮肤。此法多用于皮肤急性化脓性炎症和顽固性感染性伤口的治疗。

(4)节段照射法:紫外线照射躯体的相应节段,可反射性治疗该节段支配的某些内脏器官的疾病,可在脊柱照射、乳腺区照射、胸廓照射、上臂内侧区照射,如照射乳腺区可用以反射性治疗盆腔疾病等。

(5)病灶外照射法:因某种原因致使病灶局部不宜直接照射时,可照射附近或对侧健康皮肤。

5. 体腔照射法 通常采用水冷式高压汞灯或冷光低压汞石英灯,根据病情接以合适的体腔石英导子。将紫外线导子从浸泡在 75% 酒精溶液中取出,用生理盐水将石英导子上的消毒液及体腔或伤口窦道内的分泌物清除干净,用纱布擦干石英导子上的清洁液,然后将其缓慢插入体腔或伤口窦道内,选择紫外线照射剂量及时间(紫外线通过石英导子后强度减弱,照射剂量应增加。照射剂量的掌握原则与体表照射相同,黏膜对紫外线的敏感性较皮肤低,照射剂量应加大,其生物剂量是皮肤的 1.5 倍。一般以 30 s 开始,每次递增 10～20 s),按启动键,紫外线开始照射,治疗完毕,将石英导子从体腔或窦道内取出,冲洗干净后将石英导子浸泡在 75％酒精中消毒,每日或隔 2～3 天照射 1 次,5～10 次为一个疗程。

6. 紫外线的光敏疗法　首先测定光毒量(MPD),口服 8-甲氧补骨脂素(8-MOP)2～3 h 后按测定生物剂量的方法进行,24～48 h 观察测定结果,以出现最弱红斑反应的时间为 1 个光毒量。紫外线的照射剂量从 3/4 MPD 开始,每次增加 1/4～1/2,照射前全身性银屑病患者建议口服 8-MOP 20～30 mg,2 h 后用长波紫外线全身照射,局限性银屑病、白癜风者建议将 0.15％～0.5％的 8-MOP 涂于患处,40 min 后用长波紫外线照射,每次治疗结束后避光 4 h,每周 2 次,20～30 次为一个疗程。

知识链接

四、临床应用

(一) 适应证

1. 全身照射　适用于骨软化症、老年骨质疏松症、佝偻病、骨折、免疫功能低下、肝硬化或尿毒症伴全身皮肤瘙痒等。

2. 皮肤照射

(1) 浅表的软组织炎症:伤口感染、压疮、冻疮、溃疡、烧伤创面、疖、痈、急性蜂窝组织炎、甲沟炎、丹毒、急性淋巴管炎、静脉炎、血栓闭塞性脉管炎、急性乳腺炎、急性腱鞘炎、化脓性关节炎等。

(2) 内科疾病:风湿性关节炎、类风湿性关节炎、痛风性关节炎、支气管炎、肺炎、支气管哮喘、慢性胃炎等。

(3) 神经系统疾病:各种神经痛、周围神经炎、多发性神经炎等。

(4) 妇产科疾病:宫颈炎、阴道炎、盆腔炎、产后缺乳等。

(5) 皮肤科疾病:带状疱疹、毛囊炎、脓疱疮、斑秃、脱发等。

(6) 五官科疾病:眼睑炎、角膜炎(溃疡)、扁桃体炎等。

3. 体腔照射　适用于外耳道、鼻、咽、口腔、阴道、直肠以及窦道等腔道感染。

4. 光敏疗法　适用于银屑病、白癜风等。

(二) 禁忌证

高热、恶性肿瘤局部、脏器衰竭、肾炎、甲状腺功能亢进症、活动性肺结核;急性湿疹、全身性皮肤炎症、单纯疱疹、日光性皮炎、皮肤癌变、色素沉着性干皮症等;血小板减少性紫癜、血友病(或有出血倾向者)、系统性红斑狼疮;光敏性疾病、应用光敏药物(除光敏治疗外);紫外线光敏疗法禁用于白内障、年老体弱、儿童、妊娠等。

(三) 注意事项

(1) 紫外线辐射可使空气产生臭氧,因而治疗室应通风良好。照射部位涂有药物时,应先清除,以免发生光敏反应;照射头部时,宜把头发剃光;照射创面、溃疡或有脓液痂皮的部位时,应先将坏死组织和分泌物清理干净,照射范围应包括伤口周围 1～2 cm 正常组织。

(2) 对初次接受治疗者,事先应说明照射后的反应,告知照射后局部可有发红、瘙痒,不要沾水和用手挠。

(3) 尽可能预约患者集中时间治疗,以减少开灯次数。开启电源后,根据灯管的类型,给予相应的预热时间,高压汞灯需 10～15 min,冷光低压汞灯、太阳灯需 5～10 min,日光灯型各种低压汞灯需 1～3 s,水冷式高压水银石英灯需 5 min。高压汞灯熄灭后不能立即重新点燃,如需重新启动水银灯管必须将其冷却后方能再点燃,这类灯管点燃后最好连续工作。电压波动影响紫外线的强度和灯管的使用寿命,所以应配稳压器。

Note

（4）灯管置于照射部位的垂直位置，准确测量灯管与被照射部位的距离。用秒表准确掌握照射时间。高压汞灯的工作温度高达几百度，照射距离不宜过小，也不能接触人体。治疗间歇期宜将灯管置于最低位置，并与床、易燃品等保持一定距离。

（5）应登记灯管的启用日期。紫外线灯管的照射强度随时间的延长而衰减，一般高压汞灯应用 $500\sim1000$ h 后应换新管，低压汞灯可用 6000 h，杀菌灯可用 15000 h。

（6）加强防护：非照射区皮肤应用治疗巾遮盖；照射距离以最高部位为准，且垂直照射；局部照射时要严格掌握照射面积和照射剂量；治疗师应穿长袖工作服或手套，患者和操作者均需戴防护眼镜或患者用盐水纱布遮盖眼部，以免发生电光性眼炎。

（7）紫外线如与产生温热效应的物理因子配合治疗时，应先做温热治疗，后使用紫外线照射。

（8）紫外线照射期间及口服 8-MOP 后 1 周内应避光，不进行其他光疗，不用其他光敏剂，不晒日光，需戴防护眼镜。

（9）停止照射后应及时用反光灯罩遮盖光源，照射完毕，将灯头移到另一适当位置后，再打开布巾，嘱患者离开。工作完毕后关掉电源。

（10）注意保持灯管清洁，防止灰尘积存，勿用手摸灯管壁，以免污染管壁而影响紫外线透过。每日使用前宜用 95％酒精棉签或干细绒布擦拭管壁一次。应经常检查水冷式体腔紫外线灯的水冷系统是否良好，如有故障不得开灯。

第五节　激光治疗技术

任务导入

患者，男，45 岁。因左侧腰部出现皮疹、疼痛 5 天就诊。患者自诉近来全身不适，食欲不振，5 天前在左侧腰部出现红色皮疹、小水疱，并且感到局部皮肤疼痛，有烧灼麻木感，不敢触及衣服，夜间尤重。经检查左侧腰部皮肤出现群集的小水疱或丘疱疹，疱液澄清，沿神经走向呈带状排列，常绕以红晕，不超过躯干中线。医生诊断为带状疱疹，给予药物治疗后效果不理想，遂到理疗科进行激光辐照治疗。你作为一名治疗师，思考下列问题：①该患者应用激光治疗，治疗师如何操作？②你知道激光治疗技术的相关知识吗？

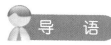 导　语

本节内容主要介绍激光治疗技术的基本概念、治疗原理及作用、治疗技术及临床应用。激光是基于受激发射器放大原理而产生的一种相干光辐射，具有高度定向性、高度单色性、高相干性、高度亮度性等特性。激光具有显著的生物学效应，即热效应、光化学效应、压强效应以及电磁场效应，使其在医学的临床应用和医学基础研究两方面都得到了迅速发展。在临床上应用激光治疗疾病的方法称为激光疗法。对于激光的治疗作用，主要体现在低功率激光的生物刺激反应、高功率激光治疗以及光动力学治疗三方

面,可治疗内、外、妇、儿、眼、耳鼻喉、口腔、皮肤等临床各科 300 多种疾病。激光器的种类众多,根据功率的大小可以分为低强度激光器、高强度激光器以及激光治疗辅助用品等,在使用中应注意科学、安全。

一、概述

激光是受激辐射式光频放大器的简称,是基于受激发射器放大原理而产生的一种相干光辐射。应用激光技术防治疾病和促进机体康复的治疗方法称为激光疗法(laser therapy)。

激光在临床的应用非常广泛,可利用激光治疗心血管疾病,激光配合各种内镜治疗腔内肿瘤等。激光在诊断和基础理论研究方面的应用,出现了激光荧光显微检查、激光微束照射单细胞显微检查技术、激光显微光谱分析、生物全息摄影及细胞或分子水平的激光检测等许多新技术。激光相关技术已应用于医学各学科的每一个角落。

激光的产生形式不同于一般光线,普通光属自发辐射,而激光是因受激辐射而产生的一种相干光辐射,激光和普通光一样,具有光的反射、折射、吸收与透射等基本物理特性,同时受激辐射过程也决定了它所发出的激光辐射也具有一些与普通光辐射不同的特性。

1. 高度定向性 激光与向四面八方发射的一般光源不同,由于受激辐射放大机制和光学共振腔的方向的限制作用,使激光辐射以定向光束的方式沿空间极小的立体角向前传播。激光的散射角非常小,通常以毫弧度计算,例如氦-氖激光只有 1 毫弧度。因此激光几乎是平等准直的光束,在其传播的进程中有高度的定向性。激光的方向性好也说明激光在空间上的能量分布是高度集中的。只有激光才能辐射出几乎是平行的光束,并且波长一致,因此激光可以聚焦成为很小的光点。聚焦激光光束的能量密度可以达到很高的程度,这种特点是临床外科和细胞外科使用光刀的决定条件。

2. 高度单色性 具有单一频率的光称为单色光。由激光器发射的辐射能量,通常集中在十分狭窄的电磁波谱(光谱)范围内,因此具有很高的单色性。

激光是物质微粒(原子、分子或离子)受激辐射产生的光子流,它依靠发光物质内部的规律性,使光能在光谱上高度地集中起来,得到单一能级间所产生的辐射值,因此这种光是同波长(或同频率)的单色光。光谱高度集中时,其纯度甚至接近单一波长的光线,例如氦-氖激光就是波长为 632.8 nm 的单色红光,被誉为单色性之冠。

3. 高相干性 频率相同、振动方向相同并具有相同相位差的两列波称为相干波,光的相干性包括时间相干性和空间相干性。对普通光源而言,原子发光过程都是自发辐射过程,各个原子的辐射都是自发地、独立地进行,因而不同原子发出的光子在频率、发射方向和初位相上都是不相同的,所以普通光源如日光、灯光等所辐射的就是不相干光。激光是受激辐射发光,辐射出的光子与诱发光子特征完全相同,在时间相干性和空间相干性上都存在稳定的相位关联,即受激原子所发出的光波方向、频率、振动方向与相位都具有高度一致,因此激光具有高相干性。

4. 高亮度性 光源在单位面积上向某一方向的单位立体角内发射的功率,就称为光源在该方向上的亮度。激光具有很好的方向性,能量分布是高度集中的,激光的发射角极小,它几乎是高度平等准直的光束,因此能实现定向集中发射,所以激光有高亮度性。尤其是脉冲激光器,可以压缩脉冲持续时间以提高激光的峰值输出功率,大大提高了辐射的亮度。激光的高亮度使它能够在焦点上瞬间产生几千摄氏度或几万摄氏度的高温,熔化或气化对激光有吸收能力的生物组织或非生物材料。医学用光刀切割组织、气化表浅肿瘤以及显微光谱分析等这些新技术都是利用了激光的高亮度性所产生的高温效应。

知识链接

Note

二、治疗原理及作用

（一）治疗原理

激光的生物学效应是激光应用于医学的理论基础,微观机制比较复杂,目前普遍认为激光的生物学效应有以下四种。

1. 热效应 热效应是激光生物学效应中最重要的一个,激光的本质是电磁波,若其传播的频率与组织分子的振动频率相等或相近,就将增强其振动,这是激光热效应产生的机制。在一定的条件下作用于组织的激光能量多转变为热能,故热效应是激光对组织的最基本作用。

在激光照射组织时,随着温度的升高,皮肤相继出现温热、红斑、水疱、凝固、炭化、燃烧直至气化等反应。激光照射可在极短的时间内使局部组织升温高达 $200 \sim 1000$ ℃,生物组织表面会发生收缩、脱水,组织内部因水分急剧蒸发而受到破坏和断裂,造成组织凝固坏死,也可造成局部炭化或气化,气化的体积迅速膨胀将组织撕裂;或者使组织温度在 $45 \sim 50$ ℃的状态下持续1 min左右,造成组织蛋白变性。

在临床上激光所致温热与红斑被用于理疗,炭化、燃烧等被用于手术治疗,气化被用于直接破坏肿瘤细胞等方面。

2. 光化学效应 激光的光化作用是指生物分子与激光作用被激活后产生受激原子、分子和自由基,并引起组织内一系列的化学反应。

光化作用可导致酶、氨基酸、蛋白质以及核酸变性失活,分子高级结构也会有不同程度的变化,从而产生相应的生物效应,如杀菌作用、红斑效应、色素沉着、维生素 D 合成等。光化学反应在激光生物学效应中有重要的作用,激光作用于活组织的光效应大小,除激光本身的各种性能外,组织的着色程度的类型起着重要的作用,互补色或近互补色的作用效果最明显。

光敏剂能够加快光化反应的进行,并可催化产生光敏反应,可以治疗银屑病、白癜风、恶性肿瘤、鲜红斑痣等。

3. 压强效应 生物组织被激光照射时,由于光子在其表面撞击而产生的压力称为光压,也被称为第一次压强。同时生物组织吸收强激光而出现高热和急剧升温,组织沸腾气化而出现体积剧增,继而引发气流反冲压,内部蒸气压、热膨胀超声压以及强电场所致的伸缩压,产生的是第二次压强。用 10^7 W 巨脉冲红宝石激光照射人体或动物的皮肤标本时,产生的压力实际测定为 175.8 kg/cm^2。

激光的压强效应基本没有热的积累以及对周围组织的损伤,适合进行一些精细的手术,如激光角膜成形术、激光虹膜打孔术、激光碎石术等,但不要使用压强大的脉冲激光照射肿瘤。

4. 电磁场效应 激光是电磁波,是在时间上和空间上不断变化的电磁场,在一般强度的激光作用下,电磁场效应不明显,只有当激光强度很大时,电磁场效应才较明显。聚焦功率密度达到 $10^9 \sim 10^{15}$ W/cm^2 时,能在生物组织中产生高温、高压和高电场强度。激光的电磁场效应可引起或改变生物组织分子及原子的量子化运动,可使体内的原子、分子、分子集团等产生激发、振荡、热效应、电离,对生化反应有催化作用,生成自由基,破坏细胞,改变组织的电化学特性等。激光照射后究竟引起生物组织的哪一种或哪几种反应,与其频率和剂量有重要的关系。

（二）治疗作用

激光对器官系统的影响,取决于激光的种类、强度、输出方式和器官组织本身的生物学特性。

1. 低功率激光的生物刺激反应 当低功率激光照射生物组织时,不对生物组织直接造成不可逆性的损伤,而只产生与超声波、针灸等相类似的生物刺激反应。其治疗基础不是温热效应,而是光的生物化学反应。

（1）促进代谢和组织修复，加速骨折的愈合，加速溃疡和伤口的愈合：低功率的激光照射可影响细胞膜的通透性，促进局部血液循环，加速代谢产物的排出；促进蛋白合成和胶原纤维、成纤维细胞的形成；增强酶的活性，促进组织代谢与生物合成，加速线粒体合成 ATP，加速组织修复。氦-氖激光照射可以调节骨细胞的功能，刺激血管新生，加速骨痂的生长，对骨折的修复有促进作用。低功率激光照射皮肤组织时，对慢性皮肤溃疡均能促进伤口再生，促进新生上皮覆盖、溃疡愈合，所以对一些顽固性溃疡、褥疮、烧伤、术后伤口愈合不良等，均有明显的治疗作用。

（2）消炎作用：低功率激光虽然不能直接杀灭细菌，但可刺激机体的免疫防御系统，使白细胞吞噬能力增强，免疫球蛋白增加，肾上腺皮质功能加强，提高了局部抗感染能力，有明显的消炎作用。临床用低功率激光照射局部或穴位来治疗关节炎、闭塞性脉管炎、鼻炎、甲沟炎等均取得了较好效果。

（3）镇痛：低功率激光可以对组织产生刺激、激活、光化作用，改善组织血液循环，加速代谢产物和致痛物质的排出，或调整神经系统功能，抑制致痛物质的合成，提高痛阈，达到镇痛效果。

（4）对神经系统的影响：低功率激光照射可加速神经刺激作用，并将刺激逐次积累，影响中枢神经的代谢和功能，也可以促进周围神经再生或调整植物神经功能平衡。

（5）心血管系统的影响：低功率激光照射可使血管扩张，改善血液循环，促进血细胞功能恢复。

（6）增强机体的免疫功能：氦-氖激光照射胸腺区，可以增强细胞免疫功能；照射脾区可以促进 B 细胞分化，从而增强机体的体液免疫功能；照射腹部可以使腹腔区巨噬细胞吞噬活性增加。

2. 高功率激光治疗　高功率激光治疗又称为激光手术治疗，是用一束细而准直的大能量激光束，经聚焦后，利用焦点的高能、高温、高压的电磁场作用和烧灼作用达到治疗目的。激光手术治疗具有出血少或不出血、组织损伤小、手术时间短、精度高、创伤小、术后感染率低、副作用少等优点，因而应用广泛。

（1）切割：激光束经过聚焦后形成"激光刀"，可以起到一般手术刀切开组织的作用，激光刀以 CO_2 激光为最佳。利用连续输出的 CO_2 激光器进行切割手术时，输出功率不小于 20 W，切割处的功率密度约为 10^5 W/cm^2。光斑小、功率密度高，对应的切口窄而锐，反之则宽而钝。

（2）灼烧和气化：利用激光的强热作用使病变组织被炭化，炭化的温度为 $300\sim400$ ℃，炭化后与正常组织分离，再用消毒棉球将其去掉。此方法常用来治疗体表赘生物、溃疡创面、浅表肿瘤等。

（3）凝固：激光凝固具有止血作用、焊接作用以及凝固病灶组织的作用。氩离子激光适合较浅的病变，激光适合深处或厚层组织的凝固。激光的凝固主要用于眼底疾病以及消化道出血和血管疾病。

3. 光动力学治疗　光动力学治疗（PDT）是用适当波长的光照射某些光敏化剂并使之产生一系列反应，产生具有超氧化作用的单价态氧，可使有机体、细胞或生物分子发生机能或形态变化，甚至导致严重的伤害。激光的光动力学治疗主要应用于肿瘤的诊治。

三、治疗技术

（一）治疗设备

激光器的种类很多，可分为固体、气体、液体、半导体、染料、自由电子激光器、化学激光器、红外激光器、X 射线激光器、准分子激光器、光纤导波激光器等多种类型，临床上常用的激光器有以下种类。

1. 低强度激光器

（1）氦-氖（He-Ne）激光器：是医学上用途最广的激光器（图 6-5），常用输出波长 632.8 nm 的红光激光，输出功率 1～30 mW。临床常用于局部照射、穴位照射和血管内照射或光动力治疗。

（2）砷化镓（GaAs）和镓铝砷（GaAlAs）半导体激光器：砷化镓半导体激光器（图 6-6）输出波长为 904 nm 的红外激光，输出功率数十毫瓦至数百毫瓦不等。镓铝砷半导体激光器输出波长 810 nm 的红外激光，功率 5～50 mW 不等。可直接进行体表照射或通过光导纤维进行体表或体腔内照射。

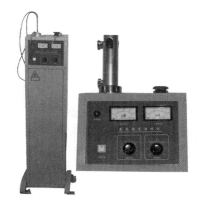

图 6-5 氦-氖（He-Ne）激光器

2. 高强度激光器

（1）二氧化碳（CO_2）激光器：属于气体激光器，常用输出波长 1060 nm 的远红外激光，输出功率为十数瓦至上百瓦，二氧化碳激光器（图 6-7）可用于散焦照射和烧灼治疗，散焦照射输出功率在 10～30 W，烧灼治疗输出功率在 100～300 W。光束直径 0.2～8 mm，照射时借助氦-氖激光瞄准。用于外科手术切割肿瘤或美容消除瘢痕、色素痣等。

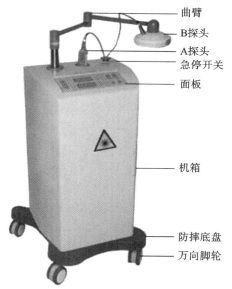

曲臂
B探头
A探头
急停开关
面板

机箱

防摔底盘
万向脚轮

图 6-6 砷化镓（GaAs）半导体激光器

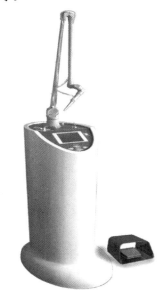

图 6-7 二氧化碳（CO_2）激光器

（2）红宝石激光器：是最早应用于医学的激光器，输出波长 694.3 nm 的单色红光激光，脉冲式输出（焦尔级）或连续式输出（毫瓦级），主要用于眼科、皮肤科以及其他一些领域。

（3）氩离子（Ar^+）激光器：输出波长为 514.5 nm 和 488.0 nm 的绿光、蓝光激光，连续输出，输出功率 5～50 W，用于皮肤科、眼科、内科、外科等疾病的治疗。治疗时将聚焦光束对准病患部位进行瞬间的凝固、气化、切割治疗。

（4）掺钕钇铝石榴石（Nd-YAG）激光：输出波长 1060 nm 的红外激光，脉冲输出或连续输出，输出功率为 0～100 W，用于外科治疗。

（5）掺钬钇铝石榴石（Ho-YAG）激光器：输出波长为 2.1 μm，属红外激光，极易被组织吸收，基本上无组织炭化，对软、硬组织都可有效切除，更适用于难以达到的部位进行手术。

（6）氦镉激光器：输出波长 441.6 nm 和 325 nm 的紫光和长波紫外光，连续式输出功率为

3～16 mW。可用于体表照射。将输出功率 15～20 mW 的氦镉激光经光导纤维导入体腔内,借助荧光显示的特点可做肿瘤的早期诊断。

3. 激光治疗 辅助用品包括激光防护眼镜、血卟啉类光敏剂、光导纤维等。

（二）治疗方法

临床上的激光器种类繁多,操作方法各异,在康复医学科目前常用的是氦-氖(He-Ne)激光器,砷化镓(AsGa)半导体激光器和二氧化碳(CO_2)激光治疗器。

1. 氦-氖激光器操作方法

（1）接通电源,激光管点燃后依次调整电压和电流,3～5 min 后激光管发光稳定。

（2）指导患者取合适体位,暴露治疗部位。

（3）照射创面或穴位前,需用生理盐水或 3% 硼酸水将要照射的部位清洗干净。如照射穴位用甲紫在穴位上做上标志。

（4）照射距离一般视病情及激光器功率而定,照射距离 30～100 cm 不等,光束应与被照射部位呈垂直照射,使光点准确照射在病变部位或经穴上。

（5）不便直接照射的部位,如耳、鼻、喉、口腔、阴道和窦道等部位可通过光导纤维照射到治疗部位。

（6）每个治疗部位照射 3～5 min,每次总照射时间 20～30 min。每日治疗 1 次,10～15 次为一个疗程。

（7）激光器一般可连续工作 4 h 以上,连续治疗时,无须关机。

2. 二氧化碳激光器操作方法 属高能量激光疗法,进行激光外科治疗时,将聚集光束对准病患部位,瞬间使组织凝固、炭化,较小病处可一次消除,较大病灶可分次处理,也可以通过内镜进行体腔内治疗。

（1）患者取合适体位,暴露治疗部位,聚焦烧灼或气化时治疗部位应常规消毒,必要时做局部麻醉,治疗区周围以盐水纱布覆盖防护。

（2）首先打开水循环系统,并检查水流是否通畅,水循环系统如有故障时,不得开机工作。检查各旋钮是否在"0"位置上,接通电源,启动水冷系统。

（3）激光器正常运行、开机,依次开启低压和高压开关,调至最佳状态。启动吸尘器吸除烟雾,术者缓慢调整激光器,以散焦光束照射治疗部位,调整照射距离为 150～200 cm,使局部有舒适的温热感为宜,勿过热,以免烫伤。

（4）用脚踏开关掌握输出时间,每间隔 15 mm 为一点,逐点扫描患处,治疗后小创面可以不覆盖,大创面用消毒纱布覆盖,定期换药。

（5）每次治疗 15～20 min,每日 1 次,5～10 次为一个疗程,治疗结束,按与开机相反的顺序关闭各组机钮,15 min 后关闭水冷系统。

3. 光敏疗法(恶性肿瘤光动力疗法)操作方法

（1）在患者前臂皮肤划痕做血卟啉类药物过敏试验。

（2）结果阴性者,按 2.5～5 mg/kg 规定给药,将血卟啉类药物溶于 250 mL 生理盐水中静脉滴注。

（3）一般在给药 48～72 h 后开始照光,光源可以用氯离子激光或其他大功率 630 nm 红光激光局部照射 20～30 min。

（4）进行体表局部直接照射治疗体表恶性肿瘤,或以内镜、光导纤维进行体腔内照射治疗口腔、食管、胃、膀胱等体腔内肿瘤,一般在治疗后 24 h 肿瘤变黑坏死后形成黑痂,2～3 周后脱落。

（5）治疗 1～2 次,再次照射应间隔 1 周后进行。

知识链接

四、临床应用

（一）适应证

1. 疼痛性疾病 各种急慢性软组织损伤、肌紧张性头痛、腰肌劳损、纤维肌痛综合征、颈腰腿痛、偏头痛、关节痛、三叉神经痛、肋间神经痛、坐骨神经痛、中枢性疼痛、交感神经相关性疼痛、神经损伤后疼痛、骨折后促进愈合。

2. 炎症性疾病 肩周炎、网球肘、腱鞘炎、肌腱炎、面部神经炎、外伤后遗症、膝韧带炎症等。

3. 耳鼻喉疾病 慢性鼻炎、鼻出血、鼻息肉、咽炎、慢性扁桃体炎、腺样体肥大、声带小结、声带息肉、喉白斑、喉癌、耳廓软耳间积液、鼻咽癌、外耳道乳头状瘤、外耳道痣、镫骨手术、耳硬化手术等；用内镜进行喉部手术，如摘除扁桃体、喉部乳头状瘤、血管瘤、喉裂、喉与气管狭窄、喉肿瘤等。

4. 口腔疾病 龋齿、牙周炎、复发性口疮、慢性唇炎、上颌骨恶性肿瘤、牙过敏、牙质和牙骨质切除、刻蚀牙釉质、除垢等。

5. 皮肤疾病 腋臭，面部皮损（如疣、痣、汗管瘤、毛发上皮瘤、蜘蛛痣、色素痣、鲜红斑痣、毛细血管扩张、老年斑、扁平疣等），尖锐湿疣，皮肤肿瘤（如血管瘤、皮脂腺囊肿、皮脂腺瘤、上皮样囊肿、纤维瘤、基底细胞癌、鳞癌等），大面积表浅皮肤病变（如皮肤溃疡及坏死、静脉炎、骨髓炎、烧烫伤、术后创面感染、压疮、广泛性血管瘤、硬皮病色素沉着、慢性光化性皮炎、痤疮、大面积脂溢性角化病、黏膜白斑病等）。

6. 眼部疾病 近视眼、闭角型青光眼、白内障、视网膜与脉络膜血管性疾病、封闭瘤体血管、视网膜下积液吸收、糖尿病视网膜病变、视神经乳头小凹、黄斑囊样水肿、中心性浆液性视网膜脉络膜病变。

7. 泌尿及生殖疾病 膀胱炎、急慢性盆腔炎、盆腔积液、痛经、内分泌紊乱、急性乳腺炎、尿道狭窄、急性睾丸炎、肾结石、尿道结石、前列腺炎、前列腺肥大。

8. 内科疾病 原发性高血压、低血压、哮喘、肺炎、支气管炎、胃肠功能失调、肝炎、类风湿性关节炎、肿瘤患者放疗或化疗反应、白细胞减少症、神经衰弱、脑震荡后遗症、神经根炎、脊髓空洞症、小儿脑性麻痹、遗尿症等。

（二）禁忌证

恶性肿瘤（光敏治疗时除外），皮肤结核，高热，心、肺、肾功能衰竭等；癫痫病、糖尿病、有出血倾向的患者；严重的心脏病、高血压患者、孕妇；皮肤癌患者，与黑色素瘤有关的皮肤病变；瘢痕体质；皮肤急性炎症；光敏性皮肤或正在服用光敏性药物；凝血功能障碍或正在服用抗凝剂者。

（三）注意事项

（1）了解激光仪的性能，特别是功率大小，熟悉操作规程。定期检查电路，光导纤维不得挤压、弯曲、防止折断。

（2）做好防护措施：操作者及患者均应戴与激光波长相应的防护眼镜；操作者还需戴手套、穿白色工作服，避免激光直接照射皮肤；操作人员应定期做健康检查，特别是眼底视网膜检查。激光治疗室内不能放置易燃、易爆的物品；室内四壁应涂黑色，门窗玻璃应采用黑色幕布遮蔽，或涂色，或换有色玻璃，高功率激光手术室还应通风、换气良好。激光器须合理放置，避免激光束射向人员走动频繁的区域，在激光辐射的方向上应安置必要的遮光板或屏风。

（3）照射伤口前需用生理盐水或3％硼酸水清除表面分泌物和坏死组织。

（4）高强度激光散焦照射时防止局部烫伤，用厚1 cm的湿纱布覆盖病灶周围。

（5）治疗过程中，应随时询问患者感觉，以舒适温度为宜，并根据患者感觉随时调整照射距离。患者不得随意变换体位，或移动激光管。

（6）每 3～6 个月定时检测激光器的输出强度,强度过弱时应停止使用,更换灯管。

（7）光敏治疗的患者于注射药物后 1 个月内严禁日光直晒,以免发生光敏反应。

（8）治疗后需密切注意由于肿瘤坏死所引起的出血、穿孔的发生,及时处理。

（简亚平）

能 力 测 试

一、以下每一道考题下面有 A、B、C、D、E 五个备选答案,请从中选择一个最佳答案。

1. 下列哪种物理疗法有切割作用?（   ）

A. 磁场　　　　B. 激光　　　　C. 微波　　　　D. 超声波　　　　E. 超短波

2. 医用红外线的波长范围是（   ）。

A. $0.76～100\ \mu m$　　　　B. $1.5～3\ \mu m$　　　　C. $0.76～400\ \mu m$

D. $>1000\ \mu m$　　　　E. $0.76～1000\ \mu m$

3. 激光是什么性质的光?（   ）

A. 自发辐射光　　B. 受激辐射光　　C. 非相干光　　D. 激发光　　E. 激射光

4. 关于紫外线说法正确的是（   ）。

A. 短波紫外线生物学作用较弱,色素沉着作用明显,红斑反应也很弱

B. 长波紫外线的波长为 180～280 nm

C. 中波紫外线对细菌和病毒有明显杀灭和抑制作用

D. 紫外线波长越短穿透能力越弱

E. 紫外线的穿透能力与波长无关

5. 软组织急性化脓性感染的早期浸润阶段,采用紫外线照射,一般采用（   ）。

A. 亚红斑量　　B. 红斑量　　C. 超红斑量　　D. 弱红斑量　　E. 以上均不对

6. 紫外线的主要作用哪项是错误的?（   ）

A. 抗炎杀菌　　　　B. 促进维生素 D 形成　　　　C. 镇痛脱敏

D. 影响细胞生长　　　　E. 间接促进钙的吸收

7. 关于紫外线治疗的适应证不正确的是（   ）。

A. 玫瑰糠疹　　B. 银屑病　　C. 丹毒　　D. 斑秃　　E. 红斑狼疮

8. MED 是（   ）。

A. 亚红斑量　　B. 最弱红斑量　　C. 最小红斑量　　D. 无红斑量　　E. 过敏量

9. 关于激光疗法说法正确的是（   ）。

A. 激光是一种可见光

B. 激光具有很好的方向性,能量分布高度集中

C. 康复医学科主要使用高功率激光器

D. 使用激光治疗时无须防护措施

E. 激光治疗后一般不遗留瘢痕和色素沉着

10. 下列属于激光的生物学效应的是（   ）。

A. 红斑反应　　B. 色素沉着　　C. 压强效应　　D. 电解　　E. 电泳

11. 丹毒的早期,首选的物理疗法是（   ）。

A. 紫外线　　B. 超短波　　C. 热敷　　D. 红外线　　E. 磁疗

12. 紫外线作用于人体时主要产生（   ）。

A. 温热效应　　B. 光化学效应　　C. 生物学效应　　D. 神经反射效应　　E. 磁场效应

13. 下列疾病不是激光治疗的适应证的是（　　）。

A. 阴道炎　　　　B. 鼻炎　　　　C. 肋软骨炎　　　D. 疱疹　　　　E. 皮肤溃疡

14. 光敏治疗（光动力学疗法）适用于下列疾病的是（　　）。

A. 白内障　　　　　　　　B. 妊娠　　　　　　　　C. 光敏性疾病

D. 严重心功能不全　　　　E. 白癜风

15. 蓝紫光疗法对下列疾病有特效的是（　　）。

A. 低胆红素血症　　　　　B. 高尿酸血症　　　　　C. 高胆红素血症

D. 低蛋白血症　　　　　　E. 高蛋白血症

二、以下提供若干个案例，每个案例下设若干考题，请根据各考题题干所提供的信息，在每题下面的 A、B、C、D、E 五个备选答案中选择一个最佳答案。

（16～18 题共用备选答案）

A. 蓝紫光　　　　B. 红光　　　　C. 紫外线　　　　D. 激光　　　　E. 红外线

16. 容易发生电光性眼炎的光疗法是（　　）。

17. 温热效应为主的光疗法是（　　）。

18. 具有较强的杀菌作用的光疗法是（　　）。

（19～21 题共用备选答案）

A. 蓝紫光　　　　B. 红光　　　　C. 紫外线　　　　D. 激光　　　　E. 红外线

19. 具有化学线之称的是（　　）。

20. 具有热射线之称的是（　　）。

21. 具有光针之称的是（　　）。

三、以下提供若干组考题，每组考题共同使用在考题前列出的 A、B、C、D、E 五个备选答案，请从中选择一个与考题关系最密切的答案。

（22～24 题共用题干）

某患儿，出生 1 天，足月顺产，24 h 内出现黄疸，嗜睡，吸吮无力，肝脾轻度肿大。

22. 此患儿诊断最大可能是（　　）。

A. 胆道闭锁　　B. 新生儿肝炎　　C. 生理性黄疸　　D. 母乳性黄疸　　E. 新生儿溶血病

23. 该患儿拟采用光照疗法，哪种光疗法适合？（　　）

A. 蓝紫光　　　B. 红光　　　　C. 紫外线　　　　D. 激光　　　　E. 红外线

24. 该患儿拟采用光照疗法，光照需多长时间可使血清胆红素下降？（　　）

A. 18～30 h　　　　　　　B. 16～28 h　　　　　　C. 12～24 h

D. 8～12 h　　　　　　　E. 6～8 h

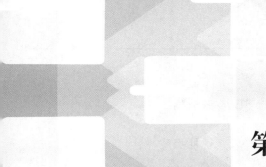

第七章　超声波疗法

本章课件

任务目标

1. 能学会常规剂量治疗技术、超声雾化治疗技术、超声药物透入治疗技术的技能操作。
2. 能合理选择常规剂量治疗技术、超声雾化治疗技术、超声药物透入治疗技术的治疗对象。
3. 能解决常规剂量治疗技术、超声雾化治疗技术、超声药物透入治疗技术操作过程中出现的问题。
4. 应做到尊重、关爱患者；解释清楚，交流自然，动作轻柔准确；注意保护患者的隐私。
5. 具有基本医疗思维与素养，能使用和管理常用仪器，能够团结协作地开展康复医疗工作。

第一节　概　　述

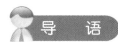

任务导入

患者，女，42岁。因"腰部疼痛，不能活动 2 h"为主诉到医院就诊。患者就诊时手扶腰部入院，自诉：在家中搬运重物时突感腰部疼痛，随之不能活动。查体：左侧腰部紧张，有牵涉痛，无下肢放射痛。诊断为急性腰扭伤，医生建议行超声波治疗。

问题：

该患者治疗过程中应如何选择治疗方法、治疗模式及治疗频率？

导　语

本节内容主要介绍超声波疗法的基本概念、分类及治疗原理和治疗作用。超声波作为常用的一种治疗技术，主要作用于人体产生机械作用、温热作用及理化作用，具有改善局部血液循环、软化瘢痕、松解粘连、消炎镇痛等作用。

超声波疗法的使用范围日益广泛，已远远超过理疗科原来的一般疗法，如超声治癌、超声碎石及口腔医学的应用等，因此超声波疗法的概念应有广义的（包括各特殊超声疗法）及狭义的（指理疗科常用的无损伤剂量疗法）两种。同时随着现代科学技术的进步，超声波（简称超声）不仅用于治疗，还广泛用于诊断、基础医学及实验医学等，形成了"超声医学"，专门研究超声波对机体的作用和反作用规律，已达到医学中的诊断和治疗的目的。

Note

一、概念

声波是机械振动在媒介中传播的机械波。人们能听到的声音是频率为 16～20000 Hz 的声波。频率高于 20000 Hz 的声波,因超过人们的听力故称为超声波;频率低于 16 Hz 的声波不能引起人们有声音的感觉,则称为次声波。超声波疗法是应用超声波作用于人体以达到治疗疾病目的的一种物理治疗方法。通常用于治疗的超声波频率为 800～1000 kHz,声强在 3 W/cm² 以下。

二、分类与特性

（一）分类

根据所采用的中频电流的产生方式、剂量和频率,超声波疗法可分为以下几类。

1. 常规剂量治疗法　主要治疗方法有直接治疗法和间接治疗法。

2. 综合治疗法　主要有超声药物透入疗法、超声雾化吸入疗法及超声间动电疗。

3. 大剂量治疗法　包括超声治癌、超声碎石、超声外科等治疗。

（二）物理特性

1. 超声波的产生　具有压电效应性质的晶体受到压缩或拉伸时,在其受力面上就会产生数量相等的正负电荷,这种物理现象称为压电效应。医用超声波多利用压电效应由超声发生器产生,发生器中主要有一石英晶体薄片,在相应频率的高频电场作用下,晶体薄片能准确迅速地随着交变电场频率而周期性改变其体积(压缩与伸展),由此形成超声振动,即疏密交替的弹性压力波向周围介质传播(图 7-1)。

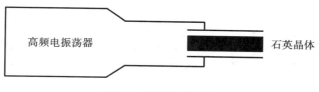

高频电振荡器　　　石英晶体

图 7-1　超声波的发生

2. 超声波的传播

（1）传播媒介与波型:超声波在介质中传播时,产生一种疏密交替的波型,这种连续的稠密区和稀疏区交替形成的弹性波与声波振荡方向一致,是一种弹性纵波。超声波的波长非常短,可以聚集成狭小的发射线束而成束状直线播散,所以超声波传播具有一定的方向性。

（2）速度:超声波单位时间内在媒介中传播的距离,单位为 m/s。超声波在真空中不能传播,必须借助一定的媒介才能向四周传播。所以超声波的传播速度与频率无关,而与不同媒介的弹性、密度和温度有关。如气温升高1 ℃,声速增加 0.6 m/s;在空气中的传播速度为340 m/s,而在人体软组织中的传播速度为 1540 m/s。

（3）散射和束射:声波在传播过程中,会向四周散射,其强度随传播的距离增加而减弱。如果是点状声源发出的声波,则在均匀媒介中的声强与距离平方成反比。当声源的直径大于波长时,声波即呈直线传播。声头频率越高,声波越集中成束射。医用超声波的声头直径一般为波长的 6 倍以上,所以声头上接近中心的声束强度最强而成束射。

（4）传播距离:在同一介质中超声波的传播距离与其频率有关,频率愈高传播距离愈近,频率愈低则传播愈远。此外,超声波的传播距离又与介质的特性有关,同一频率的超声作用于不同的介质,其穿透深度不同,如频率为 1000 Hz 的超声能穿透水 300 cm、血浆 150 cm、血液 50 cm、肌肉 4.5 cm、肝脏 6 cm、脂肪 8 cm。

（5）反射和折射：超声波由一种媒介传播至另一种媒介时,在界面处将有一部分反射回第一种媒介（反射）；其余透过界面进入第二种媒介,由于两种媒介的传播速度不同,因而产生传播方向的偏转（折射）；声波在界面被反射的程度取决于两种媒介的声阻（媒介的密度和声速的乘积）,声阻相差越大,反射也越大（表 7-1）。如空气与液体和固体的声阻很大,当声波通过空气传向液体或固体时,几乎全部被界面反射,声波很难通过空气进入液体和固体。所以治疗时应避免空气层,声头与人体之间用耦合剂（凡士林或石蜡油等）紧密接触,以减少反射。

表 7-1　几种介质的声速、密度和声阻

介质	声速/(m/s)	密度/(g/cm³)	声阻/10^5 rayls
空气	340	0.00129	0.00043
水	1480	0.997	1.47
石蜡油	1420	0.835	1.18
人体软组织	1500	1.060	1.59
肌肉	1568	1.074	1.68
脂肪	1476	0.995	1.41
骨骼	3380	1.800	6.18

3. 超声波的声场　超声波在介质中传播的空间范围,即介质受到超声振动能作用的区域称为超声声场。超声的频率高,具有与光相似的束射特性,接近声头的一段为平行的射束,称之为近场区,随后射束开始扩散,称之为远场区（图 7-2）。因此,为克服能量分布的不均,在超声治疗时声头应在治疗部位缓慢移动。描写声场的主要物理参量有声压和声强。

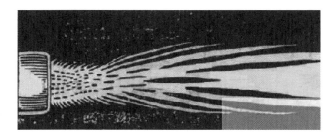

图 7-2　超声声场

（1）声压：声能的压力,指介质中有声波传播时的压强与没有声波传播时的静压强之差。声波在介质中传播时,介质中出现稠密区和稀疏区。稠密区的压力强度大于原来的静压强,声压为正值；稀疏区的压力强度小于原来的静压强,声压为负值。这种正或负的压强所形成的声压,随声波周期而改变,因此也具有周期性规律。

（2）声强：声强代表单位时间内声能的强度,即在每秒内垂直通过介质中 1 cm² 面积的能量。对超声声头,以每秒辐射总能量表示其总功率,单位为 W（瓦特）,用 W/cm²（瓦特每平方厘米）作为治疗剂量单位。声强与声压的平方成正比,亦与频率的平方、振幅的平方和介质密度的乘积成正比,因此声波频率越大,声能越强。

4. 超声波的吸收与穿透

（1）介质对声波的吸收：超声波的吸收与介质的密度、黏滞性、导热性及超声的频率有关。超声波在固体中被吸收最少,液体中被吸收较多,气体中被吸收最多；超声波在空气中衰减剧烈,其吸收系数比在水中的吸收系数大 1000 倍,所以在超声波治疗中应避免声头下有任何极小的空气泡（表 7-2）。

Note

表 7-2 超声波在各种生物组织中吸收系数与穿透深度

介质	吸收系数/cm^{-1}	穿透深度/cm
肌肉	0.20～0.25	4～5
肾脏	0.22	5
肝脏	0.17	6
脂肪	0.13	8
血液	0.02	50
血浆	0.007	140
水	0.0003	3300

半吸收层(半价层):半吸收层是指超声波在某种介质中衰减到原能量一半时的厚度,通常用来表明一种介质对超声波的吸收能力或超声波在某一介质中的穿透能力。例如,一个开始具有 10 W/cm^2 的束射超声波,当通过 3.6 cm 厚的肌肉后将减低为 5 W/cm^2,在经过 7.2 cm 后将减低为 2.5 W/cm^2。半吸收层厚度大,表明介质吸收能力弱,超声波穿透力强;半吸收层厚度小,则相反。

(2)超声频率的影响:同一生物组织对不同频率的超声波吸收不同,其吸收系数与超声波频率的平方成正比,即超声频率愈高,在同一生物组织中传播时吸收愈多,半吸收层愈小,穿透能力愈小(表 7-3)。比如,0.8 MHz 的超声将穿透肌肉层 3.6 cm,而 2.5 MHz 的超声只能穿透肌肉层 0.5 cm。由于过高频率的超声波穿透能力低,用在深部治疗时剂量则太小;而过低频率的超声波穿透能力强,以致被治疗部位吸收的声能太少,不足以产生有效的治疗作用。因此,目前常用于物理治疗的超声波频率为 800～1000 kHz,穿透深度约为 5 cm。

表 7-3 不同生物组织的半吸收层厚度

频率/MHz	组织	半吸收层厚度/cm
0.09	软组织	10
0.8	肌肉	3.6
0.8	脂肪	6.8
0.8	脂肪＋肌肉	4.9
2.4	脂肪＋肌肉	1.5
2.5	肌肉	0.5

(3)生物组织成分的影响:不同生物组织对同一频率超声波的吸收不同。水的超声波吸收系数比软组织低得多,含水量较多、固体成分较少的组织(如血液)就表现出较低的吸收系数,超声波穿透力就强,反之则相反。组织的平均吸收值由大到小排列为:肺＞骨＞肌腱＞肾＞肝＞神经组织＞脂肪＞血液＞血清。

三、治疗原理与作用

(一)治疗原理

超声波主要的生物学效应有机械作用、温热作用、理化作用。超声波是机械波,机械作用是它的一个最基本作用,温热作用、理化作用都是由机械作用产生的。

1. 机械作用

1)机械作用的产生 超声波的机械作用有两种,一是行波场中的机械作用,即在介质中前进时所产生的机械作用,二是驻波场中的机械效应,即在介质中由于反射波所产生的机械作用。

这两种机械作用分别由压力差和速度差产生。超声波在人体内传播前行过程中,组织质点交替压缩与伸张产生正压和负压的波动(压力差),从而使组织细胞产生容积和运动的变化,引起较强的细胞浆运动,并刺激半透膜的弥散过程,这种现象被称为超声波对组织的"细胞按摩"或"微细按摩"作用。这对刺激组织细胞功能、松解组织粘连、软化瘢痕具有重要的意义。另外,在介质中由于入射波与反射波叠加产生干涉形成的驻波可影响介质张力、压力及质点的加速度。在超声治疗时,机体体液中的离子由于质量不同获得不同的加速度,这种离子之间的速度差使其产生相对运动,表现出摩擦力。

2)生物效应

(1)改善组织营养:超声波可以改善血液和淋巴循环,增强细胞膜的弥散过程,从而改善新陈代谢,提高组织再生能力和营养状况。所以治疗某些局部循环障碍性疾病,如营养不良性溃疡效果良好。

(2)镇痛:在超声波的机械作用下,脊髓反射幅度降低,反射的传递受抑制,神经组织的生物电活性降低,因而超声波有明显镇痛作用。

(3)软化瘢痕:超声波的机械作用还能使坚硬的结缔组织延长、变软,可用于治疗瘢痕、粘连及硬皮症等。

(4)杀菌:大剂量超声波的机械作用可引起生物体破坏性改变,因此,可用来杀灭细菌,常用于饮水消毒。对超声波最敏感的是丝状菌,其次是杆菌,球菌最不敏感,这与细菌形态有关。

2. 温热作用

1)生物体吸收超声波后转变热能的原因　超声波产生热是一种组织内生热的过程,它是一种声的机械能转变成热能的过程。其产热主要原理包括:超声波通过组织时,声能被组织吸收,转变成为热能;超声波通过机体组织时,正负压力的变化可产生热能;超声波通过不同组织的界面时,因波的反射、干涉、驻波形成而产生热。两种不同组织的交界处产热较多,如皮下组织与肌肉交界处,肌肉与骨骼交界处。在超声波作用下,液体中由于空化作用而释放出高热。

2)影响超声波产热量大小的因素　主要与超声剂量、频率、介质性质以及治疗方法有关。超声波的声强越大,产热越多。所以临床治疗时需不时移动声头辐射位置,以防止因局部作用时间过长、剂量过大导致温度过高。超声波频率越高,穿透愈浅,吸收愈多,产热愈多。超声波传播介质的各种生物组织对超声波的吸收量各有差异,产热也不同。机体组织的动力学黏滞性愈高,半价层愈小,吸收能量愈多,产热愈多。同种剂量下,骨与结缔组织产热最多,脂肪与血液最少。如在超声波 $5\ W/cm^2$,$1.5\ min$ 作用时,温度上升在肌肉为 $1.1\ ℃$,在骨皮质则为 $5.9\ ℃$。治疗方法不同,产热多少不等。固定法较移动法产热多,直接接触法较水下法产热多。另外,连续输出较脉冲输出产热多。

3)作用特点　超声波的热作用能引起血管功能及代谢过程的变化,可增强局部循环、营养代谢,降低肌肉和结缔组织张力及感觉神经兴奋性,缓解痉挛及疼痛。与高频透热和其他温热疗法相比,超声波的温热作用有以下特点。

(1)产热不均:在两种不同组织的界面上产热较多。如:在机体内的肌腱、韧带附着处,关节的软骨面、骨皮质、骨膜等处产热较多;接近骨组织、远离声头的软组织比远离骨组织、接近声头的软组织产热更多,这在关节、韧带等运动创伤的治疗上有重要意义。

(2)血液循环影响局部升温:超声波产生的热将有 $79\%\sim82\%$ 由血液循环带走,$18\%\sim21\%$ 由邻近组织的热传导散布,因此当超声波作用于缺少血循环的组织时,如眼的角膜、晶体、玻璃体、睾丸等则应十分注意产生过热,以免发生损害。

3. 理化作用　超声波的理化效应是继超声波的机械作用与温热作用而产生的一些物理或化学变化。

(1)空化作用:超声波空化是强超声波在液体中引起的一种特有的物理现象。超声波通过液体时,由于超声波的机械作用,液体受到交变声压作用。当声压为正压时,液体受到压缩,为负压时液体受到拉力而牵张,当拉力超过介质的内聚力时,则液体中出现细小空腔,空腔的内壁有正、负电荷分布,当压力变化时空腔闭合破裂,此时有高热、高压、发光、放电等奇特效应,这种气泡随着超声频率迅速变化而重复产生的气泡生长—闭合—破灭过程称为超声空化作用。空化作用需要高声强及较低的频率,机体在 800 kHz 频率以上的超声波作用下发生空化的现象极少,故在常规理疗中意义不大。

（2）氢离子浓度的改变:炎症组织中伴有酸中毒现象时,超声波可使 pH 值向碱性方面变化,从而使症状减轻,有利于炎症的修复。超声波还可使细胞通透性增高,促进药物解聚,因而在超声作用下药物易透入菌体。

（3）对酶活性、蛋白质合成的影响:超声波能使复杂的蛋白质解聚为普通的有机分子,能影响到许多酶的活性。如超声作用能使关节内还原酶和水解酶活性增加,这在超声治疗作用中起着重要作用。此外,细胞线粒体、核酸对超声波的作用非常敏感,低强度超声波可使细胞内的胸腺核酸含量增加,从而影响蛋白的合成,刺激细胞生长,促进物质代谢。

（4）对自由基的影响:在高强度的超声作用下,组织内可形成许多高活性的自由基,加速组织内氧化还原过程,加速生长过程。另外,高强度超声波还可破坏氨基酸、脱氢、分裂肽键及凝固蛋白质等,这在超声治癌中有重要意义。

（二）治疗作用

超声波作用于人体组织产生机械作用、温热作用和理化作用,导致人体局部组织血流加速、血液循环改善、血管壁蠕动增加、细胞膜通透性加强,离子重新分布,新陈代谢旺盛,组织中氢离子浓度降低,pH 值增加,酶活性增强,组织再生修复能力加强,肌肉放松,肌张力下降,疼痛减轻或缓解。神经系统的反应和调节在超声波的治疗机理中起着主导作用,而超声波作用过程中发生的体液方面的改变,又是作用的物质基础,二者有机结合构成统一的反应过程。低强度、中小剂量($0.1\sim2.5$ W/cm^2)超声波起刺激、调节作用;高强度、大剂量(>3 W/cm^2)超声波起抑制或破坏作用,可造成组织形态结构上不可逆性变化。

1. 对神经系统的作用　神经系统对超声波非常敏感,且中枢神经敏感性高于周围神经,神经元的敏感性高于神经纤维和胶质细胞。

（1）周围神经:小剂量超声波能使神经兴奋性降低,传导速度减慢,因而对周围神经疾病,如神经炎、神经痛,具有明显的镇痛作用。大剂量超声波作用于末梢神经可引起血管麻痹、组织细胞缺氧,继而坏死。

（2）中枢神经:中枢神经对超声波显示较高的敏感性,用连续超声波、较大剂量,尤其固定法直接作用于脑组织,可造成不可逆的损伤,因此,脑部曾被认为是超声波治疗的禁区。但近年来国内不少单位通过实验研究和临床实践证明,使用小剂量($0.75\sim1.25$ W/cm^2)的脉冲超声波移动法作用于头部时,由于大部分超声波能量被头皮及颅骨吸收和反射,只有$2.5\%\sim20\%$透入颅内,对脑实质无损害,用于治疗脑卒中、脑外伤及其他某些神经系统疾病有一定疗效。

（3）自主神经:超声波对自主神经有明显的作用。用 1 W/cm^2 超声波作用于星状神经节,手指皮温可上升 3 ℃;作用于腰交感神经节,可使同侧下肢远端的血液循环加快、皮温升高。所以,可通过超声波来治疗支气管哮喘和胃十二指肠溃疡等疾病。

2. 对循环系统的作用　房室束对超声波的作用很敏感,小剂量超声波使心脏毛细血管充血,对冠心病患者有扩张动脉管腔及解除血管痉挛的作用,故用 $0.75\sim1.25$ W/cm^2 及以下脉冲式超声波作用于心脏,对冠状动脉供血不足患者有一定疗效。大剂量超声波可使心率减慢,诱发心绞痛,严重时发生心律失常,最后导致心搏骤停。

3. 对骨骼的作用　骨骼声阻很大,对超声波吸收好。在超声波的作用下,骨膜部位由于界面反射会聚积较大能量,剂量过大时可引起骨膜疼痛。小剂量超声波(连续式 0.1~0.4 W/cm²、脉冲式 0.4~1 W/cm²)可以促进骨骼生长,骨痂形成;中等剂量(1~2 W/cm²)可引起骨发育不全,因此对幼儿骨骺处禁用超声。移动法中超过 3.25 W/cm² 的剂量被认为是危险的,会使骨愈合迟缓,并损害骨髓。

4. 对肌肉及结缔组织的作用 横纹肌对超声波较敏感,治疗剂量的超声波可降低挛缩肌肉的张力,使肌纤维松弛而解除痉挛。结缔组织对超声波的敏感性较差,对有组织损伤的伤口,小剂量超声波有刺激结缔组织增长的作用;当结缔组织过度增长时,中等剂量超声波又有软化消散的作用。

5. 对皮肤的作用 人体不同部位的皮肤对超声波的敏感性为:面部＞腹部＞四肢。在治疗剂量的超声波作用下,皮肤有轻微充血、轻微刺感及温热感,但无明显红斑,可改善皮肤营养、促进真皮再生,汗腺分泌增强,但也有少数汗腺分泌不变或减弱。用固定法或用较大剂量时,皮肤可有明显的热感及灼痛,甚至会引起表皮及真皮坏死。疼痛是超声波治疗剂量超过阈值的标志,对有皮肤感觉障碍者,应注意观察,避免皮肤灼伤。

6. 对眼睛的作用 由于眼的解剖结构特点是球体形态、层次多,液体成分和血液循环特点等因素容易使热积聚导致损伤。小剂量(脉冲式 0.4~0.6 W/cm²,3~6 min)可以促进吸收,改善循环,对玻璃体混浊、眼内出血、视网膜炎、外伤性白内障等有较好疗效。大剂量超声波可引起结膜充血、角膜水肿甚至眼底改变,对晶体可致热性白内障,还可以引起交感性眼炎。

7. 对生殖系统的作用 生殖器官及腺体对超声波较敏感,小剂量超声波可刺激卵巢功能,促进卵泡形成,子宫内膜蜕变周期提前,还可防止盆腔附件组织内渗出物机化,促进输卵管通畅,减少粘连,软化瘢痕,并可增加精子活性,有利于增加受孕率,故可用于治疗上述原因引起的不孕症。实验证明中等剂量超声波(1~2 W/cm²,10~15 min,作用 1~2 次)可以减少人和动物的精子产生,因此提出,采用超声波可作为一种男性可逆性避孕的方法。大剂量超声波则可引起卵巢及睾丸破坏性损害,使卵泡变性,精子萎缩。超声波对染色体、胚胎发育也有影响,可以造成胎儿畸形、流产,因此对孕妇不宜做腹部治疗。

8. 对泌尿系统的作用 肾组织对超声波的剂量具有不同的敏感性。小剂量超声波有促进肾脏组织细胞的生长、扩张肾脏血管、促进肾脏血液循环的作用。大剂量超声波可使肾脏细胞变性、坏死,毛细血管和小静脉充血、渗出、出血,甚至引起严重的尿毒症和酸中毒。

9. 对消化系统的作用 适量超声波能增强胃肠分泌和蠕动,作用于甲状腺区,可改变甲状腺吸收碘的功能。

四、治疗技术

(一) 设备

1. 超声波治疗仪

1) 主要结构原理 超声波治疗仪由主机和声头两部分组成(图 7-3)。主机包括电源电路、高频振荡器、调制器、定时器四个主要部分。电源电路可提供足够的电功率和所需的电压。高频振荡器产生一定频率的振荡电压,使声头晶片能产生高频率的机械振动。调制器用来调制电压振幅,使产生脉冲辐射,调节器可根据治疗需要选择连续或脉冲形式输出。定时器提供定时脉冲、报警和控制治疗时间。将以上四部分装配起来,放在箱内就成为超声波的主机。超声波治疗仪的面板一般有电源开关、输出调节器、强度输出表、脉冲调节钮、时间指示表等。声头是由两面镀有金属层的压电晶片(一般用石英晶体磨制而成),装在一个圆柱形的金属外壳内构成的。用高频电缆将声头的两个电极(镀有金属的晶片两侧面)与高频振荡器相连,这样一定频率的高频电压就作用于晶片上,使晶片产生厚薄变化,引起机械振动而产生超声波。声头可将机械能转换成声能,又称换能器。常用频率有 0.8 MHz、1 MHz、3.2 MHz,声头直径有 1 cm、2 cm、5 cm等多种。

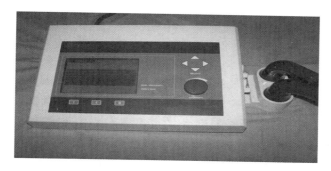

图 7-3　超声波治疗仪

2)输出形式

(1)连续超声波:连续不断地发射的超声波是强度恒定不变的连续等幅波,这种超声波作用均匀,热效应较明显。

(2)脉冲超声波:有规律、间断地发射超声波,即声束发射后有一段间隔期,有矩型脉冲声波和纺锤型脉冲声波两种。每一脉冲延续时间与脉冲重复时间的比值为脉冲通断比,通常的通断比有 1∶5、1∶10、1∶20 等。此作用产热效应较小,既可减少在较大强度超声辐射下所引起的组织过热危险,又可充分发挥超声波的机械效应。

2. 耦合剂　又称接触剂,治疗时涂于治疗部位的皮肤以充填声头与皮肤间的空隙,防止因空气的反射造成声能的衰减,又能有利于声能通过。常用的耦合剂有煮沸过的水、液状石蜡、甘油、凡士林、蓖麻油,还有按一定比例配制的各种复合乳剂(水、油、胶的混合物)及液体凝胶(图7-4)等,以适应临床不同的用途。

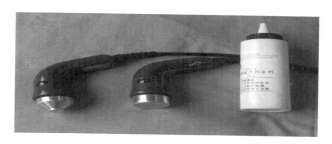

图 7-4　耦合剂

3. 辅助设备　辅助设备是为超声波的特殊治疗或操作方便而配置的附件,常用的有以下几类。

(1)水槽:供水下治疗用。水槽的容积应能容纳肢体,保证治疗部位和声头均能浸在水中。水槽可用木头、玻璃、塑料、陶瓷、金属等材料制成。如没有特制槽也可用脸盆或桶替代。金属水槽(多为不锈钢或铝合金制成)不仅轻便、不生锈、坚固耐用,且由于声阻小,故可将声头借助耦合剂贴紧于水槽外壁进行治疗,对于无防水功能的声头尤为适用。水在用前应煮沸,以驱除溶于水中的气体,待冷却后再用。

(2)水袋:用塑料或薄橡皮制成不同形状和大小的密封袋,袋内装满无气体的水,置于声头和治疗部位之间。用于表面不平的部位,如颜面部、会阴等。

(3)漏斗:用塑料等较坚实的材料制成。漏斗下口紧压治疗部位,漏斗内盛驱气的水,声头从上端大口处放入水中,声头表面必须浸入水中。用于小部位或体腔内治疗。

(4)其他:另外还有反射器、凹镜、透镜、声头接管等。

（二）治疗方法

超声波疗法包括常规剂量治疗法、综合治疗法、大剂量治疗法三种,超声常规剂量治疗技术包括直接治疗法和间接治疗法。超声波治疗处方包括治疗方式、声头大小、治疗模式、超声频率、治疗强度、治疗时间,具体选择方法如下。

1. 治疗方式的选择

（1）移动法:是临床超声波治疗最常用的方式,适合皮肤平坦区域,以进行回旋或往返移动。治疗方法:在治疗部位涂上耦合剂,声头轻压接触皮肤。接通电源,调节治疗模式、频率、时间,慢慢移动声头,同时调节输出强度至所需剂量后,在治疗部位做缓慢往返或回旋移动。治疗剂量:常用 $0.5\sim2.0$ W/cm² 的小剂量和中等剂量,头部可选用脉冲超声,输出强度由 $0.75\sim1$ W/cm² 逐步增至 1.5 W/cm²;眼部治疗用脉冲超声,输出强度 $0.75\sim1$ W/cm²。治疗时间:每次治疗时间 $5\sim10$ min,大面积移动时可适当延长至 $10\sim20$ min。疗程:一般治疗 $6\sim10$ 次为一个疗程,慢性病 $10\sim15$ 次,每日或隔日 1 次,疗程间隔 $1\sim2$ 周。治疗结束时,将超声输出调回"0"位,关闭电源,移开声头,清洁治疗部位及声头,并将声头放置于原位。

（2）固定法:适用于痛点、穴位、神经根和病变很小部位。水下法常用于表面形状不规则、有局部疼痛、不能直接接触治疗的部位,如肘、腕、手指、踝、趾关节、开放性创伤、溃疡等。水袋、水枕等辅助器治疗常用于表面不平治疗部位,如眼、面部、颈部、脊柱、关节、阴道、前列腺、牙齿等。固定法较移动法产热多。治疗方法:在治疗部位涂上耦合剂,声头以适当压力固定于治疗部位。接通电源、调节治疗时间及输出剂量后,持续固定声头于治疗部位。治疗时间:每次 $3\sim5$ min。治疗剂量:剂量宜小,常用强度为 $0.1\sim0.5$ W/cm²,其最大量约为移动法的 1/3。疗程:与"移动法"相同。

间接治疗法是声头通过水、水袋等介体或辅助器,间接作用于治疗部位的一种治疗方法,分为水下法和辅助器治疗法两种（图 7-5）。

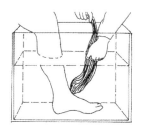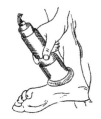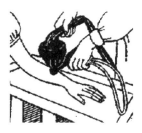

图 7-5　超声波治疗法

水下法是在水中进行超声波治疗的一种方法,声头应有防水装置。此法优点是超声波通过水作为介质使超声波完全传导,并且能够辐射到治疗部位。将声头与患者手足等治疗部位浸入 $36\sim38$ ℃温开水中,声头距治疗部位 $1\sim5$ cm。接通电源,调节治疗时间及输出剂量,声头做缓慢往返移动,$1\sim2$ cm/s。治疗剂量、时间、疗程、关闭电源顺序与"移动法"相同。

辅助器治疗法针对表面形状不规则、有局部疼痛、不能直接接触治疗的部位,如肘、腕、手指、踝、趾关节、开放性创伤、溃疡部位等。此法优点是声波不仅能垂直,而且能倾斜地投射于治疗部位,可达到最高传递效率。在水枕或水袋与皮肤及声头之间均涂以耦合剂,将声头以适当压力置于水枕或水袋上,接通电源,调节治疗时间及输出剂量,治疗剂量、时间、疗程、关闭电源顺序与"固定法"相同。

2. 声头大小的选择　声头直径有 1 cm、2 cm、5 cm 等多种,根据治疗部位确定声头大小（表 7-4）。

3. 治疗时间的选择　根据治疗部位大小确定时间（表 7-4）。

表 7-4　超声波声头、治疗时间参考

治疗部位大小	小 （<10 cm²）	中 （10～15 cm²）	大 （>15 cm²）
	如乒乓球	如网球	如橙子
声头	小	根据治疗部位大小选择小或大	大
治疗时间	3～5 min	5～10 min，小声头可时间长，大声头可减少时间	6～15 min

4. 治疗模式的选择　治疗模式包括脉冲超声波和连续超声波。脉冲超声波产热较小，适用于急性期病症；连续超声波产热效应明显，适用于慢性期病症。

5. 超声频率的选择　超声波常用频率有 0.8 MHz、1 MHz、3.2 MHz。一般机体平均半吸收层厚度 1 MHz 为 4 cm、3 MHz 为 2 cm，所以深层病变宜选用 0.8～1 MHz，浅层病变宜选用 3.2 MHz。

6. 治疗强度的选择　常规剂量治疗法常用的超声波治疗强度一般小于 3 W/cm²，可分为三级：0.1～1 W/cm² 为小剂量；1～2 W/cm² 为中剂量；2～3 W/cm² 为大剂量。临床中多采用小、中等剂量。根据病程选择相应治疗强度（表 7-5）。

表 7-5　超声波治疗频率、模式、强度参考

病程	频率	模式	强度/（W/cm²）
急性期	浅层病变：3 MHz； 深层病变：1 MHz	脉冲模式：1∶10 到 1∶4	0.5～0.8
亚急性期	如果浅层疼痛减退， 可选择 1 MHz	脉冲模式：1∶2 到 1∶1； 逐步到连续模式	0.8～1.0
慢性期	浅层病变：3 MHz； 深层病变：1 MHz	连续模式	1.0～1.5

五、临床应用

（一）适应证

1. 软组织损伤、劳损　软组织扭挫伤、瘢痕组织、注射后硬结、冻伤、冻疮、肩关节周围炎、腱鞘疾病（狭窄或囊肿）。

2. 外科炎症　乳腺炎、肢体溃疡等。

3. 骨关节伤病　颈椎病、腰椎间盘突出症、脊柱炎、骨关节病、半月板损伤和髌骨软化症、骨折等。

4. 泌尿生殖系统疾病　前列腺炎、附睾淤积症、阴茎硬结、输卵管闭塞等。

5. 神经系统疾病　脑血管意外后遗症、脑外伤、三叉神经痛、肋间神经痛、灼性神经痛、幻肢痛、硬皮病等。

6. 循环系统疾病　冠心病、雷诺病等。

7. 其他　带状疱疹、玻璃体混浊、视网膜病变、颞下颌关节功能紊乱症等。

（二）禁忌证

1. 全身状况不允许　活动性肺结核、严重支气管扩张、化脓性炎症、血栓性静脉炎、败血症、持续性高热、出血倾向、消化道大面积溃疡、放射线或同位素治疗期间及随后的半年内、恶性肿瘤（超声治癌技术除外）。

2. 局部不允许采用　严重心脏病的心区和交感神经节及迷走神经部位、睾丸部；安装心脏

Note

起搏器和血管支架的患者;高度近视患者的眼部及其邻近区;孕妇的腹部和腰骶部;小儿骨骺;急性关节炎;椎板切除术后的切除部位;皮肤破溃、有出血倾向等。

(三)注意事项

(1)声头不可空载,以防损坏声头内的晶体。治疗时声头必须通过耦合剂紧密接触皮肤,或置于水中,方可调节输出。

(2)注意机器和声头的散热,如过热应暂停一段时间,再继续使用。

(3)电线不得卷曲或扭转。注意保护声头,切勿碰撞。

(4)耦合剂应涂布均匀,声头应紧贴皮肤,不得有任何细微间隙。

(5)固定法治疗时或皮下骨突部位治疗时,超声波强度宜小于 $0.5\ W/cm^2$。水下法治疗时皮肤表面不得有气泡。

(6)水袋法与水下法所用的水必须是经过煮沸的水,冷却后缓慢灌注,以免激起水泡,使气泡进入水中。

(7)避免进行高强度治疗。

(8)患者治疗部位皮肤感觉缺失时,应特别注意。

(9)进行胃部治疗前,患者须饮温开水 300 mL,取坐位治疗。

(10)操作人员注意事项:操作人员不得直接手持声头,声头握柄上要用网套保护或操作人员戴好手套。

第二节　超声药物透入疗法

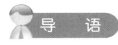

　　本节内容主要介绍超声药物透入疗法的基本概念及治疗原理和治疗作用。超声药物透入疗法可有效增加药物的透入,提高药物的吸收,增强疗效。

一、概述

超声药物透入疗法是将药物加入耦合剂中,通过超声波的作用使药物经过皮肤或黏膜进入体内的一种治疗方法,简称声透疗法。可以根据药物性能配制水剂、乳剂或油膏剂等作为耦合剂,此法兼有超声和药物的综合作用。超声波可以提高生物膜、毛孔的通透性。超声波通过温热效应和促渗剂(水化剂、角质层剥离剂)的应用对皮肤进行预处理,增加皮肤的通透性;通过机械效应"内按摩"产生允许生物大分子药物通过的生物孔道,人为造成允许药物通过的直接通道,使药物顺利进入体内。以上方法的协同作用促进了药物向体内的有效转运。

二、治疗原理及特点

1. 治疗原理

(1)超声波所引起的振动波能改变分散相表面的分子结构,使细胞膜通透性增高,从而使药物易于透入细胞内。

(2)超声波使局部毛细血管扩张,也可促进药物的透入。

(3)超声波使细胞内产生微声流,细胞结构发生变化,出现新的酶中心,使催化过程的趋向性发生改变,提高了细胞对药物的敏感性。

（4）超声波的机械和热效应可使大分子药物解聚，有利于大分子药物进入体内，如超声波将氢化可的松透入体内。

（5）超声波与直流电将药物导入体内主要都是通过皮脂腺和汗腺的开口而实现的。

2. 特点

（1）可用药物范围广，药物可完全透入细胞内。

（2）药物浓度不受电离、电解作用的限制。

（3）不存在影响作用强度和时间的极化问题。

（4）没有电刺激现象，不会发生电灼伤。

三、治疗技术

超声药物透入疗法与一般的超声波疗法的方法相同，所以治疗重点在于将药物加入耦合剂中。

1. 药物及耦合剂

（1）基本要求：选择不影响超声波输出强度和有利于药物透入体内的耦合剂。

（2）根据药物特性加入不同的耦合剂。脂溶性药物加入羊毛脂中，制成油膏剂或乳剂。水溶性药物加入水中。中药可制成浸液或煎剂。

（3）常用药物：维生素C、氢化可的松、呋喃西林、各种抗生素、普鲁卡因等麻醉药，以及丹参等活血化瘀的中药。

2. 影响药物透入的因素

（1）超声波的各种参数，如超声波频率低时透入药量多且深；治疗范围内超声波作用的强度越大，透入药量越多；作用时间越长，透入药量也越多。

（2）药物的理化性质及耦合剂中药物的浓度均可影响药物透入量。

（3）人体的神经功能状态和反应性。

（4）人体局部的皮肤和黏膜特点、功能状态。

（5）在超声波治疗前所进行的其他治疗，如先进行直流电治疗、中频电治疗、热疗等，再做超声波药物透入疗法，则透入量多且透入深。

3. 治疗强度及时间　治疗多采取直接接触法。治疗强度：固定法，<0.5 W/cm²；移动法，$0.5 \sim 1.5$ W/cm²。治疗时间为 $5 \sim 10$ min。

四、临床应用

（一）适应证

1. 软组织损伤、劳损　软组织扭挫伤、瘢痕组织、注射后硬结、冻疮、肩关节周围炎、腱鞘疾病（狭窄或囊肿）。

2. 外科炎症　乳腺炎、肢体溃疡等。

3. 骨关节疾病　颈椎病、腰椎间盘突出症、脊柱炎、骨关节病、半月板损伤和髌骨软化症、骨折等。

4. 泌尿生殖系统疾病　前列腺炎、附睾淤积症、阴茎硬结、输卵管闭塞等。

5. 神经系统疾病　脑血管意外后遗症、脑外伤、三叉神经痛、肋间神经痛、灼性神经痛、幻肢痛等。

6. 循环系统疾病　冠心病、雷诺病等。

7. 其他　适用于药物的适用范围及适应证。

（二）禁忌证

1. 全身状况不允许 活动性肺结核、严重支气管扩张、化脓性炎症、血栓性静脉炎、败血症、持续性高热、出血倾向、消化道大面积溃疡、放射线或同位素治疗期间及随后的半年内、恶性肿瘤（超声治癌技术除外）。

2. 局部不允许采用 严重心脏病的心区和交感神经节及迷走神经部位、睾丸部；安装心脏起搏器和血管支架的患者；高度近视患者的眼部及其邻近区；孕妇的腹部和腰骶部；小儿骨骺；急性关节炎；椎板切除术后的切除部位；皮肤破溃、有出血倾向等。

（三）注意事项

1. 用药注意事项

（1）采用超声药物透入疗法时，禁用患者过敏和对声头有腐蚀性的药物，慎用对皮肤有刺激性的药物。

（2）注意掌握药物剂量。

2. 其他注意事项

（1）不要超过超声波的安全剂量，低强度、长时间的药物透入比高强度、短时间的治疗更为有效。

（2）其余与常规超声波疗法相同。

第三节　超声雾化吸入疗法

任 务 导 入

盛先生，62岁，患慢性支气管炎10年，自诉最近咳嗽加剧，痰黄黏稠，难以咳出，伴呼吸困难，给予超声雾化吸入治疗。

请问：①给予该患者雾化吸入的目的是什么？②简述超声雾化吸入疗法的操作流程。

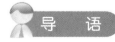

导 语

本节内容主要介绍超声雾化吸入疗法的基本概念、治疗原理和治疗作用。超声雾化吸入疗法通过超声波将药物形成雾滴，在呼吸时将药物吸入体内，可提高药物的吸收效率，增强对呼吸疾病的疗效。

超声雾化吸入疗法对呼吸系统疾病有确切的疗效。近年来，超声雾化吸入疗法对于呼吸系统疾病在临床上的应用日趋广泛。

一、概述

雾化治疗是利用气体射流原理，将水滴撞击成为微小雾滴悬浮于气体中，形成气雾剂而输入呼吸道，以进行呼吸道湿化或药物吸入的治疗方法。此方法使药物在呼吸道的局部浓度远远高于其他给药方法，对于呼吸系统疾病具有疗效快、用药省、不良反应少等特点。

二、治疗原理与作用

（一）治疗原理

超声波发生器输入的高频电能,使水槽底部晶体换能器发生超声波声能,作用于雾化罐内的液体,破坏了药液表面的张力和惯性,使之成为微细的雾滴,通过导管输送至人体病灶处,在局部达到治疗的目的。

超声雾化微粒可深达肺泡,在各级气管黏膜和肺泡表面黏附沉积而直接作用于病灶局部,使药物在呼吸道病灶局部的浓度远远高于其他给药方法,从而加速对炎症过程的控制,解除支气管痉挛及黏膜水肿,促进支气管分泌物液化排出,改善通气功能;又可节省用药,减少不良反应。

（二）治疗作用

主要作用:抗炎、镇咳、祛痰,对解除支气管痉挛,消除鼻、咽、喉部炎性反应的充血、水肿状态,抑制分泌物渗出,改善通气和发声功能,均有较好的效果。该法适用于:①肺、支气管、咽、喉、鼻腔黏膜的急、慢性炎症及变态反应性疾病;②鼻、咽、喉局部手术后的感染预防;③稀释呼吸道内的黏稠分泌物,使之顺利咯出,解除支气管痉挛,改善呼吸道的通气功能。

三、治疗技术

（一）设备

1. 超声雾化器　由高频振荡器、超声换能器、水槽、雾化罐构成(图 7-6)。常用频率为1.3～2.5 MHz。超声波能通过水槽传递至雾化罐底部,经透声膜凹面聚焦于罐内液体,形成微细的雾粒。

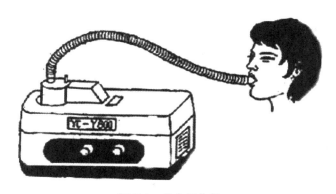

图 7-6　超声雾化器

2. 雾化器　雾化液由药物加生理盐水 20～30 mL 稀释而成,根据病情选择水溶性、无刺激性的药物,常用的雾化药物有化痰剂、平喘剂、激素、抗生素等。如果用青霉素等可致敏的抗菌药物,在吸入前应做皮试,皮试阴性后方可治疗。雾化吸入时雾滴的大小决定了它在呼吸道中的沉降部位。雾滴直径为 1～5 μm,沉积部位在细支气管及肺泡;直径为 6～20 μm,沉积部位在支气管;直径为 21～40 μm,沉积部位在鼻、咽、喉及上部气管。故临床上根据所治疗呼吸道疾病的不同,选用不同的雾化器。一般临床所需雾滴直径以 1～5 μm 为宜。

（二）治疗方法

(1) 将所需吸入的雾化液放入雾化罐中,成人一般为 30 mL,儿童约为 15 mL,将雾化罐放入水槽内嵌紧,检查仪器连接是否良好,注意水槽中水位。

(2) 开启电源,调节雾化量。

(3) 给患者接上面罩或口含管,嘱患者做慢而深的吸气,吸气末稍停片刻,以利于药物在呼吸道深部停留,呼气宜用鼻腔,尽量缓慢呼出。

(4) 每次治疗 10～20 min,治疗中应密切观察患者有无呛咳、支气管痉挛等不适反应。

(5) 雾化吸入治疗结束后,取下面罩或口含管放入消毒液中浸泡消毒,先关雾化开关,再关电源开关,拔除电源。

(6) 给另一患者治疗时,应更换消毒面罩和螺纹管,依上法进行治疗。

(7) 每日工作结束后,将面罩和螺纹管浸泡消毒 30 min 后晾干备用,倒去剩余雾化液及槽内余水,清洁雾化罐及水槽。

四、临床应用

(一) 适应证

1. 各种急性呼吸道感染　咽炎、喉炎、气管炎、急性支气管炎、肺炎等。

2. 慢性阻塞性肺疾病　老年慢性支气管炎、支气管哮喘、肺气肿。

3. 呼吸道疾病及术后并发症　全身其他疾病引起的肺不张、肺部感染等肺部并发症;胸外科术后、声带息肉术后、气管插管及气管切开术后和咽喉部其他手术术后;呼吸道烧伤和麻醉后呼吸道并发症。

(二) 禁忌证

自发性气胸、肺巨大空洞、大量咯血、严重心脑血管疾病等,以及不能耐受此项治疗的患者。

(三) 注意事项

(1) 雾化用的药液应新鲜配制,并选用对黏膜无刺激性的药物。

(2) 青霉素等可致敏的药物吸入前应做皮试。皮试阴性后方可治疗。

(3) 饭后或体力劳动后 1.5 h 内不宜行超声雾化吸入治疗。

(王　锋)

能力测试

一、选择题

1. 超声波频率为(　　)。

　A.＜16 kHz　　B.16～20 kHz　　C.＜20 kHz　　D.＞20 kHz

2. 同一频率的超声波穿透深度最大的部位为(　　)。

　A. 肌肉　　　　B. 脂肪　　　　C. 骨　　　　　D. 人体软组织

3. 下列不同频率的超声波穿透深度最大的是(　　)。

　A.0.8 kHz　　B.1.0 kHz　　C.2.5 kHz　　D.3.2 kHz

4. 下列不属于超声波治疗作用的是(　　)。

　A. 镇痛　　　　B. 止血　　　　C. 软化瘢痕　　D. 改善血液循环

5. 下列超声波通断比中,产热效应最小的是(　　)。

　A.1∶1　　　　B.1∶2　　　　C.1∶5　　　　D.1∶20

6. 临床最常用的超声治疗方法是(　　)。

　A. 移动法　　　B. 固定法　　　C. 水下法　　　D. 水袋、水枕法

7. 超声波治疗技术中,适合表面形状不规则、局部(如手指、踝关节)剧痛的治疗方法是(　　)。

知识链接

能力测试答案

A. 移动法　　　　　B. 固定法　　　　　C. 水下法　　　　　D. 水袋、水枕法

8. 针对痛点宜选用的超声波治疗方法为(　　　)。

A. 移动法　　　　　B. 固定法　　　　　C. 水下法　　　　　D. 水袋、水枕法

9. 针对颈部、脊柱等不平之处宜选用的超声治疗方法为(　　　)。

A. 移动法　　　　　B. 固定法　　　　　C. 水下法　　　　　D. 水袋、水枕法

10. 下列产热最大的超声波剂量是(　　　)。

A. 10 W/cm²　　　B. 5 W/cm²　　　C. 2.5 W/cm²　　　D. 0.1 W/cm²

11. 下列产热最大的超声波频率是(　　　)。

A. 0.8 kHz　　　B. 1.0 kHz　　　C. 2.5 kHz　　　D. 3.2 kHz

12. 生物组织中产热最大的是(　　　)。

A. 肌肉　　　　　B. 骨骼　　　　　C. 脂肪　　　　　D. 血液

13. 能促进骨痂生长的超声波剂量是(　　　)。

A. 0.1～0.4 W/cm²　　B. 1～2 W/cm²　　C. 2～3 W/cm²　　D. 3～5 W/cm²

14. 下列属于超声波治疗禁忌证的是(　　　)。

A. 肌肉劳损　　　　B. 骨折　　　　C. 血栓性静脉炎　　　D. 肢体溃疡

15. 下列属于超声波治疗适应证的是(　　　)。

A. 小儿骨骺部　　　　　　　　　　　B. 心脏起搏器安装者

C. 软组织扭挫伤　　　　　　　　　　D. 多发性血管硬化

16. 下列针对超声波治疗技术说法错误的是(　　　)。

A. 治疗时,需将声头接触治疗部位或浸入水中,方能调节输出

B. 采用直接治疗法时,声头应紧密贴于皮肤,不得留有任何空隙

C. 采用移动法时,须不停移动声头

D. 治疗结束时,移开声头后,须将超声输出调回"0"位,最后关闭电源

17. 下列针对超声波治疗技术说法正确的是(　　　)。

A. 在检查超声波仪器是否正常时,声头不能涂上耦合剂或放入水中,只要各旋钮能调节参数即可

B. 采用间接治疗法时,声头可不必紧密贴于皮肤

C. 治疗过程中,不得卷曲或扭转仪器导线

D. 在治疗时,为缩短治疗时间,可增大强度

18. 急性软组织损伤患者,治疗参数宜选用(　　　)。

A. 连续模式　　　B. 脉冲模式　　　C. 高声强　　　D. 长时间

19. 患者扭伤后外踝肿胀、疼痛 10 h,下列超声波治疗处方中宜选用(　　　)。

A. 固定法,强度 0.5～0.8 W/cm²,脉冲波 1∶10,频率 1 MHz

B. 移动法,强度 0.8～1.0 W/cm²,脉冲波 1∶1,频率 3.2 MHz

C. 移动法,强度 0.5～0.8 W/cm²,脉冲波 1∶10,频率 3.2 MHz

D. 固定法,强度 1.0～1.5 W/cm²,连续波,频率 1 MHz

20. 关于超声雾化吸入疗法的说法错误的是(　　　)。

A. 常用频率 1.3～2.5 MHz　　　　　B. 雾化液一般成人 30 mL,儿童 15～20 mL

C. 治疗时,患者需做慢而深的呼吸　　D. 治疗结束后,先关电源开关,再关雾化开关

二、综合实训

案例:患者赵某,男,42 岁,某公司干部。因"右肘关节疼痛、活动障碍 20 h"来康复医学科门诊。患者于昨日下午打羽毛球时右肘关节扭伤,晚上出现肘关节红肿疼痛,屈伸困难,经休息、冰敷、服用布洛芬缓释胶囊不见好转,故来诊。检查发现右肘关节处肿大,尤以肱骨外上髁处为甚,

休息位时 VAS 评分:5/10。肘关节呈屈曲状,伸展时疼痛明显(VAS 评分:8/10),Mills 征(+)。医生诊断为"右肱骨外上髁炎",建议行超声波治疗。作为康复治疗师,请回答下列问题,并进行相应操作。

实训 1   治疗前评价:以二人一组,模拟医患角色,进行主观及客观检查。

实训 2   仪器准备:检查超声波治疗仪是否正常。

实训 3   治疗实施:针对此急性期患者,如何选择治疗参数? 请模拟操作。

实训 4   结束治疗:治疗结束时,如何处理?

实训 5   1 周后,患者症状改善明显,但完成拧毛巾等活动时仍有右肘部胀痛(VAS 评分:3/10),右肱骨外上髁处压痛(VAS 评分:5/10),为进一步改善症状,如何选择治疗参数? 请模拟操作。

第八章 磁场疗法

本章课件

任务目标

1. 能学会静磁场治疗技术、动磁场治疗技术、低频脉冲电磁场治疗技术的技能操作。

2. 能合理选择静磁场治疗技术、动磁场治疗技术、低频脉冲电磁场治疗技术的治疗对象。

3. 能解决在静磁场治疗、动磁场治疗、低频脉冲电磁场治疗过程中出现的各种问题。

4. 在进行治疗的过程中,能使用、管理常用仪器、设备,安排与管理安全、合适的医疗与康复环境。

5. 能做到尊重关爱患者及家属,沟通时自然大方,解释清晰;帮助和指导患者进行康复锻炼。

我国是世界上最早使用磁石防病治病的国家,治疗历史已经有两千多年。我国的很多医学著作都有用磁石治病的记载。国外最早使用磁石治病的记录是古希腊医生加仑的记录,他把磁石作为泻药应用到临床治疗腹泻中。随着物理医学的发展,磁场疗法在很多方面都得到应用,如治疗高血压、神经衰弱等。20 世纪 70 年代以后,很多国家都开展了生物磁学的实验与研究,使利用生物磁场治疗各种疾病的技术快速发展。目前,磁场疗法已被广泛应用于康复治疗中。

第一节 概　述

任务导入

有报道用磁场疗法治疗急性腰扭伤 102 例,用稀土块钡铁氧体磁盘 2 片贴于最痛处,以胶带固定,一般放置 3～4 天,1 个月随访结果显示:痊愈 58 例,显著有效 40 例,有效 4 例。耳穴贴磁麻醉常用于膀胱镜检查,分别贴稀土小圆磁盘于手术者两耳膀胱穴与尿道穴前后,诱导 5 min,行膀胱镜检查,无 1 例失败。这都是静磁场治疗技术的临床应用。作为一名治疗师,请思考下列问题:①对该患者进行静磁场治疗时应如何操作? ②静磁场治疗技术的相关知识有哪些?

导　语

本节内容主要介绍磁场疗法的基本概念、物理特性和分类。磁场通过磁力线影响人体内电流分布、微粒运动以及细胞膜的通透性等,从而起到治疗作用;根据磁场强度和方向的不同,磁场又分为静磁场和动磁场两种。

Note

一、概念

磁场疗法（magnetic field therapy）是一种利用磁场作用于人体穴位、局部或者全身，以达到治疗疾病目的的方法。磁场作用于人体，可影响体内电流分布、荷电微粒的运动、膜系统的通透性和生物高分子的磁矩取向等，使得组织细胞的生理、生化过程发生改变，产生消肿、镇痛、促进血液及淋巴循环、提高骨密度等作用。

二、物理特性及分类

（一）物理特性

1. 磁铁特性

（1）磁体：能吸引铁、镍、钴和其他合金的物体。

（2）磁极：磁体中磁性最强的部分称为磁极，其中一极为南极（S 极），另一极为北极（N 极）。磁极之间具有同性相斥、异性相吸的特性。

（3）磁场：磁体周围磁力作用的空间及范围。

（4）磁力线：描述磁场分布情况的曲线，磁力线在磁体的外部是从北极走向南极，在内部由南极回到北极（图 8-1）。

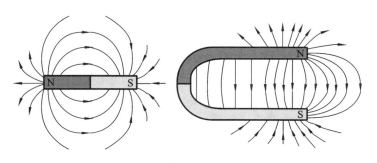

图 8-1　磁铁磁场的磁力线分布

（5）磁化：使没有磁性的物体经过磁场的作用变为有磁性的物体的过程。

（6）磁场强度：真空磁场中，磁场的强弱用磁场强度（H）来表示。磁场中某点的磁场强度在数值上等于在该点上单位磁极所受的力，单位为安培/米（A/m）。

（7）磁通量：通过某一截面积的磁力线总数，用 Φ 表示，单位为韦伯（Wb）（图 8-2）。

（8）磁感应强度：在电流的磁场中，放进磁介质，在原磁场强度的基础上，又附加了一个因磁介质磁化所产生的磁场强度，称为磁感应强度，用 B 表示，单位为特斯拉（T）。在讨论磁场疗法的治疗剂量时，通常采用后者。

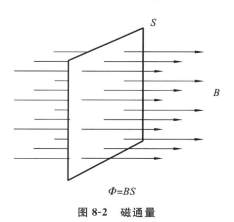

$$\Phi=BS$$

图 8-2　磁通量

2. 磁性材料

（1）磁导及磁阻：磁力线从 N 极到 S 极的途径称为磁路。在磁路中导磁的力量称为磁导，而阻止磁力线通过的力量称为磁阻。磁导率（μ）反映了不同物质的磁性大小，即不同物质被磁化的程度。真空时 $\mu=1$。按磁导率的大小可将物质分成三大类。

Note

①顺磁质:磁导率略大于真空时,即 $\mu > 1$。如空气、稀土金属、镁、铂、铝等。

②反磁质:磁导率略小于真空时,即 $\mu < 1$。如水、玻璃、惰性气体、铋、锑等。

③铁磁质:磁导率很大,即 μ 远大于 1。在外加磁场作用下极易被磁化,是良好的磁性材料,如铁、镍、钴、磁性合金等。

人体组织中有些是顺磁性物质,有些是抗磁性物质,人体的磁导率接近于1,即 $\mu \approx 1$。

（2）软磁材料和硬磁材料

①软磁材料:容易被磁化,也容易失去磁性的材料。它们可得到较强磁场,适用于电磁铁和继电器的铁芯,如纯铁、铁镍合金等。其广泛用于电工设备和电子设备中。应用最多的软磁材料是铁硅合金(硅钢片)以及各种软磁铁氧体等。

②硬磁材料:外加磁场撤去后,仍保留较强的磁性,磁性不易消除。它们适用于制造永磁电机和永磁扬声器等。如碳钢、钨钢、铝镍钴合金等。硬磁铁氧体的晶体结构大致是六角晶系磁铅石型,其典型代表是钡铁氧体 $BaFe_{12}O_{19}$。这种材料性能较好,成本较低,不仅可用作电讯器件如录音器、电话机及各种仪表的磁铁,而且在医学、生物和印刷显示等方面也得到了应用。硬磁材料常用来制作各种永久磁铁、扬声器的磁钢和电子电路中的记忆元件等。

（二）磁场的分类

根据磁场强度和方向是否发生变化,磁场可分为静磁场和动磁场两种。

1. 静磁场　磁场强度和方向不随时间改变而变化的为静磁场(图 8-3),又称恒定磁场。如磁片磁场法或电磁铁通以直流电产生的磁场。

2. 动磁场　磁场强度和方向随时间改变而变化的为动磁场。常见的动磁场包括交变磁场、脉冲磁场和脉动磁场。

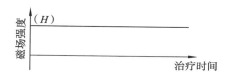

图 8-3　静磁场

（1）交变磁场:交变电流产生的磁场,磁场强度和方向都会随着时间按照一定的规律变化(图 8-4)。

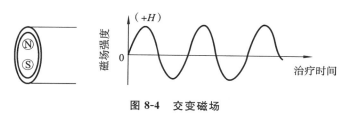

图 8-4　交变磁场

（2）脉冲磁场:磁场强度随时间变化突然发生、突然消失,两个脉冲之间有间隙的磁场称为脉冲磁场。

（3）脉动磁场:磁场强度随时间变化而变化,但方向不变的磁场称为脉动磁场。如同极旋转磁疗机、电磁铁通以脉动直流电和磁按摩器产生的磁场(图 8-5)。

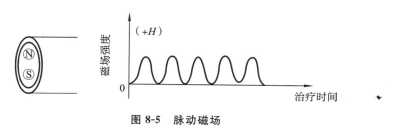

图 8-5　脉动磁场

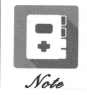

第二节 治疗原理与治疗作用

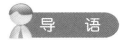

本节内容主要介绍磁场疗法的治疗原理与治疗作用。磁场疗法通过作用于机体细胞、神经内分泌系统、消化系统等,从而达到促进骨折愈合、消炎、消肿、镇痛等治疗作用。

一、治疗原理

（一）磁场对细胞的作用

1. 产生微电流 人体各种体液都是电解质溶液,属于导体,在交变磁场中,磁力线做切割导体的运动,将产生感生电流;随着心脏的收缩与舒张,血管也在不停地进行运动,而且血液也是不断地在流动,所以虽是恒定磁场,由于血管和血流的运动,对磁力线进行切割,也将在体内产生电流。进行磁疗所产生的感生电流是很弱小的,即微电流。微电流可对体内生物电活动造成影响,从而影响各器官组织的代谢和功能。

2. 磁场对生物电的作用 生物电是人体生理活动的重要组成部分。在磁场作用下,生物电流将受到磁场力的作用,即磁场将对生物电流的分布、电荷运动形式及其能量状态产生作用,因而引起有关组织器官的功能发生相应的变化。此外,生物体的氧化还原反应过程中存在电子的传递,磁场可能对电子传递过程产生作用而影响生化反应过程。

此外,低频脉冲电磁场能够刺激某些细胞因子持续恒定地分泌,广泛影响神经细胞、骨细胞、软骨细胞、内分泌细胞与成纤维细胞;可作用于第二信使,调节细胞增殖分化,并可导致细胞功能发生改变。

（二）磁场对神经内分泌的作用

磁场对中枢系统神经元既有抑制作用,又有兴奋作用,其中抑制作用占主导地位。在磁场作用下,观察到动物的某些激素分泌发生变化,说明磁场对神经内分泌存在影响;神经内分泌对人体各系统起着重要的调节作用;神经对磁场变化是比较敏感的,因而磁场作用于人体,往往会通过神经、内分泌、体液产生治疗作用。

（三）磁场对运动系统的作用

1. 对骨的作用 低频脉冲电磁场能加速受损骨结构的修复与愈合,其作用机制可能有改善局部血液供应;改变骨与软骨细胞环境,使氧张力降低而刺激细胞分化为软骨母细胞和成骨细胞而成骨;使 pH 升高,有利于钙化;对钙盐产生某种动力学影响,促进钙盐向阴极侧脉动沉着,从而加速钙化过程;激活细胞内的 cAMP,具有类似内分泌激素的作用,对软骨细胞或骨细胞构成一种细胞外信息。

2. 对关节的作用 低频脉冲电磁场可减少退行性骨关节炎患者表层软骨的缺损,延缓关节软骨结构的退化,促进软骨损伤的修复。体外实验中,其可促进关节软骨内软骨蛋白的产生,可能通过促进软骨细胞内遗传物质的合成和代谢,促进软骨细胞生长。如刺激的参数设置适当,其可促进肌腱组织中多种氨基酸及胶原蛋白的合成,加速肌腱组织愈合。

（四）磁场对心血管系统的作用

1. 对血管的作用　低频脉冲电磁场可改善血管张力，使血管扩张，血流加快，改善微循环。这也是其产生消炎、消肿、镇痛作用的基础。低频脉冲电磁场还可以促进血管内皮细胞增殖、迁移；促进内皮细胞分泌血管内皮细胞生长因子、成纤维细胞生长因子；促进内皮祖细胞增殖和一氧化碳分泌，抑制凋亡，从而促进内皮修复和血管再生；通过影响高脂血症患者脂蛋白的代谢，降低血脂水平，减少胆固醇和甘油三酯进入血管内皮下沉着的机会，减轻高血脂状态下对血管壁的损害。

2. 对血液的作用　磁场可降低血液黏度，改善血液流变特性，促进血液循环。这可能与下列因素有关：磁场作用可加快红细胞的电泳速度，增大表面电荷密度，使细胞之间的相互排斥力增大，促进红细胞聚集体解聚；红细胞的表面电荷受到垂直方向的洛仑磁力的作用，合力作用下进一步加速解聚。低频脉冲电磁场能显著降低小鼠红细胞脆性，增强韧性，具有保护红细胞的作用。

3. 对心脏的作用　动物实验表明，磁场对正常心脏无明显影响。但对病变的心脏，磁场可增强左室收缩功能；通过抑制主动脉内壁粥样斑块的形成，延缓动脉粥样硬化病变的进展；预防心脏及肝脏发生脂肪变性。此外，磁场可使乙酰胆碱降低心率的作用减轻，亦可对抗阿托品注射后加快心率的作用。

（五）磁场对经穴的作用

目前认为，经络、穴位具有生物电的作用。实验证明，磁场作用于穴位与针灸作用于穴位，有着较大的相同、相通之处。现在认为穴位是生物电的触点，经络是传导生物电的信号通道，当某器官活动功能发生变化时，相应经络、穴位的电位发生变化，因而推测磁场可能影响经络、穴位的电磁活动过程，使生物电得到调整，以利于疾病康复。

（六）磁场对酶的作用

磁场作用可产生微电流，这种电流能够影响电荷的运动与分布，酶作为人体新陈代谢活动的重要参与者，其组成中有金属离子与非金属离子，这些离子受磁场产生的微电流影响，从而调节酶的活性。

二、治疗作用

（一）镇痛作用

磁场可抑制神经的生物电活动，降低末梢神经的兴奋性，阻滞感觉神经的传导，提高痛阈。磁场能改善血液循环，可减轻缺血、缺氧及水肿后，因致痛物质聚积而发生的疼痛；此外，磁场还可提高致痛物质水解酶的活性，使缓激肽、组胺、5-羟色胺等致痛物质水解或转化，达到镇痛目的。

（二）镇静作用

磁场对中枢神经的作用主要为增强抑制过程，可改善睡眠状态，降低肌张力，缓解肌肉痉挛，改善睡眠时间，调整自主神经功能。动磁场镇静作用较静磁场弱。

（三）消炎、消肿作用

磁场对慢性炎症以及软组织损伤引起的局部肿胀有缓解和消解作用。磁场可以改善微循环，增高血管的通透性，具有抗渗出和促进吸收的作用。此外，磁场还可以增强白细胞及吞噬细胞的能力而消炎、消肿。

（四）促进骨折愈合

磁场可改善骨折部位的血液循环，开放生理性关闭的微血管，直接或间接增加局部组织的血

145

液供应,从而促进骨折的愈合。动磁场产生的微电流对成骨细胞及软骨细胞有直接促进生长的作用,并可抑制破骨细胞的活性,达到促进骨折愈合的作用。低频脉冲电磁场可刺激并增加(数量和质量方向)骨组织的钙化,加速骨痂的形成,缩短骨折愈合时间,防止假关节和肥大骨细胞的形成,不仅可用于治疗骨不连或骨迟缓愈合,也可用于治疗新鲜骨折;它还能改善骨密度、骨生物力学性能和骨结构,因而对骨质疏松有明显防治作用。

(五)调节胃肠功能

磁场对病理性胃肠有双向调节的作用。由于胃肠的蠕动,在磁场作用下可以产生感应微电流,微电流可以调节胃肠功能。一方面,对于胃肠蠕动慢者可以促进胃肠的蠕动;另一方面,对于胃肠蠕动过快者可抑制胃肠的蠕动。磁场对痉挛的平滑肌有松弛作用。另外,磁场可以影响酶的活性,从而调节物质代谢和吸收,因此,磁场疗法对炎性腹泻有治疗作用。

(六)软化瘢痕

在磁场作用下血液循环改善,渗出物吸收和消散加速,同时成纤维细胞内水分和盐类物质增多,分泌功能障碍,成纤维细胞内溶酶体增多,促进细胞吞噬,阻止瘢痕形成。

第三节 治 疗 技 术

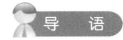 导 语

本节内容主要介绍磁场疗法的设备、治疗方法。磁场疗法根据治疗特点分为静磁场疗法和动磁场疗法,动磁场设备常见的有旋磁机、低频交变磁场磁疗机以及脉动、脉冲磁场磁疗机。

一、设备

(一)静磁场设备

静磁场设备一般结构简单,价格低廉,在临床上得到了广泛应用。常用的静磁场设备有磁片、磁针及永磁吸取器。

1. 磁片　磁片是最常用的磁疗用品,磁片的材料有稀土永磁材料、永磁铁氧体材料等。形状有圆形、长方形、圆柱形等,多为圆形(图 8-6)。稀土永磁材料表面磁场强度高,作用较强,但是价格较高。永磁体氧体材料来源广泛,价格较低,但是为了增加表面磁场强度,需增加其体积,其表面磁场强度可以满足一般的临床需要,目前应用较多。

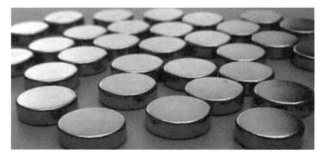

图 8-6　磁片

2. 磁针　磁针多采用稀土永磁材料,其尖端的表面磁场强度较高。磁针的永磁体安装在一个长约 5 cm 的手柄内,使用时手持手柄进行操作(图 8-7)。手柄用有机玻璃或其他材料制成,有的还有调磁装置,可以根据治疗需要调节尖端的磁场强度。

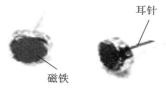

图 8-7　磁针

3. 永磁吸取器　永磁吸取器结构比较简单,由手柄及永磁体组成。手柄用有机玻璃或金属制成,永磁体多采用稀土永磁材料,嵌在手柄内,其尖端多较圆钝,尖端的磁场强度高。

（二）动磁场设备

动磁场设备一般由电源及磁头两部分组成。改变电流和磁头的组合,可获得不同治疗作用的动磁场,常见的动磁场设备有旋磁机、低频交变磁场磁疗机、脉动磁场磁疗机和脉冲磁场磁疗机。

1. 旋磁机　旋磁机是常用的磁疗机,主要包括永磁体、电动机、外壳及整流装置。永磁体一般应用磁片,磁片以 2～4 片者较多,电动机转动时带动永磁体转动,使恒定磁场变为旋转磁场。外壳由硬塑料制成,圆筒形,直接接触患者皮肤(图 8-8)。

2. 低频交变磁场磁疗机　主要由电源部分和磁头部分组成,电源部分主要由变压器等组成,将 220 V 的电压变压后输送给磁头。磁头主要由线圈、铁芯、外壳等组成。铁芯由硅钢片重叠后插入线圈,线圈与铁芯固定在金属壳内,金属壳一面开放使磁场进入人体,开放面装有一弹簧片,在交变磁场的作用下,弹簧装置可随之发生振动。低频交变磁场磁疗机通过变换不同磁头可以产生交变、半波、尖端、变频等不同波型的磁场(图 8-9)。

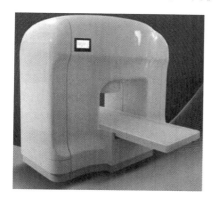

图 8-8　旋磁机

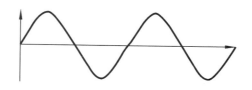

图 8-9　低频交变磁场

3. 脉动磁场磁疗机　脉动磁场磁疗机由电源和磁头两部分组成。电流经过整流后称为脉动直流电流,通过线圈后产生脉动磁场,通过磁头作用于人体。磁场强度与通过线圈的电流大小有关(图 8-10)。

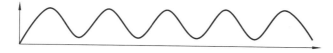

图 8-10　脉动磁场

4. 脉冲磁场磁疗机　脉冲磁场磁疗机由电源和磁头两部分组成,产生的磁场为脉冲磁场(图 8-11)。磁头可为圆形和环形。脉冲磁场磁疗机的磁场强度可为 0～1 T,低强度脉冲磁场磁疗机的磁场强度为 5～7 mT。

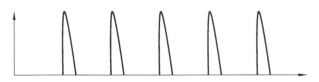

图 8-11 脉冲磁场

（三）医用磁水器

医用磁水器是制造医用磁处理水的磁疗器械。医用磁水器由永磁体、容器、导水管、外壳及附件组成。其最主要的部分是永磁体，多用永磁铁氧体，磁场强度为 0.1 T。可用静态法和动态法。静态法是将普通水置于磁水器中，经过一定时间后取用，如磁水杯。动态法是将普通水通过细乳胶管，流经磁场而产生磁处理水（图 8-12）。医院多采用动态法。

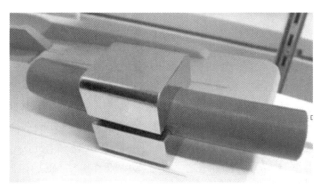

图 8-12 医用磁水器

二、治疗方法

（一）常用治疗方法

1. 静磁场疗法 将磁片直接贴敷在患病部位或穴位，以胶布或伤湿止痛膏固定。为了防止损伤或刺激皮肤，可在磁片与皮肤之间垫一层纱布或薄纸。贴敷患病部位时，选用患区或其邻近穴位，或是用远隔部位的穴位。贴敷穴位时，一般多用直径 1 cm 左右的磁片；贴敷患区时，根据患区的范围大小，选用面积不同的磁片。

1）直接贴敷法 将磁片或磁珠直接贴敷于治疗部位、腧穴或阿是穴（痛点、病灶区等）等穴位进行治疗，是临床静磁场疗法中常用的一种方法。其操作方法为先以 75% 乙醇清洁消毒所选穴区，待干燥后置上磁片或磁珠，可盖一大于其表面积的胶布予以固定。贴敷较大型号的磁片时，为了避免压伤或擦破表皮，可在磁片与皮肤间垫一层纱布或薄纸。具体贴敷方法有以下几种。

（1）并置贴敷：在相邻的两个穴位或痛点上并行贴敷两块磁片，极性配列有同名极与异名极之分（图 8-13）。

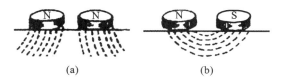

(a)   (b)

图 8-13 双磁盘并置贴敷法磁力线分布

（2）对置贴敷：在患区两个相对应的穴位或部位上贴敷磁片时，用异名极使两磁片的磁力线相互联系形成一个贯通磁场，则治疗部位处在磁场作用之中，如腕部的内关与外关，肘部的曲池与少海,以及在手足等处两个相对应的部位(图 8-14)。但在组织很厚的部位,如胸背之间、腰腹之间的对置贴敷则不会形成贯通磁场,因为磁力线通过厚组织时,会不断衰减至零。

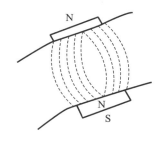

(3)多磁片法:磁片安置采用线形或者环形安置。线形安置即将磁片固定在同一平面上,磁片之间可以是同名极,也可以是异名极。而对肿物进行治疗时,磁片可采用环形安置,使肿物处在磁片的包围中。

如果病变范围较大,用 2 片或者 2 片以上的磁片,一般不超过 6 片磁片。

图 8-14　双磁盘对置贴敷法磁力线分布

2)间接贴敷法　将磁片缝在固定的布料等载体中,根据磁片的多少、各穴位之间的距离,缝制固定器,以便使磁场能准确地作用于治疗部位。常用的有磁疗表带、磁疗项链、磁疗背心、磁帽等(图 8-15),适用于腰椎退行性病变、风湿病、脊柱病等的辅助治疗;此外,还有磁护膝,适用于风湿性关节炎、膝关节退行性病变等的辅助治疗。

3)耳穴贴磁法　用胶带将小磁盘或磁珠固定在耳穴治疗疾病的方法(图8-16)。每次贴敷的穴位为2～4 个,不宜太多,以免磁场相互干扰,每 5～7 天更换穴位。耳穴贴磁法的选穴原则与耳针疗法相同。此法可用于治疗神经衰弱、高血压、荨麻疹和神经性皮炎等。

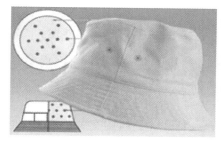
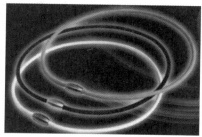
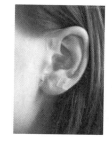

图 8-15　磁疗产品　　　　　　　　　　　　　　　　**图 8-16　耳穴贴磁**

2. 动磁场疗法

1)旋磁疗法(图 8-17)　将旋磁机的机头直接对准患者患区或穴位,穴位选取与贴敷法相同。为保证磁片转动后能有较强的磁场作用,机头与治疗部位距离应尽量缩短,以不触及皮肤为限;腕、肘、踝、手及足部等皮下组织菲薄的部位,可用双机头对置法,将治疗部位置于两个不同极性的机头之间,使磁场穿透治疗部位。一般每个部位或穴位治疗时间为 15～30 min,个别穴位如百会穴每次治疗不超过10 min,每日 1 次,必要时也可以每日 2 次,15～20 次为一个疗程。

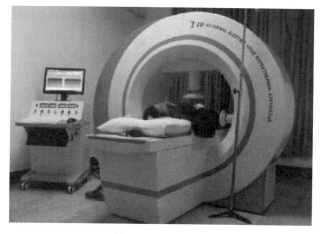

图 8-17　旋磁疗法

常规操作程序：①根据病情，患者取坐位或卧位并显露治疗部位；②将机头置于治疗部位，固定好支臂架；③打开电源开关，电源指示灯亮后，开电机开关；④电机指示灯亮后，徐徐转动电位器旋钮，将电压调至所需强度；⑤治疗过程中要询问患者情况及注意机器响声是否正常，如机器响声出现异常，应及时处理；⑥治疗结束，缓慢向逆时针方向转动电位器，将电压降到零位后，再关电机开关和电源开关，移动机头。

2）电磁疗法

（1）低频交变磁场疗法：根据治疗部位的形状选择磁头（图 8-18），患者取舒适体位，暴露治疗部位，治疗者将磁头放置在治疗部位，按照机器说明进行操作，原则上采取病变局部治疗，适当兼顾经穴。一般每次治疗时间为 20～30 min，每日 1 次，15～20 次为一个疗程。

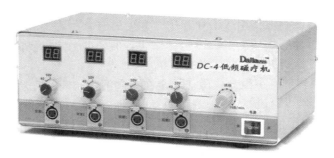

图 8-18　交变磁疗机

常规操作程序：①患者取舒适体位，暴露治疗部位；②根据治疗部位的外形及范围，选用合适的磁头；③检查仪器面板开关旋钮是否在关的位置；④将磁头输出导线插入治疗机的插口，根据治疗需要，将开关旋钮指向"弱""中"或"强"；⑤接通电源，电流通过输出导线进入磁头线圈产生磁场；⑥在治疗过程中，患者可有振动感及温热感；⑦治疗结束，将开关旋钮旋至关的位置，将磁头取下。

（2）脉动磁场疗法：目前脉动磁场疗法应用较少。一般每次治疗时间为 20～60 min，每日 1 次。

常规操作程序：①患者躺卧床上，将治疗部位置于两磁头之间，使磁力线垂直通过治疗部位，调节上磁头的高度，使上磁头降到距皮肤最近距离或接触皮肤；②检查仪器面板开关应在关的位置，电流表指针应在"0"位，打开电源开关，接通电源，指示灯亮；③根据病情需要，转动电流调节钮，增大电流达治疗剂量；④治疗结束后，将电流调回到"0"位，然后将开关旋钮调到关的位置，升高上磁头的高度，移开磁头。

（3）脉冲磁场疗法：脉冲电磁场根据频率的不同，分为低频脉冲电磁场、中频脉冲电磁场、高频脉冲电磁场。根据波型不同，则可分为矩形方波磁场、正弦波磁场、类三角形及尖峰衰减磁场等类型。每次治疗时间为 20～30 min，每日治疗 1 次，15～20 次为一个疗程。

常规操作程序：①连接电源线：将电源线连接在位于主机的插头上，接地或使用接地端与建筑物的接地端连接良好。②连接磁头导线：将两个磁头上的四根导线接在四个接线柱上。红的接在红色接线柱上；黑的接在黑色接线柱上。将磁头的电缆插入主单元的输出插口；检查治疗仪面板各端口与旋钮是否均在规定位置上。③打开电源开关，检查仪器，查看显示预设值；分布调节波段、磁场强度、波动脉冲频率及时间至治疗所需参数。④遵照医嘱，将磁头附在治疗部位上，按开始键，磁头便可产生所需的磁场。⑤治疗结束时，按停止键，并按治疗的相反顺序关闭仪器，取下磁头。

3. 磁处理水法　磁处理水法用于治疗尿路结石、胆结石、萎缩性胃炎。患者每天饮磁处理水 2000～3000 mL，晨起空腹饮 1000 mL，其余分次饮用。2～3 个月为一个疗程。

（二）治疗剂量

1. 剂量分级 根据磁场的不同,治疗剂量的分级也不同。静磁场的治疗剂量以永磁体磁片的表面磁场强度为准。在动磁场疗法中,磁场强度随时间发生变化,或者是磁场的方向与磁场强度均随时间发生变化。一般以治疗时最大的磁场强度作为磁疗时剂量的定量标准。静磁场和动磁场的治疗剂量都可分为小剂量、中剂量及大剂量三个级别。

（1）小剂量:在静磁场疗法中,磁片表面磁场强度之和的总磁场强度小于 0.3 T 为小剂量;而在动磁场疗法中小剂量通常是指磁场强度小于 0.1 T。

（2）中剂量:在静磁场疗法中,磁片表面磁场强度之和的总磁场强度在 0.3～0.6 T 范围内为中剂量,而在动磁场疗法中剂量通常是指磁场强度大于 0.3 T。

（3）大剂量:在静磁场疗法中,磁片表面磁场强度之和的总磁场强度大于 0.6 T 为大剂量;而在动磁场疗法大剂量通常是指磁场强度大于 0.3 T。

2. 剂量选择 磁场疗法采用的剂量与患者的一般情况及治疗部位有关,一般按以下几点选择。

（1）患者情况:年老体弱者、久病者、儿童、过敏体质者等开始先用小剂量,而年轻体壮者可用中或大剂量。

（2）病变性质:急性疾病开始时用小或中剂量,慢性疾病开始时即可用中或大剂量。

（3）治疗部位:头、颈、胸部开始时用小剂量,腰、腹、四肢及深部开始时即可用中或大剂量。

第四节 临床应用

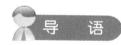

本节内容主要介绍磁场疗法的适应证、禁忌证以及注意事项。磁场疗法副作用相对较小,广泛应用于临床各科,其中静磁场与动磁场在使用过程中又有各自特点,宜区别应用。

一、适应证

（一）骨与软组织损伤

软组织挫伤、外伤性血肿、颈椎病、腰背痛、关节炎、腱鞘囊肿、骨关节炎、肩周炎、肌腱炎、风湿性关节炎、类风湿性关节炎。

（二）神经系统疾病

自主神经功能紊乱、忧郁症、坐骨神经痛、三叉神经痛、神经性头痛、神经衰弱、下肢神经痛、更年期综合征。

（三）呼吸系统疾病

支气管哮喘、慢性支气管炎、慢性阻塞性肺疾病。

（四）五官科疾病

耳鸣、耳聋、慢性鼻炎、颞下颌关节功能紊乱等。

（五）皮肤疾病

瘢痕、皮炎、烧伤、慢性皮肤感染。

二、禁忌证

戴有植入式心脏起搏器或置入式大脑神经刺激器；恶性肿瘤；严重糖尿病及肾功能衰竭；患者对治疗不能充分配合；治疗部位存在较重感染；严重的心、肺、肝及血液疾病；体质极度衰弱；副作用明显者；孕妇与妇女月经期间；急性出血患者；心绞痛患者；高热患者等，白细胞计数在4000个/L以下。

三、注意事项

（一）注意不良反应

磁疗的不良反应少见，但治疗后如出现血压波动、心悸、头晕、恶心、一过性呼吸困难、嗜睡或严重失眠，应停止治疗。白细胞计数较低的患者应定期做白细胞检查。磁疗中发生的不良反应多为暂时性，停止磁疗、减少剂量或改变方法，这些不良反应一般可自行消失。老年人易出现磁疗副作用，头颈部治疗易出现磁疗副作用，强磁场治疗易出现磁疗副作用。

（二）磁片应用

在静磁场疗法中采用磁片贴敷法时，应注意使用75％乙醇消毒。避免对磁片进行加热，因为加热会使得磁性分子排列紊乱，磁性相互抵消而消失。不同磁场强度的磁片要分类保管，否则磁场强度小的磁片易碎裂。注意检查局部皮肤，皮肤溃破、出血等局部不宜直接贴敷，应隔有纱布再贴敷。

此外，磁疗时不要戴机械手表，以免损坏手表。

第五节　经颅磁刺激疗法

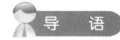

本节内容主要介绍经颅磁刺激疗法的概念、物理特性、治疗原理、治疗作用、治疗技术和应用。经颅磁刺激治疗技术是利用脉冲磁场作用于中枢神经系统，产生感应电流改变皮质神经细胞，从而达到影响脑内代谢和神经电活动的治疗技术，广泛应用于神经、精神、心理等领域。

一、概述

（一）概念

经颅磁刺激（transcranial magnetic stimulation，TMS）技术是一种利用脉冲磁场作用于中枢神经系统，影响脑内代谢和神经电活动的磁刺激技术（图 8-19）。其由英国科学家 Barker 等于1985 年首先创立，具有无痛、无损伤、操作简便、安全可靠等优点，因此很快应用于临床。

在经颅磁刺激的基础上发展起来的重复性经颅磁刺激（repetitive transcranial magnetic stimulation，rTMS）是一种新的神经电生理技术，临床上将刺激频率控制在 1 Hz 或 1 Hz 以下称为低频（慢速）rTMS，1 Hz 以上称为高频（快速）rTMS。低频 rTMS 可以使大脑皮质的兴奋性降低，高频 rTMS 使大脑皮质的兴奋性增高。

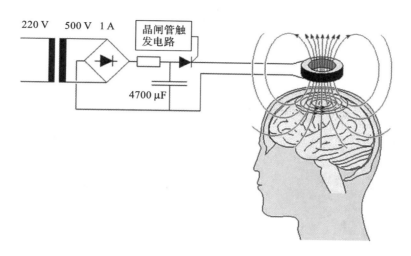

图 8-19 经颅磁刺激疗法

（二）发展简史

1985 年，Barker 成功研制出第一台经颅磁刺激仪，并率领研究小组成立英国磁刺激公司。

1988 年，同济医科大学附属同济医院成功研制出中国第一台经颅磁刺激仪。

1992 年，美国公司推出了第一台 rTMS 仪。

2005 年，华中依杰与华中科技大学合作研制出中国第一台 rTMS 仪。

2006 年，北京安定医院、北京大学第六医院相继启动了经颅磁刺激治疗精神病业务。

2010 年，北京市科委牵头正式成立世界首个"经颅磁刺激临床治疗精神障碍规范"研究课题。

二、治疗原理及作用

（一）治疗原理

经颅磁刺激治疗时，在特定部位的头皮上放置一带绝缘装置的导电线圈，当围绕线圈的强烈电流通过时，就会产生局部磁场。局部磁场会以与线圈垂直的方向透过头皮和颅骨，进入大脑皮质的一定深度，并在大脑皮质产生感应电场，继而对大脑的生物电活动产生干扰或调谐。由于只有微小的电流通过头皮和颅骨，基本无不适感，而产生的磁场可无创地透过皮肤和颅骨而到达颅内深层组织，诱发的电场进入组织中并不衰减，更容易实现颅脑深部刺激。

1. 生化作用 影响神经递质和受体，如多巴胺、5-羟色胺、谷氨酸等，通过刺激脑区的血流、代谢、兴奋性及内分泌功能而发挥治疗作用。

2. 生理作用 诱发皮质运动电位，进行中枢运动神经传导的测量，通过评价运动皮质兴奋性的功能，从而确定神经疾病所致的神经生理变化；改变大脑皮质的兴奋性，调节神经突触的功能；使特定皮质区产生可逆性损伤，从而达到暂时性关闭特定皮质区的某些功能。

（二）治疗作用

1. 电生理检查 TMS 作为新的神经电生理技术，与肌电图诱发电位仪结合新开辟的检查项目。通过测定运动诱发电位、运动阈值及中枢运动传导时间，来做出临床诊断。一般情况下，脑卒中患者运动诱发电位潜伏期延长、波幅降低、中枢传导时间延长；完全性脊髓损伤的患者不会引出运动诱发电位，否则为不完全性脊髓损伤。

2. 治疗神经系统疾病 可治疗帕金森病、癫痫、肌张力异常及抽动障碍、神经性疼痛、脊髓损伤、脑卒中、肌萎缩侧索硬化、多发性硬化、单侧忽略等。此外，还可用于治疗疼痛、精神障碍，如抑郁症及情绪障碍、强制性障碍、精神分裂症等。

三、治疗技术

（一）设备

经颅磁刺激疗法设备主要分为经颅磁刺激仪和刺激线圈两个部分（图 8-20）。

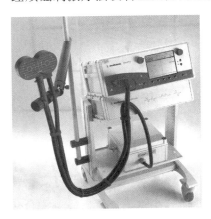

图 8-20　经颅磁刺激仪

线圈：根据形状分为圆形线圈、蝶形线圈，根据功能分为静态液冷（低耗能）、动态液冷（高耗能）。

线圈磁场分布与距离成反比，所以要贴近患者头部，沿 45°方向诱发最高刺激。

（二）治疗方法

根据患者病情以及身体状况，选择合适的刺激参数，刺激参数主要为强度、频率、刺激时间、间歇时间、重复次数（总的刺激时间和刺激脉冲个数）。

具体操作过程如下。

（1）将线圈与磁刺激器相连接。

（2）打开磁刺激器，根据医嘱选择治疗参数。

（3）检查危险物品，接受 rTMS 时不能携带心脏起搏器、金属物品、人工耳蜗、手表、信用卡等物品。

（4）接受 rTMS 治疗者背对仪器，线圈放在确定的治疗部位上。

（5）按下"运行"按钮。如果准备灯亮，那么当刺激器触发刺激时，就会产生一次刺激，如果激发器设定为重复的模式，磁刺激器就会在设定频率时触发。

（6）当治疗结束后，放好线圈，不准接触任何金属物品，防止线圈损坏。

（7）按顺序关闭机器。

每次治疗不超过 20 min，每天 1 次，每周 5 天，2～3 周为一个疗程。避免治疗适应和效果饱和。疗程太短则疗效不能巩固。

四、临床应用

（一）电生理检查

1. 运动诱发电位　刺激运动皮质、脊髓神经根或者周围神经从而记录肌肉运动复合电位，用来检查神经通路的完整性。

2. 运动阈值　记录靶肌肉的运动诱发电位来反映中枢运动神经兴奋性。

3. 中枢运动传导时间　在脊髓旁神经根处刺激可以引出靶肌肉动作，产生运动诱发电位，与头部刺激时产生运动诱发电位的潜伏期之差即为中枢运动传导时间。

（二）适应证

（1）神经系统疾病：癫痫、帕金森病、多发性硬化脱髓鞘疾病、运动神经元疾病、神经性疼痛、慢性疼痛、脊髓损伤、周围神经损伤、脑卒中及后遗症等神经疾病。

（2）精神障碍患者可以接受 rTMS 治疗。目前，国内外接受 rTMS 治疗最多的是抑郁症患者，其次是焦虑症患者和睡眠障碍患者，精神分裂症留有幻听的患者也是 rTMS 治疗的合适对象。孤独症、狂躁症患者也可以接受 rTMS 治疗。

（3）偏头痛、便秘、尿失禁、失眠、耳鸣的患者也能接受 rTMS 的治疗。

（三）禁忌证

（1）头颅有金属异物者。

（2）戴有心脏起搏器者、有人工耳蜗置入者、颅内压高者等禁止使用。

（3）有癫痫病史、癫痫家族史的患者禁止使用。

（4）有诱发惊厥、脑出血风险者禁止使用。

（四）注意事项

（1）将线圈与磁刺激器相连接，要保证无论何时连上线圈之后都能打开治疗仪。

（2）治疗前要检查危险物品，患者不能携带心脏起搏器、金属物品、金属置入物、耳蜗置入物、听力辅助装置、手表、计算器、信用卡等。

（3）当线圈使用结束后，应放到吊架上，不要随便放置，尤其不能放置在任何金属表面，金属可将线圈弹出或损坏；开机时不要离开。

（4）常见的不良反应有头痛、头晕，但持续时间多较短暂，可自行缓解，必要时可服用阿司匹林等解热镇痛药。

（5）产生脉冲强磁场的高压电容回路因接触不良或者积尘受潮可能会产生火花，为避免发生危险，周围不允许有易燃易爆物品。

（6）如果线圈的温度过高可致皮肤烧伤，在治疗过程中要注意线圈的温度。

（贾建昌）

能 力 测 试

一、单选题

1. 关于磁场疗法，以下叙述不当的是（　　）。

A. 旋磁场对于极性扭伤优于磁片贴敷法　　　　B. 年老体弱者从弱剂量开始

C. 勿使手机靠近磁场　　　　D. 磁场疗法疗程依病情决定

E. 戴有心脏起搏器者可做磁疗

2. 磁场的大小和方向不随时间变化而变化的是（　　）。

A. 磁片、磁垫、磁护膝　　　　B. 异名极旋磁机

C. 同名极旋磁机和磁按摩器　　　　D. 脉冲磁疗机

E. 电磁疗机

3. 以下哪项不是磁疗的作用？（　　）

A. 提高痛阈，有镇痛作用

B. 改善血液循环，促进渗出液吸收，有消肿作用

C. 使血管通透性增高，促进炎症产物排除，有消炎作用

D. 磁化水有排石作用

E. 磁辐射作用

4. 静磁场中，小剂量是指磁片表面磁场强度之和的总磁场强度（　　）。

A. 小于 1 T　　B. 小于 0.2 T　　C. 小于 0.4 T　　D. 小于 0.3 T　　E. 小于 0.5 T

5. 磁疗法不包括（　　）。

A. 直接贴敷法　　B. 间接贴敷法　　C. 旋转磁疗法　　D. 电磁疗法　　E. 磁化水

6. 磁疗法的禁忌证是（　　）。

A. 胆石症　　B. 关节炎　　C. 高血压　　D. 支气管哮喘　　E. 严重心功能不全

能力测试答案

7. 磁场强度的大小与距离的关系是（　　）。

A. 与距离成正比　　　　　　B. 与距离的平方成反比　　　　C. 与距离的平方成正比

D. 与距离成反比　　　　　　E. 无明显关系

8. 具有减轻疼痛,减少渗出作用的治疗方法是（　　）。

A. 磁疗　　　　B. 被动运动　　　C. 主动运动　　　D. 蓝紫光　　　E. 功能性电刺激

9. 下列有关颞颌关节炎的治疗,正确的是（　　）。

A. 病因治疗　　　B. 关节腔封闭　　　C. 旋磁治疗　　　D. 蜡块敷贴　　　E. 以上都是

10. 在烧伤的治疗中,磁疗可以（　　）。

A. 使坏死的组织脱落　　　　　　　　　　B. 软化瘢痕与松解粘连

C. 减轻疼痛与减少渗出　　　　　　　　　D. 促进静脉回流,减少血栓性静脉炎

E. 使瘢痕组织变软与伸长,关节挛缩得到纠正

11. 患者,女,73 岁,腰腿乏力,双下肢抽筋 6 个月,行双能 X 线骨密度仪测定,诊断为骨质疏松症,应考虑的物理治疗因子是（　　）。

A. 超短波　　　B. 红外线　　　C. 干扰电　　　D. 超声波　　　E. 低频脉冲电磁场

12. 经颅磁刺激治疗完成后,线圈不能放置在（　　）。

A. 陶瓷制品表面　　　　　　B. 塑料制品表面　　　　　　C. 金属表面

D. 木制品表面　　　　　　　E. 皮革制品表面

13. 理论上高频经颅磁刺激可以（　　）。

A. 促进神经细胞的再生　　　　　　　　　B. 抑制神经细胞的再生

C. 对神经细胞无明显影响　　　　　　　　D. 减弱神经细胞的代谢

E. 增强神经细胞的代谢

二、多选题

14. 磁场镇痛作用的机制是（　　）。

A. 降低末梢神经的兴奋性　　　　B. 加强血液循环,纠正组织的缺血、缺氧状态

C. 提高致痛物质分解酶的活性　　D. 组织感觉神经的传导

E. 抑制神经的生物电活动

15. 磁场具有（　　）。

A. 抗渗出作用　　　　　　　B. 促进吸收作用　　　　　　C. 促进渗出作用

D. 阻碍吸收作用　　　　　　E. 对良性肿瘤有一定的治疗作用

16. 可用于骨折、骨折延迟愈合、骨不连等的物理治疗方法有（　　）。

A. 超短波　　　　B. 紫外线　　　C. 钙离子导入　　　D. 磁疗　　　E. 低频脉冲电磁场

17. 经颅磁刺激治疗具有的优点是（　　）。

A. 无痛　　　　B. 无创　　　C. 操作简单　　　D. 安全可靠　　　E. 价格低廉

18. 重复性经颅磁刺激在临床上应用于（　　）。

A. 神经通路的临床评估　　　　B. 癫痫的研究和治疗　　　　C. 康复治疗

D. 精神障碍的治疗　　　　　　E. 脑功能的研究

三、名词解释

1. 磁场疗法

2. 磁场强度

3. 磁感应强度

4. 低频脉冲电磁场疗法

5. 经颅磁刺激疗法

四、问答题

1. 试述磁场疗法的剂量分级。
2. 试述磁场疗法的适应证及禁忌证。
3. 试述低频脉冲电磁场疗法的治疗作用。
4. 试述经颅磁刺激疗法的注意事项。

第九章　传导热疗法

任务目标

1. 能学会石蜡疗法、泥疗法、湿热袋敷疗法的操作技能。
2. 能合理选择石蜡疗法、泥疗法、湿热袋敷疗法的治疗对象。
3. 能解决在进行石蜡治疗、泥疗、湿热袋敷治疗等过程中出现的疑惑。
4. 应做到尊重、关爱患者，解释清楚，交流自然，动作轻柔、准确，注意保护患者的隐私。
5. 在进行治疗的过程中，能使用、管理常用仪器、设备，安排与管理安全、合适的医疗与康复环境。
6. 能做到尊重关爱患者及家属，沟通时自然大方，解释清晰；能帮助和指导患者进行康复锻炼。

第一节　概　　述

任务导入

患者，女，34 岁，初诊时间为 2012 年 10 月 22 日，因对称性手指小关节肿痛 2 年，晨僵，曾多次治疗，但始终不能治愈。就诊时近端指间关节、掌指关节、腕关节均肿胀，有挤压痛，晨僵，但无关节变形。舌淡红，苔薄白，脉沉弦，类风湿因子（RF）为 103.5 U。诊断：类风湿性关节炎。处方：中药每日 1 剂水煎服；甲氨蝶呤 10 mg，每周服 1 次（先从少量开始，逐渐加量）；来氟米特 20 mg，日服 1 次，每日分 3 次服。每日到康复医学科进行传导热疗法治疗。2014 年 4 月 6 日复诊，关节肿痛已有明显减轻，晨僵也有明显好转。作为一名康复治疗师，请思考下列问题：①该患者应选择何种传导热疗法？②传导热疗法相关知识有哪些？

导　语

本节内容主要介绍传导热疗法的基本概念、分类及治疗原理和治疗作用。传导热疗法取材广泛，设备简单，操作容易，应用方便，疗效较好，因而在各种医疗机构中或患者家中都能进行，具有温热作用、机械作用和化学刺激作用。

传导热疗法具有悠久的历史，我国《史记》中便早有记载："上古之时，医有俞跗，治病不以汤液醴酒,镵石挢引,案扤毒熨"。其中的"熨"就是指借助传导热进行的药物熨帖疗法。古埃及时期人们也用涂泥的方法治疗疾病。目前,常用的传导热介质有石蜡、湿热袋、热气流、酒、中药、泥、坎离砂等。

一、概念

传导热疗法(conductive heat therapy)又称温热疗法,是指借助各种传导热介质将热能直接传导作用于机体,从而达到治疗疾病、促进康复的目的的一种治疗方法。目前临床上较常用的传导热疗法有石蜡疗法、泥疗法、沙疗法、蒸气流疗法、蒸汽疗法、坎离砂疗法和湿热袋敷疗法等。

二、分类

根据所采用的传导热介质的不同,传导热疗法可分为如下几种。

1. 石蜡疗法　利用加热熔解的石蜡作为传导热介质,将热能传至机体,起到治疗作用的方法。

2. 泥疗法　采用各种泥类物质加热后作为介质,涂敷在人体一定部位上,将热传至体内,以起到治疗作用的方法。

3. 湿热袋敷疗法　利用热袋中的硅胶加热后散发出的热和水蒸气作用于机体局部治疗疾病的一种物理疗法,也称热袋法。

4. 其他疗法　包括蒸汽疗法、沙疗法、坎离砂疗法等。

三、治疗原理与作用

（一）治疗原理

1. 热和内能

（1）热：分子、原子、电子等物质微粒的一种无规则的运动状态。

（2）内能：物体的动能与势能之和。动能由分子的无规则运动产生,势能由分子之间的相对位置所决定。从现代观点来看,热和内能有着不可分割的联系,物体变热表示其内能在增加,变冷表示其内能在减少;对物体加热,表示用热量传递的方式使其内能增加。

2. 热量传递的方式

（1）传导：物体通过接触进行热量传递的方式称为传导。传导的热量与物体的物质构成、物体间接触面积和物体与周围环境的温度差等因素有关。

（2）对流：依靠物体本身流动传递热量的方式为对流。此种方式的特点是传热物体必须具有流动性,故只有液体和气体才能通过对流传递热量。

（3）辐射：由热源直接向空间发散热量的传递方式即为辐射。热辐射的特点是热量直接由热源表面以光的形式连续发射,以光速传播,不依赖其他物质。物体温度越高,单位时间内辐射的热量越多。

（二）传导热的生物学效应

1. 对新陈代谢的影响

（1）细胞化学反应：在一定温度范围内表现为正相关,而当温度超出这一范围,则呈负相关,达到某一温度时,细胞代谢停止,细胞死亡。

（2）基础代谢和能量代谢：在一定的温度范围内,温度每升高 10 ℃,基础代谢率增加 2～3 倍,即随温度升高,生物体的能量代谢加快,能量消耗增加。从理论上讲,组织摄氧量增加,就能获得更多的营养物质,有利于促进组织代谢和愈合。

2. 对生物体各器官、系统的影响

（1）皮肤：热刺激作用于皮肤,可使皮肤血管扩张,加强其营养和代谢,促进皮肤伤口和溃疡

知识链接

Note

的愈合,软化瘢痕,改善皮肤功能。

（2）肌肉:热刺激能使正常的肌肉从疲劳中迅速恢复,主要是由于热作用使肌肉充血,代谢改善,乳酸被充分氧化。热刺激还能缓解病理性的肌肉痉挛,主要通过作用于肌梭,使其降低发放冲动的频率。另外,温热还能通过抑制疼痛来缓解疼痛引起的肌紧张和肌痉挛。

（3）心血管系统:机体受热时,心率会加快,心肌收缩力增强,血压升高。当热刺激持久、广泛、强烈地作用于人体时,会导致心肌收缩力减低,甚至心脏扩大,发生心力衰竭。因此,心力衰竭患者禁用温热疗法。

（4）呼吸系统:适当的温热可以引起深呼吸运动,但持久而强烈的热刺激则可引起呼吸浅快。

（5）消化系统:温热可以缓解胃肠平滑肌痉挛。直接作用于胃部的热刺激可使胃黏膜血流量增加,促进胃肠蠕动,增加消化液的分泌。

（6）神经系统:与作用时间长短有关,一般来讲,短时间的热刺激会使神经系统的兴奋性增高,长时间则起到抑制作用。因此,热刺激可以起到降低张力和镇痛的作用。

在进行传导热疗法时,开始时患者会出现舒适、温暖的感觉,此后会逐渐感觉疲劳、乏力、困倦,如果温度偏高,治疗时间偏长,则疲劳无力的感觉会更加严重。

（三）治疗作用

1. 温热作用　石蜡、湿热袋、泥等都是热介质,通过热传导,可起到一定的温热作用。

2. 机械作用　石蜡、湿热袋、泥等都具有一定的重量,而且它们在治疗过程中会发生物理改变(例如,石蜡在逐渐冷却过程中体积可缩小 10%～20%),对治疗部位可产生机械压迫作用。

3. 化学刺激作用　石蜡、泥等热介质中含有部分化学成分,对机体有一定的作用。例如,石蜡中的化学成分能刺激上皮组织生长,有利于皮肤表浅溃疡和创面愈合。

第二节　石蜡治疗技术

任务导入

　　患者,男,4 岁,2002 年 5 月 27 日以"小儿脑性瘫痪(痉挛型),小儿精神发育迟滞,脑白质发育不良"住院治疗。患儿系第一胎第一产,孕 33 周顺产,出生体重 1900 g,出生后有"新生儿缺氧缺血性脑病"史。出生后患儿运动、智力发育落后,入院时患儿只能弯腰弓背坐,不能独站独行。双手精细动作差。语言理解、表达能力较差,反应迟钝。四肢肌张力高,双下肢硬直,关节活动度差,肌力低。扶站时双下肢屈曲,双足尖着地。扶行时双下肢交叉剪刀步。脑 CT 检查示脑白质发育不良。入院后给予体疗、按摩、针灸、中药熏蒸、理疗配合药物等中西医结合康复治疗。请思考下列问题:①对该患者进行传导热治疗,应选择哪一类? ②如何操作?

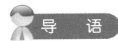 导　语

　　本节内容主要介绍石蜡治疗技术的概念、治疗原理、治疗作用、治疗技术及临床应用。石蜡疗法具有促进血液循环、软化瘢痕、松解粘连、镇痛、消炎消肿等作用,治疗方

法有蜡饼法、刷蜡法、浸蜡法等,是临床常用的一种治疗技术。

一、概念

利用加热熔解的石蜡作为传导热介质,敷于局部将热能传导到机体,达到治疗目的的方法称为石蜡疗法。临床上石蜡疗法常用蜡饼法、刷蜡法、浸蜡法等方法。

二、治疗原理及作用

(一)治疗原理

(1)石蜡由高分子碳氢化合物所构成,其结构式为 C_nH_{2n+2}。其含有 16～35 个碳原子的正烷烃,还有少量的异构烷烃和环烷烃。白色或黄色半透明无水的固体,无臭无味,呈中性反应。对酸和碱不易起反应,不溶于水,微溶于乙醇,易溶于乙醚、汽油、苯、煤油、氯仿等,在一般情况下不与氯化剂发生反应。

(2)石蜡是石油的蒸馏产物,其熔点为 30～70 ℃,沸点为 350～360 ℃。医用高纯度石蜡的熔点为50～56 ℃,沸点为110～120 ℃。当石蜡加热到 100 ℃或更高时,在与氧气充分接触的条件下,容易被空气中的氧气所氧化。医用高纯度石蜡含油量为0.8%～0.9%。我国早已大量生产医用高纯度石蜡,供医疗工作的需要。

(3)石蜡具有很大的可塑性、黏稠性和延伸性。随着热能的放散和冷却,石蜡逐渐变硬,其体积可缩小10%～20%,凝固后的石蜡70～90 min内能保持40～48 ℃,这是其他热疗所没有的。同时,这种热能向人体的传递是慢慢进行的。蜡疗时石蜡下面的皮肤温度一般升高到 40～45 ℃,而且在整个治疗期间都保持较高的温度。另外,放在皮肤上的石蜡迅速冷却形成坚固的蜡膜,这层膜能保护皮肤不受随后较热的石蜡作用。

(4)石蜡的比热容为 0.5～0.78 cal/(g・℃),热容量大(表 9-1),导热性小(导热系数为0.00059)。每千克石蜡熔解或凝固时,吸收或放出的热(熔解热或凝固热)平均为39 cal(表 9-2)。蜡层越厚,熔解石蜡的温度越高,由液态变为固态的过程越慢,保存温热的能力就越强。

表 9-1　石蜡的热容量

熔点/℃	50 ℃	55 ℃	60 ℃	65 ℃	70 ℃	75 ℃	80 ℃	90 ℃	100 ℃
45.9	0.533	0.581	0.616	0.650	0.681	0.692	0.746	0.779	0.832
50.5	—	0.553	0.561	0.589	0.638	0.668	0.709	0.764	0.832
53.1	—	—	0.612	0.642	0.695	0.708	0.732	0.799	0.872
61.3	—	—	—	0.573	0.611	0.639	0.660	0.699	0.810

表 9-2　不同熔点石蜡的熔解热

熔点/℃	熔解热/(cal/kg)
52.2	38.9
57.3	40.6
60.9	41.7
65.4	43.9

(二)治疗作用

1. 温热作用　石蜡的热容量大,导热性小和没有热的对流特性,又不含水分,冷却时放出大量热能,因此能使机体组织耐受到较高温度(55～70 ℃)而持久的热作用,这就比其他热疗优越。

一般认为石蜡敷于机体后,局部温度很快升高 8~12 ℃。经过一段时间后逐渐下降,但温度下降得很慢,在 60 min 内还保持一定的温度。

(1) 促进血液循环:温热可以使局部血管扩张,血液循环加速,血流量增加,起到改善局部血液循环的作用。

(2) 消除炎症:温热可以改善血液循环,加强静脉和淋巴回流,增强局部抵抗力、消除肿胀,有消除炎症的作用,但不适于急性炎症的早期。

(3) 镇痛:温热具有良好的镇痛作用。

2. 机械作用 石蜡的固有特性是良好的可塑性和黏滞性。在冷却过程中,石蜡的体积逐渐缩小(体积可缩小 10%~20%),治疗时与皮肤又紧密接触,产生对组织的压缩和轻微的挤压。因而促进温度向深部组织传递,呈现一种机械压迫作用。

(1) 消除肿胀:石蜡产生的机械压迫作用能加速局部肿胀的消除。

(2) 加深温热作用:局部的机械压迫作用使皮肤表面毛细血管轻度受压,有助于热量向深层组织传递,加深温热的治疗作用。

(3) 松解粘连,软化瘢痕:石蜡的机械压迫作用可以增强胶原纤维组织的延展性,软化瘢痕,松解粘连的结缔组织,有利于挛缩关节的功能锻炼,增大关节活动范围;还能增强皮肤弹性和柔韧性,防止皮肤松弛和皱纹形成。

3. 化学作用 石蜡对机体的化学作用是很小的。曾有实验指出,其化学作用取决于石蜡中矿物油的含量。如向石蜡中加入化学物质或油类物质,治疗时能呈现化学作用。如果加入放射性物质,能使石蜡具有放射性作用。

三、治疗技术

(一) 设备

(1) 医用石蜡:白色或淡黄色。

(2) 智能蜡疗机(图 9-1)。

(3) 电热熔蜡槽(图 9-2)。

(4) 双层套锅(槽)(隔水加热熔蜡,图 9-3)。

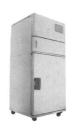
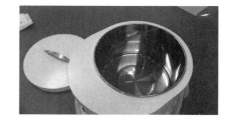
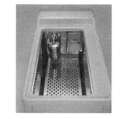

图 9-1 智能蜡疗机　　　　图 9-2 电热熔蜡槽　　　　图 9-3 双层套锅(槽)

(二) 治疗方法

1. 治疗前的准备

(1) 患者的评定:根据患者的病史、临床检查及辅助检查等资料了解患者的病情、自理情况、合作程度及反应情况等做综合的评定。

(2) 治疗师准备:相关知识准备充分,准确掌握石蜡的温度,防止烫伤。仪表端庄,着装整洁,洗手、戴口罩;注意保护患者隐私。

(3) 用物准备:蜡疗机(图 9-4),耐高温塑料布、温度计、手套、小铲刀、勺子、托盘、排笔、温度计、毛巾、污物桶等(图 9-5)。

Note

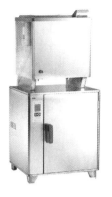

图 9-4　蜡疗机

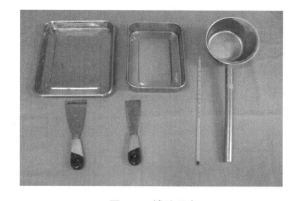

图 9-5　辅助设备

（4）患者准备：了解石蜡治疗的相关知识、配合要点。患者取卧位或坐位，将治疗部位清洗干净，剃去毛发。检查皮肤感觉、血液循环情况，防止过热烫伤。暴露治疗部位，并垫棉垫与塑料布。

（5）环境准备：熔蜡室内要有良好的通风设备（石蜡熔解过程中存在有毒气体释放），地面应是地砖或水泥，墙内面粉刷防火漆，并设有防火设备。

2. 治疗方法

（1）蜡饼法：适用于较大面积的治疗，如躯干、四肢。大腿和脊柱部：50 cm×30 cm。腰、腹部：40 cm×20 cm，关节部位可小一些，每次治疗 20～30 min（图 9-6）。

（2）刷蜡法：加强石蜡的机械压迫作用，适用于四肢的治疗，以及治疗亚急性挫伤、扭伤等。用排笔浸蘸石蜡液涂抹治疗部位，在皮肤表面形成一层蜡膜保护层，在保护层外反复涂刷，至蜡厚 0.5 cm，外面包一块热蜡饼，用塑料布、棉垫包裹保温。每次刷蜡层的边缘不要超过第一层，以免烫伤。该法能够加强石蜡的机械压迫作用，以防止液体继续渗出及促使渗出液吸收，对四肢的治疗操作较为方便（图 9-7）。

（3）浸蜡法：保温时间长，主要用于手或足部的治疗。按刷蜡法涂抹形成一层蜡膜保护层，反复浸入蜡液、提出多次至体表蜡层厚达 0.5～1 cm，持续浸入蜡液中。注意再次浸蜡时蜡的边缘不可超过第一层蜡膜边缘，以免烫伤。刷蜡法与浸蜡法的优点是可以在凹凸不平的部位使用，所以临床上大多用于手部；缺点是不能在开放性伤口使用（图 9-8）。

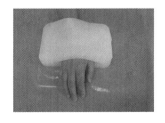

图 9-6　蜡饼法

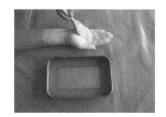

图 9-7　刷蜡法

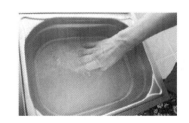

图 9-8　浸蜡法

（4）蜡袋法：治疗时将蜡袋加热取出后放于治疗部位，可代替蜡饼。蜡袋的制作：用厚为 0.3～0.5 mm 的透明聚乙烯薄膜压制成大小不等的口袋，倒入占塑料袋容积 1/3 的熔解石蜡，排出袋内空气封口备用。本法的优点是温热作用比蜡饼法强，操作简单易行，容易保持蜡的清洁，患者易于携带，且不浪费石蜡。其缺点是不能够充分发挥石蜡的理化特性，如机械压迫作用和润泽作用等。

（5）蜡垫法：将浸有熔解石蜡的纱布垫冷却到皮肤能够耐受的温度时，放于治疗部位。然后用较小的纱布垫浸以 60～65 ℃的石蜡放在第一层纱布垫上，再放上油布棉垫保温。

知识链接

（6）石蜡绷带疗法：按治疗师的处方在石蜡中加入适量的维生素或 20％～30％鱼肝油配制成混合物；敷于已清除痂皮、脓汁和分泌物的治疗部位上，然后敷一层消毒纱布，再在其上放置棉花垫，用绷带包扎。此法所用的石蜡需消毒处理，50～55 ℃时使用。主要应用于伤口、溃疡的治疗。该法具有促进愈合、防止瘢痕增生的作用。

3. 操作要点

（1）加热石蜡：将石蜡或蜡袋放入电热熔蜡槽，或双层套锅（槽）的熔蜡锅中，隔水加热熔蜡，加热熔化到 60～65 ℃。避免水浴锅中的水或锅内蒸汽所凝结的水滴入蜡中，如果水滴进入蜡中，可采用煮沸的方法使水分蒸发出去。

（2）清洁治疗部位：将需要热敷的部位暴露出来，除去一切衣物、珠宝等；用消毒湿棉纱清洁治疗部位；清除局部痂皮、脓汁和分泌物；如有长毛发可涂凡士林，必要时可剃去。

（3）将石蜡作用于患处：根据不同病情确定具体的治疗方法。

（4）整理归位：将蜡膜层剥下，清洁患者皮肤及蜡块；将取下的蜡块立即用急流水冲洗后，放回蜡槽内。石蜡绷带、纱条及蜡栓塞法使用后的石蜡放入污物桶，予以妥善处理。

四、临床应用

（一）适应证

1. 神经系统疾病 周围神经外伤、周围神经麻痹、神经炎、神经性皮炎、神经痛等。

2. 外科疾病 手足肌腱韧带炎、颈椎病、腰椎间盘突出症、肩周炎、腰背肌筋膜炎、软组织扭挫伤恢复期、腱鞘炎滑囊炎、慢性关节炎、外伤性关节疾病术后、烧伤后、冻伤后软组织粘连瘢痕及关节挛缩、关节纤维性强直等。

3. 内科疾病 慢性胃肠炎、胃或十二指肠溃疡、慢性肝炎、慢性胆囊炎、慢性盆腔炎等。

（二）禁忌证

（1）皮肤对石蜡治疗过敏者。

（2）高热、急性化脓性炎症、厌氧菌感染、有出血倾向的患者。

（3）甲状腺功能亢进、恶性肿瘤、结核病、心肾功能不全的患者。

（4）妊娠期妇女、温热感觉障碍者、1 岁以下的婴儿。

（三）注意事项

1. 石蜡加热时的注意事项

（1）不得直接加热熔解，以免石蜡烧焦、变质。

（2）石蜡易燃，保存及加热时应注意防火。

（3）定期检查加热仪器及电线，恒温器失灵及电线老化时应及时更换，以免过热引起燃烧。

（4）反复使用的石蜡，应定时清洁、消毒、加新蜡，以保证蜡质。

2. 石蜡治疗时的注意事项

（1）患者可取卧位或坐位。

（2）治疗部位要清洗干净。

（3）治疗时准确掌握石蜡的温度，严格执行操作规程，防止烫伤。

（4）患者不得任意活动治疗部位。

（5）治疗时要注意观察患者反应。

（6）在皮肤感觉障碍、血液循环障碍等部位蜡疗时蜡温宜稍低，骨突部位可垫小块胶布，以防止烫伤。

（7）少数患者可能出现过敏反应，应立即停止蜡疗，并对症处理。

Note

第三节 泥治疗技术

任务导入

潘某某,37 岁,就诊时间:2009 年 10 月 13 日。慢性盆腔炎间断发作 7 年。末次月经为 2009 年 8 月 17 日,经行 5 天,量多,色暗,伴腹痛,便溏。白带色黄,量多有异味。B 型超声检查提示:盆腔炎,宫颈明显增厚,约 37 mm,盆腔积液约 16 mm,曾服用多种激素、抗生素等,没有明显疗效。

作为一名治疗师,请思考下列问题:①该患者可否使用传导热治疗? ②对该患者进行泥疗,应如何操作?

导 语

本节内容主要介绍泥治疗技术的概念,治疗原理及治疗作用,治疗技术及临床应用。泥疗法具有促进血液循环、软化瘢痕、松解粘连、镇痛、消炎消肿等作用,是临床常用的一种治疗技术。

一、概述

采用各种泥类物质加热后作为介质,涂敷在人体一定部位上,将热传至体内,以起到治疗作用的方法称为泥疗法(mud therapy)。近年来已出现大量拥有优质泥源的疗养地,泥疗主要用于预防和治疗一些慢性病。

二、治疗原理及作用

(一) 治疗原理

1. 泥中的主要物质

(1) 泥中的矿物质:占泥重量的 49%～92%,主要为硅酸盐,含有大量氧化物、磷酸、氯、氟、硫、氮、氨等无机物质。颗粒越小泥质越好。矿物质颗粒的直径在 0.001～0.01 mm 为细结构;直径在 0.01～0.25 mm 为粗结构。直径为 0.01 mm 以上的泥颗粒重量超过 50% 时为粗糙泥。当直径大于 0.25 mm 的泥颗粒重量超过 10% 时,可降低治疗用泥的可塑性与黏滞性。含大颗粒的泥,由于其导热性不同,在治疗过程中可导致皮肤损伤。

(2) 泥中的微生物:泥中的微生物有 100 多种,与泥的形成密切相关。其中硫化氢弧菌、脱硫螺菌和白硫菌属等在泥的形成过程中起主要作用。

(3) 泥中的胶体:胶体部分是构成治疗泥可塑性、黏滞性和温热性的主要基础。胶体成分越多,泥的热容量越高,导热性越低,从而提高泥的保温能力和吸附能力。胶体占泥重量的 4%～20%,腐殖土中占 80%。泥中的胶体可分为无机盐类和有机盐类。无机物质有硫化铁、氢氧化亚铁、氧化铝、氧化锰、氧化钙、氧化镁、氧化钛和五氧化二磷等;有机物质有蛋白质、氮化合物及脂类,如卵磷脂、脂肪酸、糖、纤维素、半纤维素、木质素、沥青、橡胶样物质和不吸水的酸性物质。

165

（4）泥浆：泥浆占泥重量的 35％～97％,溶于泥浆中的物质主要是矿物盐、胶体以及氧、二氧化碳、氯、氮等气体,其中矿物盐浓度越高,对皮肤的刺激越强。

（5）其他物质：某些治疗泥中尚含有维生素、激素、氨基酸、抗生素、噬菌体和放射性物质等。

2. 生化作用 泥中含有很多物质,所含的矿物质,如钙、镁、钠等能调节自主神经系统功能,磷酸可促进组织对水分的吸收,如含有单宁酸和铁、铅等金属化合物则有收敛作用。泥中含有的气体（二氧化碳）及挥发性物质（硫化氢、氨等）能被正常皮肤吸收,可以刺激呼吸和循环系统,使呼吸加深、加快,循环改善。某些有机酸,如蚁酸、醋酸等可成为皮肤的强化学刺激剂,食盐可促进腺体分泌,并能刺激皮肤持久充血。应特别注意泥疗可达到较强的温热作用和复杂的化学刺激作用,可引起全身反应。

3. 生理作用

（1）温热作用：为泥治疗疾病的主要因素。治疗泥的热容量虽小,但有一定的可塑性与黏滞性,几乎无对流,故导热性较低,保温能力较大,与皮肤接触时向机体传热缓慢,因此泥是传导热疗法的常用介质。

（2）机械作用：当治疗泥与皮肤接触时,对机体产生一定压力,从而起到机械作用。

（二）治疗作用

1. 改善血液循环,促进机体新陈代谢 泥疗能够使交感神经的兴奋性降低,使皮肤充血,前毛细血管与毛细血管扩张,周围血液循环的阻力降低,血液和淋巴循环加强,从而改善组织的血液供应；影响和改善心肌的收缩能力和冠状动脉的血液循环。同时,泥疗可提高机体的新陈代谢和氧化过程,改善体内合成蛋白质的功能。

2. 加强机体代谢 泥疗作用于皮肤表层产生的类组胺样物质可引起全身性反应。由于机体吸收一定的泥温和泥中的钙、镁、钠、硫等物质,从而影响体表温度的散发,可使体温一过性升高 2 ℃左右。同时,泥疗能够增加汗液和代谢产物（如尿酸等）的排泄,可使机体失去水分,促进脂肪的代谢,减轻体重。

3. 镇痛、消炎、缓解痉挛 泥中的铁、单宁酸、铅等物质具有收敛作用；二价铁有触媒作用,使瘢痕、水肿、粘连、浸润、渗出物和血肿等消散吸收,有镇痛、消炎、缓解痉挛的作用。

4. 改善消化系统及血液系统功能 泥敷于肝区,可改善合成蛋白质的功能；泥疗作用于胃区可改善胃液、胃酸及胃蛋白酶的分泌,尤其对胃液分泌功能低下的患者效果明显。在血液疾病的治疗方面,泥疗开始时可见白细胞减少,而后增多；可提高凝血系统的功能；对血液中酶的活性具有正常化的作用。

5. 调节内分泌系统功能 泥疗对妇科盆腔器官的慢性炎症有较好的治疗作用。泥疗对内分泌系统具有调节作用,能够影响输卵管的功能,对月经周期功能紊乱起调节作用。

6. 改善组织营养,促进组织再生 在泥疗过程中肝脏、肌肉血液中糖分解的中间产物增多,因而机体对糖、维生素和蛋白质的需要量增加,具有改善组织营养、促进组织再生的作用。

7. 其他作用 泥中的抗菌物质有抗菌功能；生物原刺激可治疗营养性溃疡；某些放射性物质,如镭、铀等辐射 α、β 射线及衰变产物（如氡）,可被皮肤的类脂体吸收,增强细胞活力,促进新陈代谢,具有消炎、镇痛及提高造血功能的作用。

三、治疗技术

（一）设备

专门的更衣室、治疗室（妇科治疗室）、冲洗室、泥加温室及储泥室。

木桶、搪瓷桶（盆）、铝勺、温度计、毛巾、污物桶等。

（二）治疗方法

1. 治疗前的准备

（1）患者的评定：根据患者的病史、临床检查及辅助检查等资料了解患者的病情、自理情况、合作程度及反应情况等做综合的评定。

（2）治疗师准备：相关知识准备充分；仪表端庄，着装整洁，洗手、戴口罩；注意保护患者隐私。做好治疗前的防护，按照无菌原则及交叉感染原则进行。

（3）用物准备：木桶、搪瓷桶（盆）、铝勺、温度计、毛巾、污物桶。并按治疗医师的处方准备治疗用泥。核对药物准确无误。

（4）患者准备：了解泥疗的相关知识、配合要点。泥疗能促进机体蛋白质和碳水化合物代谢，故患者应增加蛋白质、糖、水和维生素的摄入。

（5）环境准备：治疗室内无对流风直接吹患者，应设有专门的更衣室、治疗室（妇科治疗室）、冲洗室、泥加温室及储泥室。保持泥疗室的温度及湿度，并做好通风处理。

2. 治疗方法

1）全身泥疗法　分为泥浴法与泥敷法两种（图9-9）。

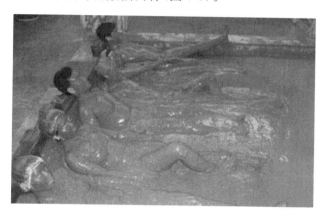

图9-9　全身泥疗法

（1）泥浴法：用热盐水或矿泉水将泥稀释到处方要求的稠度。患者浸入泥浆中达胸部乳头，将头外露，在前额和心区放置冷湿布。泥浴温度34～43 ℃，治疗时间15～20 min，每日或隔日1次，每疗程10～15次。

（2）泥敷法：用以不同形式加热的泥，在床上铺成厚度为4～8 cm的泥饼，让患者裸体躺在泥上，然后用泥涂布患者全身至胸部乳头高度，再依次包裹布单、胶布、棉布或毛毯。泥敷温度在37～42 ℃。

2）局部泥疗法

（1）局部泥疗法：将泥搅拌并加热，制成比所需温度高1 ℃的泥饼，再置于需要治疗的部位上。

（2）局部泥浴法：在特制的木盆或瓷盆中，用水将泥调稀，再将手、前臂、足及小腿等治疗部位浸入。

（3）局部泥罨包法：将加热的泥装在布袋里，贴敷于患处。

（4）间接泥疗法：将泥放在病变部位附近，而不直接放在病变部位；并要求根据患者的体质和疾病程度调整局部泥疗的温度。治疗时间20～30 min，隔日治疗1次或连续2～3次后休息1天，每疗程15～20次。

3）电泥疗法　电泥疗法有电疗和泥疗的双重作用。治疗方法如下：在应用泥疗时配合使用电疗（直流电或中波电）。

知识链接

4）体腔泥疗法　先用筛子再次筛去泥中的杂质,将泥捏成长条形,加热消毒后冷却到所需温度再放入阴道或直肠内。

3．操作要点

（1）将泥加热到 38～45 ℃:泥的加热方法主要有天然方法和人工方法两种。临床中常用人工加热法。

①天然加热法:利用日光将泥晒 2～3 h。

②人工加热法:将盛泥的铁桶放置于加热的水浴中,水浴内通 60 ℃热水或蒸汽。

（2）清洁治疗部位:用消毒湿棉纱清洁治疗部位。

（3）将泥作用于患处。

（4）整理归位:治疗结束后,可用 35～37 ℃温水冲洗治疗部位,冲洗后嘱患者卧床休息 30～40 min。整理好治疗室各项器具。

四、临床应用

（一）适应证

（1）周围神经系统疾病、神经炎、神经痛及周围神经损伤后遗症。

（2）胃炎、胃肠功能紊乱、胃及十二指肠溃疡、肠炎、结肠炎、慢性肝炎、胆囊炎、早期高血压、小儿消化不良等。

（3）各种类型的肌炎、非结核性关节炎、肌腱和韧带的扭伤、滑囊炎、腱鞘炎;眼及眼眶外伤性瘢痕、虹膜睫状体炎、慢性盆腔炎、附件炎、子宫周围炎等。

（4）各种原因引起的局部水肿、烧伤后遗症、创面及愈合不良的溃疡、冻伤、血栓性静脉炎、术后粘连、外伤后的瘢痕。

（二）禁忌证

（1）恶性肿瘤、活动性结核、出血倾向、体质虚弱及高热患者。

（2）心脏功能不全、急性传染病、甲状腺功能亢进患者。

（3）温热感觉障碍患者、妊娠期妇女及婴儿等。

（三）注意事项

（1）当泥疗作用于炎症病灶时,有大量炎性渗出物进入血液。患者反应性低下时,这些物质不能很好地氧化而滞留于血中,因而红细胞沉降加速,病灶部位疼痛加剧,出现红、肿、热及运动障碍症状。女性则出现腹股沟痛,下腹部不适,白带增多,尿频等症状。患者表现为全身不适、倦怠、无力、头晕、头痛、脉搏加速、呼吸急促、体温增高、大汗淋漓及失眠;泥疗可减弱脾功能,引起始食欲不振、消化不良。以上反应的程度与医疗泥的物理、化学特点,泥疗部位,泥浴泥量、包缠泥量、泥温度、泥疗时间、间隔时间、医疗次数、泥疗目的以及配合的其他医疗方法等有关,同时还与病情、合并症、患者身体反应性等有关。

（2）泥疗过程中可能出现失水和电解质平衡失调现象,因此应准备盐水或热茶。泥疗过程中如果出现头晕、心悸、恶心、呕吐、大汗或局部剧痛、水肿等,应立即停止泥疗。

（3）泥疗结束后应静卧休息 30 min,患者体弱、泥疗面积大则应延长休息时间,要避免着凉。接受泥疗当天禁止进行大量活动,亦不能进行日光浴疗、游泳及郊游等。

（4）由于泥疗能增强蛋白质、碳水化合物的代谢,所以患者须进食富含蛋白质、糖、维生素 B_1 等的饮食。泥疗疗效 1 个月才能出现,并可持续 2～3 个月。因而下一疗程的开始,必须在 3 个月以后,最好间隔 4～6 个月。

Note

第四节　湿热袋敷治疗技术

　　李某某,女,54 岁。2015 年 3 月 20 日初诊。主诉:右肩疼痛 2 个月余,加重伴功能活动障碍一周。诉 2 个月前骑车坠地,右肩部挫伤。查体:颈项活动可,右肩疼痛拒按,以夜间为甚,局部略有肿胀,现右臂上举困难,外展 70°,右臂后伸内旋时手触及腰骶部,冈上肌、冈下肌、斜方肌、三角肌及肩关节周围均有明显压痛,舌质略暗,苔薄白,脉弦。右肩关节 X 线片未见明显异常。每日进行湿热袋敷治疗。2015 年 4 月 6 日复诊,关节肿痛已明显减轻。

　　请思考下列问题:①你知道湿热袋敷治疗技术的相关知识吗? ②对该患者进行湿热袋敷治疗,应如何操作?

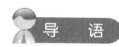

　　本节内容主要介绍湿热袋敷治疗技术的概念,治疗原理及治疗作用,治疗技术及临床应用。湿热袋具有促进血液循环、软化瘢痕、松解粘连、镇痛、消炎消肿等作用,治疗方法简单易行,是临床常用的一种治疗技术。

一、概述

　　湿热袋敷疗法是利用热袋中的硅胶加热后散发出的热和水蒸气作用于机体局部治疗疾病的一种物理疗法,也称热袋法。该疗法具有较好的保温和深层热疗作用,治疗方法简单易行,在临床上得到广泛应用。

二、治疗原理及作用

(一)治疗原理

　　湿热袋中装有可塑性硅胶、皂黏土和亲水硅酸盐,其中硅胶颗粒含有许多微孔,这些填充物有吸水性,因此,在水箱中加热时,会吸收大量的热和水分,并且释放缓慢。在治疗时,将湿热袋置于患处,缓慢释放出热和水蒸气,起到温热敷的作用。

　　湿热袋释放热量,通过组织传导使皮下组织温度升高,其热效应与其他热源相比类似,能够起到温热作用,湿热袋温度可保持 30 min。

(二)治疗作用

1. 促进血液循环　使局部血管扩张,血液循环加强,促进代谢,改善组织营养。

2. 消炎、消肿　使毛细血管通透性增高,促进渗出液的吸收,消除局部组织水肿。

3. 镇痛解痉　降低末梢神经的兴奋性,减低肌张力,缓解疼痛。

4. 软化、松解瘢痕　软化、松解瘢痕组织和挛缩的肌腱。

Note

三、治疗技术

（一）设备

根据治疗部位的不同，用粗帆布或亚麻布制成不同大小的方形、矩形、长带形的湿热袋（在湿热袋两角各缝制一布条吊环，以备加热时悬吊于加热温水箱内），内装二氧化硅凝胶颗粒备用；毛巾、毛毯以及专用恒温水箱。

（二）治疗方法

1. 治疗前的准备

（1）患者的评定：根据患者的病史、临床检查及辅助检查等资料了解患者的病情、自理情况、合作程度及反应情况等做综合的评定。

（2）治疗师准备：相关知识准备充分；仪表端庄，着装整洁，洗手、戴口罩；注意保护患者隐私。做好治疗前的防护，按照无菌原则及交叉感染原则进行。

（3）用物准备：毛巾、毛毯、恒温水箱。

（4）患者准备：了解湿热袋的相关知识、配合要点。患者取舒适体位，充分暴露治疗部位。

（5）环境准备：治疗室内无对流风直接吹患者，应设有专门的更衣室、治疗室（妇科治疗室）。保持治疗室的温度及湿度，并做好通风处理。

2. 治疗方法

（1）加热湿热袋：先向恒温水箱放水至水箱的 3/4 容量，加热至 80 ℃恒温，再将湿热袋悬挂浸入水中加热 20～30 min。

（2）放置毛巾：在治疗部位上覆盖数层清洁干燥的毛巾，面积稍大于拟治疗部位。

（3）取出湿热袋，热敷治疗部位：取出湿热袋并拧出多余水分，将湿热袋置于治疗部位的毛巾上，再盖以毛毯保温；5 min 后查看是否有烫伤或水疱，若有则立刻施予短暂的冰敷。若无烫伤的现象则继续热敷至 20 min；随湿热袋温度的下降，逐步抽出所垫的毛巾至治疗完毕。

（4）观察：观察恒温水箱内的水量，避免干烧。观察恒温器是否正常工作，以保证准确的恒温。观察、询问患者的反应；当湿热袋过热时增加其与患者体表间的毛巾。查看热敷的部位，稍微发红是正常的现象。

（5）整理归位：治疗完毕，从患者身上取下毛毯、热袋、毛巾，擦干汗水。

（6）疗程：每日或隔日治疗 1 次，或每日 2 次，每次治疗 20～30 min，15～20 次为一个疗程。

四、临床应用

（一）适应证

（1）软组织扭挫伤恢复期、关节挛缩僵硬、关节纤维强直等。

（2）肌纤维组织炎、肩关节周围炎、慢性关节炎等。

（3）坐骨神经痛等。

（二）禁忌证

（1）高热、急性感染性炎症、有出血倾向的患者。

（2）甲状腺功能亢进、恶性肿瘤、结核病、心肾功能不全患者。

（3）妊娠、温热感觉障碍者，1 岁以下的婴儿。

（4）意识不清的患者慎用。

（三）注意事项

（1）湿热袋不能有裂口，以免加热后硅胶颗粒漏出引起烫伤。

知识链接

Note

（2）加热前先检查恒温水箱内的水量是否足够，避免干烧，注意观察加温的温度读数。

（3）湿热袋加热后使用前必须拧出多余水分，以湿热袋不滴水为度。

（4）对老年人及局部有感觉障碍、血液循环障碍的患者不宜使用温度过高的湿热袋。

（5）不要将湿热袋压在患者身体的下面进行治疗，以免挤压出袋内水分而引起烫伤。

（6）治疗过程中，注意观察患者的反应，询问患者的感觉。过热时在湿热袋与患者体表间多垫毛巾。随着湿热袋温度逐渐下降，可逐步抽出热袋下的毛巾。

第五节　热气流疗法

一、概念

热气流疗法（aerothermo therapy）又称干热空气疗法（dry hot air treatment），是利用强烈的干燥热空气作用于治疗部位或全身来防治疾病和促进康复的一种物理疗法。其特点是不含水分，患者更易耐受高温治疗，在机器内的肢体可以自由活动以配合一些运动。缺点是机器昂贵。

二、治疗原理及作用

（1）热气流能够使局部毛细血管扩张、血液循环加速、细胞的通透性加强，有利于血肿的吸收，加速水肿的消散；同时，促进新陈代谢，加强巨噬细胞的吞噬能力，具有消炎作用。

（2）气流中微小的固体颗粒对患处起到按摩、刺激、摩擦等机械治疗作用；对瘢痕组织及肌腱挛缩，有软化及松解的作用；可降低末梢神经的兴奋性，减低肌张力，具有解痉、镇痛作用。

（3）某些采用高科技制造的、具有特殊成分的悬浮粒子，可在患处产生生化作用。例如：矿物质钙、镁、钠颗粒可以调节自主神经系统功能；磷酸可以促进组织对水分的吸收；铁有触酶作用，可以加速患处愈合。

（4）热气流治疗仪具有连续、间断两种工作模式。在间断模式下，可以进行关节功能训练，增加关节活动度。

（5）其他作用：有些干热介质对皮肤有一定的脱敏作用。

三、治疗技术

1. 局部热气流疗法

（1）小范围热气流疗法：用手枪式热吹风机，距治疗部位 10～20 cm，喷射热气流，温度以患者可耐受为限。

（2）较大范围热气流疗法：本法适用于较大面积的治疗，如整个肢体的治疗。

2. 全身热气流疗法　本法采用特制的全身浴箱，向浴箱内通入大量的干热空气。

四、临床应用

（一）适应证

非风湿性关节炎、局部疼痛、皮肤过敏、关节僵直、肌肉痉挛、水肿等。

（二）禁忌证

皮肤感觉障碍患者；急性炎症部位、严重感染的局部、禁止热疗的病变局部、开放性创伤局部；恶性肿瘤、心功能不全的患者；不明确病因或未被确诊的局部疼痛。

知识链接

（三）注意事项

（1）在治疗前要仔细阅读热气流治疗仪使用说明书，严格按其要求进行操作，调整温度以适宜为度，以免过热引起烫伤。严格掌握治疗适应证，治疗室备有急救药品，以防治休克、虚脱等意外。

（2）在治疗过程中注意随时观察询问患者反应，若患者出现心慌、头晕、恶心等不适症状，应立即停止治疗，给予静卧等对症处理。

（3）急性炎症已化脓者不宜进行治疗，以免炎症扩散。

（4）在进行全身热气流疗法时，应使浴箱内保持足够的通风，以保持箱内空气干燥。

第六节　蒸汽疗法

一、概述

（一）概念

利用蒸汽作为温热介质，将热能传导到机体，达到治疗目的的方法称为蒸汽疗法。

（二）物理特性

蒸汽对身体具有蒸腾作用，能够促进血液循环，故可使药力经皮肤到达内部脏腑，对皮肤及脏腑等的多种疾病起到有效的治疗作用。蒸汽疗法能够起到滋养皮肤，调理脾胃功能，增强肾脏功能的作用。同时，蒸熏时可适当使用中草药，又可有解表散寒、消肿除湿等功效。因此，蒸汽疗法可用来治疗多种疾病，并可用于养生保健等。

二、治疗原理及作用

（一）治疗原理

1. 热传导作用　蒸汽能够使局部毛细血管扩张、血液循环加速、细胞的通透性加强。

2. 气流颗粒运动的作用　气流中微小的固体颗粒对患处起到按摩、刺激、摩擦等机械治疗作用。

3. 独特的药物治疗作用　可根据病情选择不同的药物配方进行治疗。

（二）治疗作用

（1）有利于血肿的吸收，加速水肿的消散。

（2）促进新陈代谢，加强巨噬细胞的吞噬能力，有消炎作用。

（3）可软化、松解瘢痕组织和挛缩肌腱。

（4）可降低末梢神经的兴奋性，减低肌张力，有解痉、镇痛作用。

（5）配合药物治疗可起到消炎、消肿、镇痛等治疗作用。

三、治疗技术

（一）设备

单独设置的蒸疗室，室内设备包括全身熏蒸仪，并配有洗浴室及休息室。

（二）治疗方法

1. 全身蒸汽疗法

（1）药物准备：可以按照患者病情而定，选定合适的药物，一般建议由中医师量身定制，药物给予 2 周的剂量。

（2）具体操作：将配好的药物放入熏蒸仪的药槽中，加水煮沸 30 min 后，令患者着内衣躺入熏蒸仪内，头部暴露于熏蒸仪外。蒸汽温度从 30～35 ℃开始逐渐增加至 40～45 ℃，作用人体 15～30 min，熏蒸结束。治疗后患者在温暖、宽敞、干燥的休息室内休息 30～60 min，同时补充温度适中的果汁和淡盐水等，防止脱水。

（3）疗程：每日或隔日 1 次，10～15 次为一个疗程，两个疗程间隔时间为 2 周。

2. 局部熏蒸疗法　用于口鼻或局部有病变的患者。将配伍成方的中草药煮沸后熏蒸局部，后将药液擦洗局部，以治疗局部病变。一般每次治疗时间为 20～30 min，每日 1 次。

四、临床应用

（一）适应证

风湿性关节炎、感冒、腰肌劳损、急性支气管炎、高血压病Ⅰ和Ⅱ期、神经衰弱、银屑病、营养性水肿病、皮肤瘙痒症、结节性红斑、荨麻疹、慢性盆腔炎、扭挫伤及瘢痕挛缩等。

（二）禁忌证

高热患者、癫痫、严重心血管疾病、孕妇、恶性贫血、月经期、活动性肺结核者禁用；年老、体弱者慎用；急性炎症已化脓者不宜进行治疗，以免炎症扩散；急性扭伤有出血倾向时，最好在 24 h 后再做治疗。

（三）注意事项

1. 治疗前　治疗师要仔细阅读熏蒸仪使用说明书，调整好蒸汽的温度，以适宜为度，以免过热引起烫伤。治疗室应备有急救药品，以便患者出现休克、虚脱等意外时利于抢救。

2. 治疗中　要随时观察和询问患者反应，若患者出现心慌、头昏、恶心等不适时，应立即停止治疗，给予静卧等对症处理。

3. 治疗后　洗浴室和休息室温度必须适宜，治疗后患者应注意保温，以防感冒。

第七节　坎离砂疗法

一、概述

（一）概念

坎离砂疗法是利用氧化铁加醋后生成醋酸铁放出的热能而达到治疗作用的一种治疗方法。制作坎离砂可单用净铁末煅烧，也可在铁末中加入防风、当归、川芎、透骨草等中药。治疗时将坎离砂与醋拌匀，装入布袋用毛巾、毛毯包好，待温度上升到 60 ℃即可应用。

（二）物理特性

将坎离砂用 2%冰醋酸或食醋调拌后，最高产热温度在 87～92 ℃之间，热作用持续时间长，温度在 70 ℃以上的时间可长达 98～145 min，这是其他传导热疗法所不能及的。

二、治疗原理及作用

（一）治疗原理

本疗法的热作用特点是温度逐渐升高,达最高点后下降缓慢,使机体对这种温度变化较易适应,进而起到较好的治疗效果。

（二）治疗作用

（1）促进局部血液循环,改善组织营养。

（2）消炎和镇痛作用。

三、治疗技术

（一）治疗前准备

根据治疗部位的大小不同,制备不同规格的布袋和棉垫,供治疗使用,并准备面盆、小铁铲及温度计各一个。

（二）操作方法

1. 坎离砂制备　将坎离砂倒入盆中,加 2％冰醋酸或食醋拌匀,按每 750 g 加醋 40 mL 拌匀,使其潮湿即可,然后按治疗部位不同分别装于大小不同的布袋中。用浴巾或毛毯包好。

2. 温度控制　用温度计及时测量温度,当坎离砂温度升至 60 ℃以上时,在治疗部位上先放置棉垫或纱布垫,再在其上放置坎离砂布袋,然后用毛巾或毛毯包好。

3. 疗程　以每日或隔日治疗 1 次为主,每次治疗时间在 40～60 min,15 次为一个疗程。

四、临床应用

（一）适应证

关节、肌肉及韧带扭挫伤,慢性风湿性关节炎,腰椎间盘突出症,腰肌劳损,肌纤维组织炎,关节手术后功能障碍,肩关节周围炎,慢性肠炎,肥大性脊柱炎等。

（二）禁忌证

（1）高热、急性化脓性炎症、厌氧菌感染、有出血倾向的患者。

（2）甲状腺功能亢进、恶性肿瘤、结核病、心肾功能不全的患者。

（3）妊娠期妇女,温热感觉障碍者,1 岁以下的婴儿。

（三）注意事项

（1）注意防止坎离砂潮湿失效。若坎离砂最高温度达不到 70 ℃,就不宜应用,否则热作用时间太短。

（2）坎离砂可重复使用 10～15 次,随着使用次数的增加,产生热效应的时间延长,应合理安排患者,提高利用率。

（3）治疗前须检查皮肤有无破损、感觉有无异常;在治疗过程中应询问患者有无不适感,以免灼伤。

（4）在治疗过程中,患者和工作人员须戴口罩,防止吸入金属灰尘。

（袁晓媛）

知识链接

Note

能力测试

一、以下每一道考题下面有 A、B、C、D、E 五个备选答案，请从中选择一个最佳答案。

1. 踝关节扭伤 24 h 内应如何处理？（　　）

A.热敷　　　　　　B.冷敷　　　　　　C.局部浸泡　　　　D.冷热敷交替　　E.石膏固定

2. 传导热疗法可解除疼痛的机制是（　　）。

A.促进血液循环，改善充血状态　　　　　　　　B.提高新陈代谢，改善局部营养状态

C.减轻组织水肿，促进渗出液吸收　　　　　　　D.溶解坏死组织

E.血管扩张，降低肌肉组织的紧张性

3. 炎症后期用传导热疗法的主要目的是（　　）。

A.使血管扩张　　B.解除疼痛　　C.消除水肿　　　D.促进愈合　　　　E.使炎症局限

4. 湿热袋敷操作时下列哪项不妥？（　　）

A.局部涂上凡士林　　　　　　　　　　　　　B.盖上一层纱布

C.拧干热敷垫用手背测试温度　　　　　　　　D.敷于患处，加盖棉垫

E.3～5 min 更换一次，治疗 15～20 min

5. 下列哪种情况可用传导热疗法？（　　）

A.皮肤湿疹　　　　　　　　B.内脏出血　　　　　　　　　C.恶性病变部位

D.软组织挫伤初期　　　　　E.末梢循环差

6. 以下哪种情况禁用传导热疗法？（　　）

A.老年人、小儿　　B.急性结膜炎　　C.胃肠痉挛　　　D.麻醉未清醒　　E.肛门疾病

7. 传导热疗法促进炎症消散和局限的机制是（　　）。

A.血管扩张，减轻局部充血　　　　　　　　B.血管扩张，减轻炎性水肿

C.血管收缩，降低细菌活力　　　　　　　　D.血管收缩，降低组织代谢

E.血管扩张，改善血液循环，增强白细胞吞噬功能

8. 使用湿热袋敷时，如局部皮肤发生潮红应（　　）。

A.湿热袋外再包一条毛巾　　　　　　　　B.湿热袋稍离局部

C.立即停用，涂凡士林　　　　　　　　　　D.立即停用，涂 70% 乙醇

E.立即停用，50% 硫酸镁湿热敷

9. 热疗时间过长可导致（　　）。

A.肌腱和韧带等组织松弛　　　　　　　　B.痛觉神经的敏感性增加

C.皮肤抵抗力下降　　　　　　　　　　　　D.局部免疫功能增进

E.血液循环和细胞代谢障碍，导致组织坏死

10. 使用热水袋水温不能过高的原因是（　　）。

A.皮肤对热反应敏感　　　　　B.血管对热反应敏感　　　　　C.皮肤抵抗力差

D.可加重病情　　　　　　　　E.局部感觉较迟钝

二、以下提供若干个案例，每个案例下设若干考题。请根据各考题题干所提供的信息，在每题下面的 A、B、C、D、E 五个备选答案中选择一个最佳答案。

11. 江某，男，24 岁，急性胃肠炎，腹痛，怕冷，应给患者（　　）。

A.乙醇按摩　　B.红外线照射　　C.冷湿敷　　　D.热湿敷　　　E.放置热水袋

12. 朱某，男，71 岁，不慎左踝关节软组织扭伤，3 天后来就诊，处理应选用（　　）。

A.冷湿敷　　　B.冰袋　　　　C.冰囊　　　　D.热湿敷　　　E.局部按摩

13. 史某，手术后麻醉未清醒，手脚厥冷，浑身打战，欲用热水袋取暖，不合适的做法

是（　　）。

  A.热水袋水温应控制在 60 ℃以内　　　　　B.热水袋套外再包大毛巾

  C.密切观察局部皮肤颜色　　　　　　　　D.及时更换热水

  E.进行交班

14.王某,男,腰椎间盘突出半年,腰部疼痛伴活动受限,应给患者（　　）。

  A.坎离砂疗法　　　　　　　　　　　　　B.红外线疗法

  C.湿热袋敷疗法　　　　　　　　　　　　D.石蜡疗法

  E.局部按摩

15.刘某,女,45 岁,脑梗死后遗症期,手屈曲痉挛,欲采用石蜡疗法,可选用的方法有（　　）。

  A.刷蜡法　　　　B.浸蜡法　　　　C.蜡饼法　　　　D.蜡袋法　　　　E.以上都是

三、以下提供若干组考题,每组考题共同使用在考题前列出的案例,请从中选择一个与考题关系最密切的答案。

病例:患者,胡某,男,60 岁,慢性支气管炎急性发作收治入院,主诉怕冷,欲为该患者灌一热水袋取暖。

16.适宜的水温是（　　）。

  A.40 ℃　　　　B.50 ℃　　　　C.60 ℃　　　　D.70 ℃　　　　E.75 ℃

17.使用时下列哪项不妥?（　　）

  A.灌水约 2/3 满　　　　　　　　　　　B.排尽空气,旋紧塞子

  C.擦干后倒提热水袋检查有无漏水　　　　D.水温以 50 ℃以内为宜

  E.套上布套,接触足部皮肤

病例:张某,男,50 岁,肩周炎半年,肩关节疼痛伴活动受限,拟采用石蜡疗法。

18.选用的方法是（　　）。

  A.刷蜡法　　　　B.浸蜡法　　　　C.蜡饼法　　　　D.蜡袋法　　　　E.以上都是

19.石蜡温度是（　　）。

  A.45～50 ℃　　　B.50～60 ℃　　　C.30～40 ℃　　　D.70 ℃以上　　　E.75 ℃

20.使用时下列哪项不妥?（　　）

  A.蜡饼厚度 2～3 cm

  B.治疗时间 20 min

  C.石蜡加热过程中,房屋窗户打开,保持空气流通

  D.治疗过程中,患者喊烫,不予理睬

  E.治疗结束,查看皮肤是否有烫伤

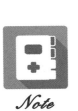

Note

第十章 水 疗 法

任务目标

1. 能学会全身浸浴法、局部浸浴法、水中运动疗法、淋雨、涡流浴的基本原理和治疗方法与技巧。

2. 能合理选择全身浸浴法、局部浸浴法、水中运动疗法、淋雨、涡流浴的治疗对象。

3. 能解决全身浸浴法、局部浸浴法、水中运动疗法、淋雨、涡流浴在进行中出现的各种问题。

4. 在治疗过程中，能使用、管理常用器械、仪器、设备，安排与管理安全、合适的医疗与康复环境。

5. 能做到尊重、关爱患者及家属，沟通时自然大方，解释清晰；能开展农村社区的健康检查、慢性病管理、疾病预防等卫生工作，帮助和指导患者进行康复锻炼。

第一节 概 述

任务导入

刘某，男，29岁，已婚，工人，因"全身红点、鳞屑、皮肤剧烈瘙痒一周"来院就诊。三年前情绪受打击，发热一周后身上出现散在红点，主要在大腿部，就诊确诊为牛皮癣，其间行中药内服、外用药尿素软膏等治疗，口服过阿维A胶囊等，临时有效果，易复发。现在已发展为全身性的点滴状、小斑块状皮损，四肢严重，有鳞屑，夜间瘙痒严重，精神尚可。遂来院就诊，接受水疗法的全身硫磺浴治疗，瘙痒症状较前明显改善。你作为一名治疗师，请思考：①该患者使用的全身硫磺浴属于哪一种？②使用水疗法是因为水具有哪些特点？

导 语

本节内容主要介绍水疗法的基本概念、物理特性和分类。水疗法作为常用的一种治疗技术，具有可塑性、溶剂性良好、比热容和热容量大等特点，一般根据作用部位、刺激因素、作用温度、治疗作用、水中成分等分类。

Note

一、概念

水疗法是利用水的物理化学性质，以各种方式作用于人体，达到预防、治疗疾病目的的方法。用水治病，在我国已有悠久的历史，早在《黄帝内经》中已有记载，如《素问·阴阳应象大论》说："其有邪者，渍形以为汗"。这里所说的"渍形"，就是用热汤洗浴治病的方法。明代药学家李时珍在《本草纲目》中对水疗的应用及各种不同的成分用水均有较为详尽的阐述。在国外，Hippocrates 指出，水能作为镇静、镇痛、消炎和抗炎症的治疗因子。古罗马帝国统治时期广泛地应用水疗，曾建筑华丽的罗马浴池，供人们沐浴。

水疗法的分类较多，可以按水的温度、作用方式、水的成分及作用部位分类。而且不同类型的水疗法各有其生理及作用特点，如冷水擦浴降低体温或兴奋神经，不感温水浴治疗失眠症，热水浴发汗以排除体内的有害物质，中药浸浴还可治疗灼伤、感染、疼痛。水疗法可单独应用，也可以作为综合治疗的一种手段。

二、水的物理特性

1. 可塑性　水在通常情况下为液体，它可以与身体各部分密切接触，是传递刺激最佳的一种物质。

2. 良好的溶剂　水是一种良好的溶剂，可以溶解多种物质，治疗时在水中加入某些化学药物，可增强水疗法的化学刺激作用，如进行人工矿区和药浴等疗法。

3. 比热容及热容量大　水具有很大的比热容和热容量，1 L 水温度升高 1 ℃所需要的热量，可以使 8 kg 铁或 33 kg 水银温度升高 1 ℃。水的导热能力很强，以相同温度水和相同温度空气作用于人体引起的感觉做比较，20 ℃空气几乎不会引起身体有寒冷感觉，但 20 ℃以下的水对人体则是一种寒冷刺激。

三、水疗法分类

水疗法的种类较多，分类方法也不一致，目前习惯有以下一些分类。

1. 按作用部位分类

（1）全身水疗法：包括全身浸浴、全身淋浴、全身擦浴、全身冲洗浴、全身湿包裹法。

（2）局部水疗法：包括局部擦浴、局部冲洗浴、手浴、足浴、坐浴、半身浴。

2. 按刺激因素分类　包括寒冷刺激、温热刺激、温热-机械刺激、温热-化学刺激。

3. 按作用温度分类　包括冷水浴（<25 ℃）、低温水浴（25～32 ℃）、不感温水浴（33～35 ℃）、温水浴（36～38 ℃）、热水浴（38 ℃以上）。

4. 按治疗作用分类　包括镇静浴、兴奋浴、退热浴、发汗浴、强烈刺激浴、柔和刺激浴、锻炼性刺激浴。

5. 按水中成分分类　包括淡水浴、药物浴（中药浴、盐水浴、松脂浴、芥末浴、硫磺浴、重碳酸浴）、气水浴（二氧化碳浴、硫化氢浴、氡气浴）。

6. 按作用方式分类　包括擦浴、冲洗浴、浸浴、淋浴、温布包裹及其他特殊浴。

7. 按水压分类　包括低压淋浴（1 个大气压以下）、中压淋浴（1～2 个大气压）、高压淋浴（3～4 个大气压）。

第二节　治疗原理及作用

任务导入

　　患者,女,55岁,已婚,农民,右膝关节疼痛、肿大,活动功能受限反复发作5年,症状逐渐加重,诊断为"右侧膝关节炎"。医生建议进行包括水中运动治疗在内的综合物理因子治疗,以改善其膝关节疼痛、关节功能障碍等症状。作为一名治疗师,请思考以下问题:水疗法对人体有哪些治疗作用?

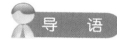

导　语

　　本节内容主要介绍水疗法的治疗原理和治疗作用。水疗法的治疗原理包含温度作用、机械作用、化学作用三大作用原理,在这三个作用下,水疗法对全身每一个系统和脏器均具有一定的影响。

一、治疗原理

　　水疗对人体作用的实质,是以水这个媒介物,作为一种外因刺激来改变外界环境,并通过神经-体液调节机制,引起体内器官功能变化。水疗作用机制有3个决定性因素——温度、机械及化学的刺激作用,其中尤以温度刺激作用最为显著。

　　不论何种水疗法,都是以水作为温热介质,给予机体一定的温度刺激,同时给予机体以静或动荡压力-机械性刺激。如在水中溶解各种药物进行治疗,则将给予机体不同的化学刺激。机体在温度、机械、化学因素的作用下,将产生一系列应答反应,这些反应就成为我们用以进行治疗或锻炼的基础。

　　1. 温度作用　温度可影响机体的各种理化过程,一切生命活动都需要在一定温度范围内才能进行。人类自身形成一个完善的体温调节系统,当外界温度发生剧烈变化时,人仍然保持恒定的温度。在水疗时给予适当的温度刺激,可以达到锻炼身体、调整代谢和防治疾病的目的。

　　(1)温度感觉:机体对温度的感受,主要是通过皮肤感受器和神经纤维传导到中枢神经系统而实现的。对机体进行温度刺激应考虑两个基本条件:温度感觉和皮肤温度。

　　当两个温度不同的物体接触时,热便由温度高的物体传向温度低的物体。皮肤接触高温水时就感到温热,接触低于皮肤温度的水时就感到寒冷。水与皮肤温度相同时,就没有任何温度感觉,此种温度称为不感温度。国外文献记载,不感温度一般为33~35 ℃(空气的不感温度为20~25 ℃),我国人的不感温度一般认为比较高。以此观念出发,对温度的感受,多数认为有两个不同的感受系统,即热觉和冷觉。

　　皮肤表面冷热感受器的分布不均匀。接受寒冷刺激的感受器为K氏小球,位于表皮层(6~23 个/cm²);接受温热刺激的感受器为Ruffini小体,位于皮下组织层(0~3 个/cm²)。可见,冷感觉点比热感觉点多且分布表浅,故人体对寒冷刺激的感受较为敏感。人体不同部位对温度的感觉也不尽相同,胸、腹、前臂内侧、乳头等处较为敏感,而经常露出的部位,如面、手、足部对温度感觉不敏感。

Note

温度感觉的敏感性,与皮肤温度和事先所受的刺激有关。皮肤温度在 27~32 ℃时敏感性最高,此时相差 2 ℃亦能较容易地辨别。与此相反,如使皮肤冷却或加热,温度感觉的敏感性将减弱。适应现象对温度感觉也有影响,浸在温水中引起温度感觉,但很快就被不感温度感觉所取代,此时的水既不引起热的感觉,也不引起冷的感觉。

温度刺激对皮肤作用所产生的感觉强度,直接取决于被作用面积的大小,同样的温度作用于较大的皮肤表面,引起的感觉就较强。如果将一只手的一根手指浸没在 40 ℃的水中,而将另一只手全部浸没在 37 ℃的水中,后者的温度感觉则较强些。强烈的温度刺激可引起疼痛。

(2)皮肤温度:健康人皮肤温度不仅因人而异,而且在同一个体的不同部位,也有一定的差异。一般来讲,躯干和头部温度较高,四肢皮肤温度自近心向远心部位则越来越低。在身体露出部位和衣服覆盖部位,皮肤温度差别极为明显。腋下最高,为 36.6 ℃,足趾最低,为 24.4 ℃。

(3)温度刺激的一般特点:温热与寒冷刺激可使人体产生性质完全不同的反应。对寒冷刺激反应迅速、激烈,如电击式;而对温热刺激反应则较为缓慢、不强烈和逐渐适应。任何恒温动物耐受温度变动范围十分狭小,如果人的体温降至 25 ℃以下或升到 43 ℃以上,便会危及生命。由此可见,温度对机体生命活动过程影响很大。人体对温度刺激的反应程度取决于下列因素:①温度刺激的突然程度。②水温与体温差距越大,反应越强。③被作用面积越大,反应越强。④作用持续时间与一定限度的反应程度成正比。但持续时间过长,反应便会发生质的变化。如寒冷刺激,短时间为兴奋,长时间可导致麻痹。⑤重复应用则反应减弱。因此,在重复使用水疗时,为获得足够反应,必须逐渐增加刺激强度。⑥机体反应能力。

2. 机械作用 任何一种水疗方法都有机械作用,只是在刺激量上有大小的区别。

(1)静水压作用:各种浸浴中,水的机械作用主要表现为一定的静水压。其压力与浸入深度有关,浸入越深,所受压力越大。在 20~30 cm 深的浴盆底层为 23~30 g/cm²,全身浸入水中时为 90~100 g/cm²。此种压力可压迫周围静脉使血液流向心脏。压迫胸廓、腹部时,可帮助呼吸运动,从而加强气体代谢。若垂直立于水中,则两足的周围所受压力比胸、腹部大,故血液和淋巴液易由下部压到上部,从而改善血液和淋巴的回流。

(2)机械刺激作用:机械刺激作用于皮肤时,可使皮肤血管扩张,皮温上升,血液及淋巴循环加强,组织营养改善。机械刺激可改善肌肉的代谢过程,提高肌张力,加速肌肉疲劳的恢复。机械刺激可加强皮脂腺和汗腺的分泌,以及衰老细胞的脱落,使皮肤变得坚韧而有弹性。

机械刺激可影响神经系统的功能状态。较弱的机械刺激具有镇静作用,常用雨浴、周身淋浴治疗兴奋性升高的神经衰弱患者。较强的机械刺激具有镇痛作用,故常用直喷浴治疗坐骨神经痛患者。机械刺激可提高代谢过程,如机械刺激较强的直喷浴后,机体氧的消耗量可高达 110%,故常用直喷浴治疗肥胖患者。

(3)水流冲击作用:此为机械刺激作用的另一种作用形式。应用 2~3 个标准大气压的定向水流冲击人体,如直喷浴、扇形浴、针状浴等,均具有很大的机械刺激作用,此种刺激作用较温度作用更具优势。尽管使用水温很低,却见到明显的血管扩张和引起神经系统兴奋作用。在水疗法中,为了加强机械刺激作用,我们常常要把水温降低一些,这是因为机械刺激对周围血管有扩张作用,如雨水的低温结合,则更进一步提高它的临床效果。

(4)浮力作用:根据阿基米德原理,身体沉入水中的部分将减轻重量,此重量等于该体积所排出水的重量。人体在水中失去的重量约等于体重的 9/10,这在医疗中具有重要临床意义。例如,对压疮、烧伤、多发性神经根炎患者,浸浴可以免去身体压力,还可以使关节强直的患者更容易活动。借助水的浮力进行水中体操活动,肌肉所消耗的力量较在空气中要小得多。

3. 化学作用 在水疗法中,即使采用淡水浴,实际上也有微量矿物质的化学刺激作用,因为在淡水中也溶有少量的盐类物质。

由于水能溶解各种盐类、液体及微量的气体,所以在施行水疗时,可以加入各种矿物盐类、药物和气体。这些化学物质的刺激可加强水疗法的作用,并能使机体获得特殊的反应而提高疗效。化学刺激具有特异性作用,含有较高浓度的盐类或气体的浴水作用于人体时,由于固体成分或气体成分增多,热交换有所变化,故温度感觉与淡水浴不同,如 $3\% \sim 5\%$ 的盐水浴,在相同水温条件下,较淡水浴温度感觉更强;于 CO_2 浴时其温度感觉则更为增强。由于溶于浴水中的物质成分不同,机体对水浴的耐受性亦异,如心脏功能不全的患者不能耐受淡水浸浴,但对 H_2S 浴却易于耐受。溶于浴水中的各种物质经过皮肤可以吸收,但其量甚微,进入皮肤的途径有以下三种:①附属器入口:如毛囊、皮脂腺、汗腺入口。②角质细胞的间隙。③直接通过角质细胞。当皮肤温度升高时,物质经皮肤吸收的量可增加。

二、治疗作用

(1)对皮肤的影响:在水疗法中,皮肤是第一个接受刺激的器官。在生理结构上,皮肤有很丰富的血管、神经末梢。当皮肤血管扩张时,可以容纳全身血液的 1/3,因而皮肤血管一张一缩,对体内血液分布状况将产生很大影响。皮肤还分布有大量脊髓神经和自主神经系统神经末梢,它同中枢神经系统、内脏有密切联系。通过对这些末梢神经的刺激,可以影响到中枢神经系统和内脏器官的功能。例如,手浴能影响胸腔脏器;足浴能影响脑血液循环;坐浴能影响盆腔器等。

皮肤受到寒冷刺激的反应如下。

第一期反应:皮肤有冷感觉,呈现苍白、血管收缩、局部缺血。

第二期反应:皮肤有热感觉,呈现蔷薇红色,血管扩张。

第三期反应:血管继续扩张,局部呈现淤血现象,皮肤呈紫红色或紫蓝色。

皮肤受到寒冷刺激后,出现第一期反应,持续 1 min 进入第二期反应,如果寒冷刺激持续,则进入第三期反应,再继续则发生冻伤。

皮肤受到温热刺激后,如果温度过高,一开始便进入第二期反应。如果温度不甚高,第一期反应也较寒冷刺激作用持续时间短、反应弱,很快便进入第二期反应,即主动充血反应。第二期反应持续时间和表现也不如寒冷刺激强,可能因温热刺激作用能使血管张力减弱。持续温热刺激,血管由主动性充血变为被动性充血。如温热刺激强烈,则将发生烫伤。

皮肤在热代谢过程中起着很大作用,皮肤占全部散热的 $60\% \sim 80\%$。皮肤受到温度、机械和化学刺激作用,除了引起体温调节、新陈代谢、心血管和呼吸系统变化外,还可影响到内分泌、免疫系统等。

(2)对心血管系统的影响:水疗法对心血管系统的影响取决于水的温度、持续作用时间和刺激强度。

施行全身冷水浴时,初期毛细血管收缩,心搏加速,血压上升,但不久就出现血管扩张,心搏变慢,血压降低,顿时又减轻了心脏的负担。因而人们认为寒冷具有能提高心肌能力,使心搏变慢,改善心肌营养的作用。

在 $37 \sim 39 \, ℃$ 水浴时,周围血管扩张,脉搏增快,血压下降,造成体内血液再分配,这种再分配发生急剧改变时,则会出现一些脑血液循环障碍症状,如面色改变、头晕、头痛、耳鸣、眼花等。这是我们在施行水疗法时应该尽量避免发生的。这种反应常见于体质较弱、贫血或有高血压、脑充血倾向者。人们认为 $40 \, ℃$ 以上热水浴能增加心脏的负担。

(3)对呼吸系统的影响:水疗对呼吸次数和深度的影响是通过神经性反射完成的。瞬间冷刺激可使吸气加深,甚至有短暂呼吸停止和深呼气,温度越低,刺激越突然,呼吸停止得越快、越急剧。继之,从一系列深呼吸运动变为呼吸节律更快更深。受到热刺激时,所见到的情况与冷刺激一样,但不十分急剧,进而呼吸节律变快,而且较为表浅。呼吸加快是由于糖和脂肪代谢增加,二氧化碳积累。长时间温水浴使呼吸浅慢。

(4)对肌肉系统的影响:一般人们认为,短时间寒冷刺激可提高肌肉的应激能力,增加肌张力,减少疲劳,伴有机械刺激作用时尤其明显。但长时间作用则引起组织内温度降低,肌肉发生僵直,造成运动困难。温热作用可以解除肌肉痉挛,提高肌肉工作能力,减轻疲劳。因而,温水浴、热水浴常配合按摩和体疗,用来治疗运动器官疾病。

短促的温热刺激可使胃肠道平滑肌蠕动增强,长时间作用则使蠕动减弱和肌张力下降。

(5)对血液成分的影响:全身水疗法能引起血液的质量变化。相对密度、黏稠度增加,血红蛋白增加 14%,红细胞增加百万以上,白细胞也增多。这种反应发生有时迟缓,有时迅速。一般认为,这种血液成分变化不是绝对数量增加,而是血液分布状态改变的结果。因为水疗时,储血器官的有形成分进入了血液循环。

(6)对泌尿功能的影响:正常肾脏泌尿功能受全身血压及血管口径影响,排尿量与通过肾脏的血液量成正比。肾脏血管与皮肤血管对刺激的反应相似,不同温度水疗法对肾脏及汗腺引起不同反应。

温热刺激能引起肾脏血管扩张,从而增强利尿。寒冷刺激则使尿量减少。但在实际工作中,热水浴时由于大量出汗,尿量相对减少,冷水浴时出汗少,尿量相对增多。在一般施行水疗的情况下,一昼夜并没有看到尿量有什么显著变化,几乎与没有水疗作用一样。仅仅在长时间温水浴作用下,才能使一昼夜尿量、钠盐和尿素排出量增加,显然是血液循环改善的结果。

(7)对汗腺分泌的影响:在热水浴作用下,汗腺分泌增强,排出大量汗液,有害代谢产物及毒素也随之排出。由于液体丧失、血液浓缩,组织内水分进入血管,所以它能促进渗出液吸收。但大量出汗也损失大量氯化钠,使身体有虚弱感觉。因此,水疗时如出汗过多,应补充些盐水以补偿损耗。

(8)对新陈代谢的影响:新陈代谢与体温有着密切关系。在体温升高和氧化过程加速的情况下,基础代谢率增高;组织温度减低时,基础代谢率则降低。

(9)对神经系统的影响:适当冷水浴能兴奋神经,民间常用冷水喷洒头和面部,以帮助昏迷患者苏醒。多次施行不感温水浴,能使从周围到大脑皮质冲动减少,神经兴奋性降低,加强大脑皮质抑制功能,起着镇静、催眠作用。40 ℃以上热水浴,先是兴奋,继而出现疲劳、软弱、欲睡。水疗法对人体各系统器官的作用见表 10-1。

表 10-1 水疗法对人体各系统器官的作用比较

系统器官	冷水浴作用	温热浴作用
皮肤	皮肤苍白,血管收缩,局部缺血,有冷感觉,因而血液输入内脏器官	皮肤潮红,血管扩张,开放的皮肤血管增多、充盈。血液由内脏输向体表
心脏	心率慢、心搏有力	心率快
血压	增高	降低
肌肉	短时肌张力增高,但长时间肌张力下降	短时间消除疲劳,但长时间肌张力明显降低
泌尿	尿量增加,浓度降低	尿量减少,浓度升高
新陈代谢	降低	增高
神经	精神振奋、爽朗、兴奋性增高	兴奋性降低、疲倦、软弱、欲睡
脉搏	徐缓,但有力	频数
呼吸	深慢	浅快
体温	下降	上升

第三节 治 疗 技 术

患者,女,35岁,已婚,工人,因"下腹坠胀、腰骶部酸痛、白带增多2周"来院就诊。患者下腹部疼痛3年,带下量多,色白,质稀,时有腥气,腰部酸痛,二便正常。医院诊断为慢性盆腔炎,曾服用抗生素(氨苄西林、先锋霉素、甲硝唑等),无明显效果。近2周来,上述症状加重,严重影响患者工作、生活,遂来院就诊,接受水疗法的上行性淋浴治疗,同时配合药物治疗,一疗程后症状较前明显改善。作为一名治疗师,请思考以下问题:①水淋浴疗法有哪些种类,各有什么治疗作用? ②淋浴治疗时应如何操作?

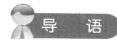 导 语

本节内容主要介绍水疗法的治疗方法。水疗法主要包括全身浸浴、局部浸浴、水中运动、淋浴、涡流浴等方法。

一、治疗设备

许多水疗法在基层医院甚至患者的家中都可以进行,患者自己也可以掌握一些简单的操作技术。但是,一些复杂的水疗法则需要专门设备和培训专职人员。设备较完善的水疗室由下列各室组成:更衣室、盆浴室、淋浴室、水肿运动室、湿布包裹疗法室及疗后休息室等。

1. 更衣室 水疗法使用的更衣室在设计上没有特殊要求,但要比一般的更衣室大些,可同时为几种水疗服务。根据条件可设置储衣柜或在墙上装衣钩。

2. 综合淋浴室

(1)面积:综合淋浴室的面积为 35~40 m²,房间高度为 3.5~4 m,每个淋浴间面积设置为 3~4 m²。

(2)淋浴操纵台:供应各种淋浴规定温度和压力的水。应装在距离墙1 m,距离对面墙4 m,距离患者扶手架3 m以上的地方。

(3)淋浴喷头:淋浴室装设多种淋浴喷头,如雾样的、雨样的、针状的、周身的、上行的(即坐浴)和可以活动的直喷浴等。

(4)盆浴间:一般要求与淋浴间分开设置,以免在实行淋浴时把水淋到盆浴患者身上。每个盆浴间参考面积为 6~8 m²,房间高 3.5 m。浴盆用陶瓷或搪瓷均可,亦可用白瓷砖砌成,浴盆的长度在 1.7 m 左右,宽 60 cm,深 40~45 cm。

(5)水中运动池:治疗浴池形状可以各种各样,其大小根据治疗患者数进行设计,浴池的深度为 1~1.4 m。儿童浴池多用圆形,深 0.60~1.05 m,池的扶手直径约 4 cm,高度与水面相同,或稍高于水面,距离墙壁 5~6 cm。治疗池中安装治疗床或椅等训练用的平衡木,及促进运动的辅助用具。

(6)水疗休息室:应有坐位和卧位两种,其数量按照水疗室的整体规模决定。一般卧位占 75%,坐位占 25%。

Note

二、治疗方法

（一）全身浸浴法

患者的全身或局部浸入水中进行治疗的方法称为水中浸浴疗法。全身浸浴法又称盆浴,是将患者全身浸入浴盆中进行治疗的一种方法。全身浸浴又分为淡水浸浴、药物水浴和气水浴。

1. 淡水浸浴 主要利用淡水的温度刺激。根据治疗需要,选用冷水浸浴、不感温水浸浴或热水浸浴。

（1）冷水浸浴:水温低于 20 ℃,治疗时间 3～5 min 或更短时间冷水浸浴后,用浴巾摩擦身体。此种治疗有兴奋神经、强化心血管、提高肌张力等作用。

（2）热水浸浴:温度在 39 ℃ 以上,治疗时间 5～10 min,它有促进血液循环、增强新陈代谢、消除疲劳、发汗、解痉、镇痛作用。热水浸浴后,让患者休息,出汗多者,饮用盐水,以补偿体液损耗。适用于多发性关节炎、肌炎、肌痉挛、运动器官疾病。

（3）不感温水浸浴:水温 33～35 ℃,治疗时间 10～15 min,刺激缓和,有明显的镇静作用。浴后进行摩擦、干包裹。适用于神经衰弱、皮肤瘙痒症、肌肉痛、关节痛等。

2. 药物水浴 在淡水中加入某些盐类或药物而进行水浴的治疗方法。目的是以人工方法来代替天然矿泉或补充天然矿泉有效成分不足,以增强水疗的化学作用。

（1）盐水浴:将普通的海盐或矿盐加入淡水中,制成浓度为 1％～2％ 的盐水。水温 38～40 ℃,治疗时间 8～15 min。此种高渗透盐溶液浸浴,能使皮肤充血增强,改善血液供应及新陈代谢。盐分与皮肤接触,浴后残余部分有持续刺激作用。盐水浴可作为强身或提高代谢的一种手段,对各种急慢性关节炎和多发性神经炎均有一定疗效。

（2）碳酸氢钠浴:于淡水中加入碳酸氢钠 75～100 g,搅匀。水温 36～38 ℃,治疗时间 8～15 min。此法具有脱脂、软化角质、止痒等作用,可用于多种皮肤病的治疗。

（3）松脂浴（芳香浴）:在淡水浴盆中加入松脂浸膏或松脂粉 50～75 g 而成。浴水呈黄绿色,并放出宜人的芳香,给人以清新愉快的感觉。水温 37～38 ℃,治疗时间 15～20 min。松脂浴具有镇静作用,适用于兴奋占优势的神经官能症、早期高血压、更年期综合征、过度疲劳、慢性风湿性关节炎、肌肉痛、多发性神经炎、神经根炎等。

松脂浸膏处方:食盐 1000 g,白松油 5 g,变性乙醇 15 g,荧光素 1.5 g,纯松节油 5 g,上药混合,充分搅拌,装入瓶中备用。

松脂粉处方:粉碎的海盐 10 kg,煅烧苏打 5 kg,松脂油 50 g,变性乙醇 150 g,桉叶油 50 g,氨水 150 g,精制松节油 50 g,荧光素 15 g。

（4）硫磺浴:于淡水浴盆中加入配制好的硫磺溶液 100 mL 而成。浴水呈暗黄色,并放出硫化氢样的气味。水温 37～39 ℃,治疗时间 10～20 min。硫磺浴具有软化皮肤、溶解角质层、杀菌灭虫和改善新陈代谢的作用。适用于慢性风湿性关节炎、类风湿性关节炎、纤维肌痛综合征、神经痛及慢性皮肤病。

硫磺溶液制备处方:硫磺 18 g,50％氢氧化钠溶液 120 mL,0.3％氢氧化钙溶液 300 mL,将上述药混合后装入瓶中,用玻璃纸或纱布将瓶口轻轻扎住,高压加热至硫磺熔化后备用。

（5）芥末浴:取 200～500 g 芥末粉,先用少量水调成糊状,直至出现芥子油气味,加入浴盆中,水温 35～38 ℃,治疗时间 5～10 min。此种治疗对皮肤具有强烈的刺激作用,使皮肤血管扩张、充血,有增强新陈代谢和减轻痛苦的作用。浴后冲洗,并用被单或毯子包裹。一般多用于小儿支气管炎、肺炎,应用局部手足芥末浸浴治疗心绞痛、支气管哮喘、感冒等。

（6）中药浴：将中药制成煎剂，或提纯后加入浴水中进行全身浸浴的一种治疗方法。多用于皮肤病、关节病的治疗。

3. 气水浴 含有饱和气体的水浴，称为气水浴。气泡是由空气压缩机将空气压入一个放在浴槽底部的气泡发生装置而产生的。气泡直径从 0.2 mm 到几毫米，在全部治疗过程中，浴水中混合着气泡。气泡作用于人体，一方面对人体产生微细按摩作用；另一方面，因为空气和水的导热性差异，在气泡附着的人体表面，就形成了一个温度差，有助于改善血液循环，训练血管舒缩功能。气水浴除了具有温度、机械的刺激作用外，还具有明显的化学刺激作用。常用的有二氧化碳浴、硫化氢浴、氡气浴等。

（1）二氧化碳浴：每升浴水中含有 0.75～1.0 g 二氧化碳气体。人工二氧化碳浴水制备方法有物理制备法和化学制备法。①物理制备法：利用特制的装置，将二氧化碳气体与水混合而成。②化学制备法：先向浴盆注入所需温度的水，然后加入重碳酸氢钠 500～1000 g 混合，再加相对密度为 1.14 的盐酸，加水稀释，至 800 mL，通过橡皮管 5～10 min 内加完，即成含二氧化碳的浴水。

治疗时浴水温度从 34～35 ℃ 开始，逐渐降低至 28～32 ℃，治疗时间由 15～20 min 逐渐减少至 8～10 min，隔日 1 次，12～15 次为一个疗程。二氧化碳可使心跳缓慢、舒张期延长，因而能使心脏得到休息，血流加速，代谢增快。适用于早期心血管功能不全、内分泌功能低下、抑制过程占优势的神经官能症等。对心力衰竭、重症动脉硬化、心绞痛、重症高血压、神经兴奋性升高、动脉瘤、肺结核、妊娠 6 个月以上者禁用。

二氧化碳浴宜在饭后 30～40 min 进行，空腹或饭后立即入浴不宜，浴前宜休息，浴中应安静卧于浴盆中，不宜搅动以免 CO_2 气体向空气中逸失，睡前不宜入浴以免引起失眠，治疗室温度应在 20 ℃ 左右，室内通风良好。

（2）硫化氢浴：医疗上最常用的硫化氢水，其浓度一般为 50～150 g/L。按浴水中 H_2S 的含量，硫化氢浴可分为低浓度（＜70 mg/L）、中等浓度（70～100 mg/L）和高浓度（＞100 mg/L）三种。人工硫化氢浴水可由化学方法制成。利用盐酸或硫酸（一般多用盐酸）与硫化钠及碳酸氢钠反应而获得（表 10-2）。

表 10-2 硫化氢浴水配方（浴水 200 L）

药品	硫化氢浴水浓度	
	100 mg/L	150 mg/L
Na_2S	47 g	71 g
$NaHCO_3$	27 g	54 g
HCl（相对密度 1.14）	110 mg	190 mg
NaCl	1020 g	1520 g

制好的硫化氢浴水呈绿色，并放出硫化氢臭味。水温一般为 34～38 ℃，治疗时间第 1 次为 6～8 min，以后逐次延长 2 min 直至 10～15 min，隔日 1 次，14～16 次为一个疗程。

硫化氢浴能增强代谢，改善组织营养，促进皮肤、黏膜、骨骼、末梢神经组织的再生，促进炎症渗出物、浸润及血肿等的吸收消散，对铅、汞中毒有解毒作用。适用于代偿期心血管疾病，慢性关节炎和肌肉疾病，慢性职业性汞、铅中毒，血栓闭塞性脉管炎，小腿溃疡，银屑病，慢性湿疹。禁忌证除肝、肾疾病外，同二氧化碳浴。

硫化氢浴是一种强力疗法，只有选好适应证时方可应用。硫化氢浴当日最好不再进行其他理疗，疗程中不可用冷水冲洗、冷水摩擦。空腹、食后、疲劳、热病、兴奋时不宜入浴。浴中如有无力感、头晕、嗜睡等表现，为 H_2S 中毒症状，应立即出浴停止治疗。浴后应充分安静卧床休息

30 min。浴中为避免 H_2S 向空气中逸失，并避免患者过多吸入 H_2S 气体，最好将浴盆用被单遮盖，患者头部应位于浴盆边缘以外。

（二）局部浸浴法

局部浸浴法是将身体的一部分浸于不同温度的水中，借助冷热水的刺激，引起局部或全身的生理效应，从而达到治疗的目的。在某些浸浴中，还可以加入各种药物，这样能加强对某些疾病的治疗效果。

1. 手盆浴　用特制的手浴盆，其容量为 10～20 L。

（1）冷水手浴：水温 10～20 ℃，治疗时间 2～10 min，适用于手部急性炎症。

（2）温水手浴：水温 37～38 ℃，治疗时间 20～30 min，适用于镇痛或反射性作用于呼吸系统疾病如支气管哮喘、急性支气管炎、急性肺炎等。

（3）冷热水交替手浴：用两个手浴盆，分别放入 42～44 ℃ 的热水和 15～20 ℃ 的冷水。浴时先将手放入热水中浸 1～2 min，再浸于冷水中 10～15 s，重复数次，最后以冷水浴结束。适用于血管运动神经功能紊乱、多汗症、肢端发绀。

2. 足盆浴　用特制的足浴盆，分为：高位足浴，浴水浸至膝关节以下；低位足浴，浴水浸至踝关节附近。

（1）冷水足浴：水温 10～20 ℃，治疗时间 10 s～10 min，适用于足部急性炎症、足部多汗症、足部持久发冷等。对糖尿病、血栓闭塞性脉管炎、腹部炎症及盆腔炎禁用。

（2）温水足浴：水温 40～43 ℃，治疗时间 10～30 min，适用于头部充血、头痛、失眠、神经痛、足及踝部扭伤、全身发冷等。热水足浴中加入芥末，可治疗急性鼻炎、急性喉炎等。下肢静脉炎禁用。

（3）冷热水交替足浴：水温和治疗时间同手浴。适用于足部血管运动神经功能紊乱，如多汗症、肢端发绀。脑动脉硬化禁用。

3. 坐浴　用特制的坐浴盆，并有喷向腰部及会阴部的淋浴装置。入浴时患者的骨盆部、腹部、大腿上 1/3 和下腹部均浸于盆浴中，两足放温水盆中或浴盆外。

（1）冷水坐浴：水温 10～20 ℃，治疗时间 2～10 min，适用于便秘、闭经、遗精、阳痿、膀胱无力症、痔疮急性发作、直肠炎、直肠周围炎等。对膀胱和性器官的急性炎症、肾炎、出血、痉挛状态、疝痛及风湿性疾病等禁用。

（2）温水坐浴：水温 36～39 ℃，治疗时间 20～30 min。

（3）热水坐浴：水温 40～42 ℃，治疗时间 10～15 min。

温水或热水坐浴时，头部须置冷敷。在温水、热水坐浴作用下，痉挛性疼痛或疝痛可迅速缓解，故适用于痛经、闭经、肾绞痛、前列腺炎、盆腔炎等。对妇女月经期、无力性便秘、内脏下垂、肝淤血等禁用。

4. 肢体增温浴（高弗浴）　肢体增温浴是一种逐渐增加水温的局部热水浴。可用于一个肢体或四肢，须用特制的浴盆，浴时须置温度表，用以观察水温变化。治疗时患者坐在椅子上，将手和前臂或足和小腿浸于相应的浴盆中，头部须置冷敷。开始时水温 35～36 ℃，于治疗过程中缓慢加入热水，使水温在 10 min 内上升至 44～45 ℃，然后持续 10～15 min 出浴，全部治疗时间为 10～25 min。治疗中医务人员要随时拭去患者额面部的汗液，出浴后擦干，盖以热被单，休息 20～30 min。

肢体增温浴的作用与热水浴相同，但对心血管不造成负担，易被患者接受。肢体增温浴有明显的反射作用，它可以减少心搏次数，改善心脏功能，降低血压，增强代谢。适用于高血压、支气管哮喘、心肌疾病、痛风、失眠等。

（三）淋浴法

淋浴法是以各种形式的水流或水射流，在一定压力下喷射于人体的水疗方法。其主要作用是水的机械作用和温度作用。

1. 作用方式

（1）水流喷射方式：分为直喷浴、扇形淋浴、周围淋浴、雨样淋浴、针状淋浴、上行淋浴、雾样淋浴等，以雾浴刺激作用最弱，直喷浴最强。

（2）水温和水压：水温一般根据患者病情和身体情况选择。水压有三种形式，低压约为1个大气压；中等压力约为2个大气压；高压为3～4个大气压。高水温、低压力，4～5 min的雨浴，具有镇静作用；低水温、高压力，1～3 min的直喷浴，具有兴奋作用。

2. 常用方法

（1）直喷浴：令患者脱去衣服，头戴防水帽，立于操纵台前2.5～3 m处，背向操纵台，治疗人员此时将水枪的水喷射流直接喷向患者，以密集水流喷射。

喷射顺序：应先从背部开始，先向肩，再向背，至足部。水柱要不断地移动，均匀地喷射背部及四肢（除脊柱需保护外）。然后嘱患者侧面转身，将手上举，用扇形水流喷射胸廓侧面。喷射到下肢时，再用密集水流。最后，让患者面向治疗人员，用散开的水流喷射胸、腹部，喷射到下肢再用密集水流。如此进行，直到皮肤发红为止。一般治疗1.5～2 min即可完成。开始时，水温为35 ℃，水压为1～1.5个大气压，可逐渐增加水压到2～2.5个大气压，水温降到28～25 ℃。治疗完毕需用被单或干毛巾摩擦，直至皮肤出现正常发红反应。

直喷浴适用于肥胖症、神经抑制过程占优势、机能性不全麻痹及低张力表现的患者。

（2）扇形淋浴：准备工作同直喷浴，患者脱衣，头戴防水帽，站在操纵台前2.5～3 m处，先背向治疗人员。治疗人员用右手拇指按压喷水口，就可以使水射流成扇形射向患者，自足至头2～3次。然后，让患者按顺序转动身体：侧位、前面、侧位。每侧身体自上而下喷射2～3次。两个循环后，结束治疗。时间约为2 min。水温由33 ℃渐次降为28 ℃。压力由1.5个大气压渐次升高为3个大气压。治疗完毕，用干毛巾摩擦身体。此治疗一般每日1次，10～20次为一个疗程。

扇形淋浴可单独应用，亦可并用于直喷浴之后或盆浴之后。

（3）冷热交替浴：冷热交替浴是直喷浴的一种变型，是用两个不同水温的水枪交替喷射的疗法。治疗人员用操纵台操纵两支水枪，一个调至水温40～45 ℃，另一个调至水温20 ℃或更低。两支水枪的水压相同。患者站在操纵台前2.5～3 m处，开始先用热水喷射15～30 s，然后用冷水喷射10～20 s。如此反复3～4次，最后用热水结束治疗。治疗完毕，皮肤应有明显的充血反应。治疗时间为3～5 min，隔日治疗1次，12～15次为一个疗程。

这种淋浴刺激作用强烈，适用于肥胖症、肌肉萎缩或不全麻痹、慢性多发性神经根炎等。心功能不全、动脉硬化、动脉瘤、高血压患者禁用。

（4）雨样淋浴：雨样淋浴是下行性淋浴，其利用固定于离地面2 m处的数个多孔喷头，喷射出雨样水流，该水流较细，刺激作用较小，主要是温度作用。

雨样淋浴多应用于身体衰弱、神经官能症、肌痛者或结束治疗，以提高兴奋性。

（5）针状淋浴：针状淋浴是雨样淋浴的一种变型，但喷射口较大，水压为2～3个大气压，喷成一簇针状水流，喷射到患者身上引起针刺样感觉。

雨样淋浴和针状淋浴可作为独立疗法，也可作为其他疗法（盆浴、湿布包裹等）的结束治疗。治疗时间一般为1～2 min，后者为2～4 min。

（6）雾样淋浴：水流经过特制雾样淋浴喷头，变成小水滴，落到人的身上有一种微风吹拂感觉，刺激作用较雨样淋浴小，有安抚和镇静作用。

雾样淋浴适用于身体衰弱者、神经官能症兴奋型患者。

（7）上行淋浴：上行淋浴装置为一个金属三脚架，架上是一木制环形坐位，其下方装有与操纵台相连接而喷射孔向上的喷头，在一定压力下以分散的水流喷射到患者的会阴部。水温15～40 ℃，应根据病情而定，压疮用低温，膀胱炎、盆腔炎等用高温，治疗时间为3～8 min。

上行淋浴适用于痔疮、脱肛、前列腺炎、无月经及其他妇女盆腔疾病患者。

（8）周围淋浴：周围淋浴的构造是由 4～12 根垂直管子围成半圆形。管子上开有很多直径为 1～1.5 mm 的小孔，通过这些小孔从四周向中央喷射分散的细水流。头部高处安装有雨样淋浴喷头。患者站在中央，受到来自四周和上部的水流喷射。有时还与上行淋浴一起施行。水温为 36～33 ℃，压力为 2～2.5 个大气压，治疗时间为 3～5 min。

周围淋浴适用于神经衰弱、自主神经功能紊乱、疲劳综合征患者及作为强壮疗法，或作为光疗、热疗、泥疗、蜡疗的结束治疗。

（四）水中运动疗法

1. 水中运动设备

（1）治疗浴池：在医院中建造的治疗池，形式多种多样，其大小根据患者人数进行设计。每日治疗 40 例患者的浴池，面积最好不小于 3 m×10 m；治疗 90～100 例患者的浴池，不小于 6 m×19 m。浴池一端深 1 m，另一端深 1.4 m。儿童浴池多采用圆形，深度为 0.60～1.05 m。大型治疗浴池多用水泥镶嵌瓷砖建成；小型治疗浴池，可用不锈钢或陶瓷制成，后者具有安装便利、易于移动和造价低廉等优点。

（2）治疗床或椅：治疗床或椅是为患者提供一个可在水中固定位置而设置的。这种床或椅要求有足够的重量，能牢固地保持在池底，而且要能防锈，即使是治疗椅，重量也不能小于 10 kg，全部用不锈钢管做支架，方能达到期望的目的。床和椅脚要装有防滑的橡胶底座或塑料支背。

（3）步行训练用双杠：步行训练用双杠是用不锈钢制成，重量亦应足够大，高度可调，一般固定在池底，也可放在池中。其规格与地面上使用的相同。

（4）漂浮物：漂浮物包括充气橡皮圈、马鞍形气垫、软木块或不吸水的泡沫塑料等，用于支撑患者头颈部或肢体，或作为水中进行抗阻运动或促进运动的辅助工具。

（5）起重升降装置：患者出入水的起重升降装置有担架式、座位式、轮椅式等多种。一般采用电动油压机起动，操作简便，起动灵活，安全可靠。

（6）水过滤与消毒装置：如何保持水中运动池清洁是一个不可忽视的问题，否则水中运动池就可能成为某些疾病的感染源。保持水中运动池清洁的方法一般有以下三种。

①换水：根据患者数量，在有条件的地方应当频繁更换池水。更换池水时，要先将池边、栏杆、池底洗刷干净，清洁消毒，然后放入新水。

②溢流："流水不腐"，无论是在治疗中，还是在平时，经常打开溢水口，让一定量的水流向池外，这对于保持水温和水的清洁都是重要的。只要是在水源不太紧张的情况下，都可采用这种方法。

③过滤：为节省水源，设计水中运动池时应安装过滤、循环和消毒装置。循环装置将水从池中吸出，边过滤边净化，边灭菌，然后反流到池中。这种装置耗资较大，但较适用，对于水的清洁和消毒是十分必要的。

2. 水中运动种类

（1）辅助运动：辅助运动是利用水的浮力减轻身体重量，当肢体或躯干沿浮力的方向进行运动时，浮力将对运动起到辅助作用。这样，平时在空气中抬不起来或不易抬动的肢体，在水中就可以活动。这一方面给患者以良好的心理影响，另一方面还可使患者得到锻炼的机会。

（2）支托运动：当肢体浮起在水面做水平运动时，肢体受到向上的浮力支撑，其受重力下垂的力被抵消。由于不必对抗重力，肢体沿水平方向的活动就容易得多。这不仅有助于肢体活动，而且在支托情况下，是评价关节运动和肌力的一个颇为有用的肢位。因为这时候能观察到在重力作用消失或减少的情况下，肢体可能达到的活动范围。

（3）抗阻运动：肢体的运动方向与浮力的方向相反时，浮力就成为肢体活动的一种阻力。这时肌肉的活动就相当于抗阻运动,其阻力就是与运动方向相反的浮力。通过增大运动速率,或在肢体上附加一些添加物,增大肢体的面积,可以增大阻力。因此,治疗中可根据病情需要,给予不同的阻力,以达到不同的抗阻运动的目的。

3. 水中训练技巧　水中运动技巧性训练主要有三种方法。①一般训练法:即利用水中设置的各种器械,如池边扶手、水中肋木、治疗床、治疗椅、步行训练用双杠等作为患者身体的支撑物,进行各种运动训练的方法。②Bad Ragaz 法或救生圈法:其要点是治疗师站在水中,给患者提供一个固定点,让患者身体支撑在救生圈上,不依托任何器具而进行训练的方法。③Halliwiek 法:它是分步骤教授患者游泳的方法。

(1)一般训练:

①固定体位:在水的浮力作用下,使患者身体保持某一固定的体位是一个难题。治疗除了通过器械或特别的固定装置将患者肢体固定外,还要在训练中对患者进行必要的帮助。开始训练时,使身体保持在一个固定的位置是非常重要的。一般可按下述方法固定患者体位:a.躺在水中治疗床上或常用的治疗托板上。b.坐在水中的椅子上。c.让患者抓住栏杆、池的边沿或步行训练用双杠。d.必要时可用带子固定肢体。

②利用器械辅助训练:利用橡皮手掌或脚蹼,可增加水的阻力;利用水中步行训练用双杠,可练习站立平衡和行走;利用水中肋木,可训练肩和肘关节功能;利用水球做游戏,可训练臂的推力等,所有这些都是较地面上运动更为有效的方法。

(2)水中步行训练:水是步行训练的一种很有用的介质,通常这种训练是在地面上训练之前进行的。如平衡功能好,患者在水中步行较在地面上容易。方法是先让患者进入水中,站在步行训练用双杠内,水面齐颈,双手抓住双杠。在水中身体的重量比地面上轻,因而大大减轻了下肢承受身体的重量,即使是肌力比较弱的患者,或下肢骨折恢复期的患者,均会发现在水中站立和行走较在地面上容易得多,而且感到舒适或疼痛明显减轻。

(3)水中平衡训练:让患者站在步行训练用双杠内,水深以患者能站稳为准。然后治疗师从不同方向向患者身体推水形成浪,或用水流冲击,使患者平衡受到干扰,并让患者通过自己的努力去对抗水浪或水流的冲击,使身体保持平衡。

(4)水中协调性训练:游泳是训练协调性最好的方法。开始可让患者在一定固定位置进行,然后逐渐过渡到患者完全独立进行游泳运动。

(5)Bad Ragaz 训练法:Bad Ragaz 训练法亦称救生圈法。它是从瑞士 Bad Ragaz 兴起,后在许多国家流行。这种方法的要点是把浮力作为支撑力量,不是当作阻力。患者进行运动训练时,无须抓扶手或者靠水中固定物体,而是靠救生圈的支撑进行运动。人体靠救生圈支撑浮于水中,可以说是处在一种动态的平衡状态。但对于肢体残缺或肌肉痉挛的患者来说,身体有可能失去这种平衡,或在水中处于一种很不稳定的状态。治疗师必须意识到这一点,竭力减轻患者在水中训练的恐惧和焦虑感。

具体做法:治疗师站在水中,给患者提供一个固定位置,与患者进行一对一训练。运动的阻力是由患者的身体在水中活动引起湍流,而产生的反向作用力。身体在水中运动速度越快,遇到的阻力就越大。这种反向运动的阻力,可由治疗师根据运动量来进行调节,也可由患者进行自我调节。

患者在运动中,如果某些肌肉力量较弱,可利用强壮肌刺激弱肌,也可进行等长收缩,特别是某些因周围神经损伤而无力的肌群,可运用 PNF 技术中的重复收缩、慢逆转、快速牵张、节律性固定等技巧进行训练。

治疗师用手帮助患者固定体位时,手的位置会直接影响患者的运动。一般来说,让患者取仰卧位,治疗师的手支撑在患者下腰部,或骨盆区的救生圈上。必要时,再用小救生圈将患者颈部浮起。股骨中部、膝和足均可作为固定点。躯干训练时采取侧卧位。肩关节外展和内收训练时采取俯卧位。这些技巧的运用因人而异,灵活性也很大,治疗师要根据具体情况审时度势,运用不同方法去加强某些肌群和关节活动范围的训练。

（五）涡流浴

涡流浴又称漩涡浴,是一种利用马达使浴水在浴盆内呈漩涡式流动旋转,以通过水温和水搅动的机械作用进行治疗的水疗方法。

1. 治疗作用

（1）湿热效应:从热效应的角度看,涡流浴是一种湿热形式,因此,其热效应与其他传导热因子相似。

（2）流体静压:水产生流体静压,水深处压力更大,可使淋巴回流速度加快,水肿消除。

（3）涡流作用:①对皮肤传入神经末梢产生周期性刺激作用,不断地重复激活传入神经末梢。在整个治疗过程中可持续地使患者感到水的温暖。②增加了流体静压,故进一步加快淋巴循环。③提供了患者肢体渐次变化的训练:肢体逆涡流移动时提供辅助运动;肢体逆涡流移动时提供轻度至中度的抗阻运动。④降低了水的热变化率,保持了水温。

2. 特点

（1）优点:①治疗过程中可很好地观察所治疗的部位;②治疗剂量易于控制;③可使较大部位的温度上升;④一般无伤口再损伤或感染的危险;⑤患者在治疗过程中可安全活动,更为舒适,并可同时进行牵张训练。

（2）缺点:①治疗部位要有一定的独立性;②费用较高。

3. 装置　现代的涡流浴槽多用不锈钢或全塑料制成。浴槽内有涡流发生器,并有充气装置和可转动的1～3个喷嘴,可使浴水发生漩涡、气泡和水流喷射。水的温度、涡流刺激作用的强弱和治疗时间,均能自动控制调节。在市场上出售的涡流浴槽装置有三种类型。

（1）上肢用涡流浴槽装置:浴槽容量较大,槽内有一个喷水嘴,只能容纳一只手臂或两只手臂进行治疗。

（2）下肢用涡流浴槽装置:浴槽容量较大,槽内有三个喷嘴,前面两个用于腿部,后面一个用于跟腱部位进行治疗(图10-1)。

（3）全身用涡流浴槽装置:浴槽深,容量大,能容纳整个人体进行治疗。槽内亦有三个或多个喷水嘴,前面两个,后面一个(图10-2)。

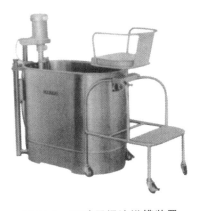

图 10-1　下肢用涡流浴槽装置

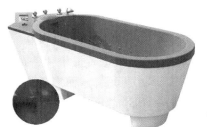
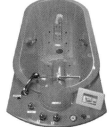

图 10-2　全身用涡流浴槽装置

这三种装置槽底是防滑的。槽内的喷嘴可以根据治疗部位多方位转动,以利于形成漩涡发挥水流机械刺激作用。

第四节 临 床 应 用

一、适应证

内科疾病:高血压、血管神经症、早期动脉硬化、胃肠功能紊乱、习惯性便秘、风湿性肌痛、风湿性或类风湿性关节炎、多汗症。神经科疾病:肌营养不良、神经衰弱、自主神经功能紊乱、神经痛、多发性神经炎、周围神经麻痹、雷诺病。皮肤科疾病:慢性湿疹、荨麻疹、皮肤瘙痒症、银屑病、脂溢性皮炎。外科疾病:骨性关节病,强直性脊柱炎。

二、禁忌证

传染病、心肺肝肾功能不全、严重动脉硬化、恶性肿瘤、炎症、出血倾向、活动性肺结核、皮肤破溃、妊娠期、月经期、大小便失禁、身体极度衰弱。发热患者禁用温水、热水浸浴;对冷过敏者禁用冷水浸浴。

三、注意事项

1. 水疗一般原则 应用物理因素治病,特别是水疗法治病,应该注意到治疗因素和患者个体反应特点,这对于获得良好反应是重要的。应注意以下几点。

(1)因人配量:对于刺激量的调配,应根据患者年龄,性别,对水、冷及热的习惯,神经功能状态,疾病种类和阶段不同来选择刺激强度和治疗时间等。总之,就是患者能否耐受,身体是否有足够的反应能力。高级神经活动抑制过程占优势,适于强刺激,冷水冲洗、淋浴、冷包裹等短促而寒冷的治疗;高级神经活动兴奋过程占优势,应给予柔和的不感温刺激,不感温水浸浴、淋浴、包裹等。因此,应用水疗法要密切注意治疗因素和患者个体反应特点,这是获得良好效果的重要条件。

(2)循序渐进:水疗法刺激剂量主要是就温度和持续时间来说的,一般要采取循序渐进的方法。热水浴要从温水到热水,冷水浴要从低温或不感温水渐冷水,经过一个过渡阶段,患者才易于耐受而获得良好反应。根据患者的反应能力,在某些治疗之前,做些准备性治疗是适宜的。

(3)明确疾病诊断:水疗法开始前,对患者要做详细检查以明确诊断,选好适应证,合理地安排水疗。治疗前、治疗中及治疗后要记录客观反应以及必要的各项检查项目,以判定疗效。

2. 水疗反应的临床意义 水疗反应是指患者在接受水疗法后全身或局部所发生的反应。这种短暂性反应在临床上具有重要意义,医务人员应善于观察患者情况,以判断治疗方法和剂量正确与否。水疗反应的本质就是在水疗法作用下,机体产生的应答方式。水疗反应不仅取决于刺激性质和刺激剂量大小,还取决于机体反应能力的强弱(表 10-3)。当然适应证选择不当也可增加水疗反应。

表 10-3 水疗反应自觉症状和客观症状

良性反应	自觉症状	精神爽朗,身体轻松、愉快,温热感觉,食欲及睡眠良好
	客观指征	皮肤潮润而微红,有温热感觉
非良性反应	自觉症状	精神抑郁,烦躁易怒,头痛,眩晕,心悸,疲乏,食欲减退及睡眠不好
	客观指征	皮肤轻度苍白或呈花斑状,起鸡皮疙瘩,皮肤触及有冷的感觉等

以上所列的反应,一般是短暂的,不经特殊处理,数小时即可自行消失。

除了上述反应外,患者有时会发生痒疹、汗疱疹、荨麻疹和关节肿胀、疼痛、运动障碍,需要酌情调整剂量或停止治疗。

(张维杰)

能力测试

能力测试答案

一、选择题

1. 以下哪种患者不适宜进行全身浸浴疗法?(　　)
A. 强直性脊柱炎　　　　　　　　　　　　　　B. 脑血管意外偏瘫
C. 脊髓损伤患者伴二便失禁　　　　　　　　　D. 类风湿性关节炎

2. 以下哪种说法是错误的?(　　)
A. 冷水浸浴有兴奋神经、强化心血管、提高肌张力等作用
B. 热水浸浴有促进血液循环、增强新陈代谢、消除疲劳、发汗、解痉、镇痛作用
C. 不感温水浸浴有明显的镇静作用
D. 热水浸浴可治疗多汗症

3. 以下哪项不是水中运动疗法的作用基础?(　　)
A. 静水压作用　　B. 温度作用　　C. 浮力作用　　D. 重力作用

4. 不感温水浸浴的温度范围是以下哪个?(　　)
A. <25 ℃　　　　　　　　B. 25~32 ℃　　　　　　　　C. 33~35 ℃
D. 36~38 ℃　　　　　　　E. 38 ℃以上

5. 周围神经麻痹导致的肌张力低下者可选择以下哪种水疗法?(　　)
A. 镇静浴　　　　B. 兴奋浴　　　　C. 发汗浴　　　　D. 退热浴

6. 以下哪种表现不是水疗后的不良反应?(　　)
A. 全身疲乏　　　B. 皮肤发红　　　C. 眩晕　　　　D. 食欲减退

7. 直喷浴不适用于以下哪种情况?(　　)
A. 肥胖症　　　　B. 肌肉痉挛　　　C. 嗜睡　　　　D. 肌张力低下

8. 失眠患者可选用以下哪种水疗法?(　　)
A. 直喷浴　　　　B. 冷水浸浴　　　　C. 热水浸浴　　　　D. 冷热交替浴

9. 涡流浴不可用于以下哪种情况?(　　)
A. 开放性伤口和烧伤　　　　　　　　　　　　B. 急性炎症
C. 外周血管疾病　　　　　　　　　　　　　　D. 中枢神经疾病后肢体瘫痪

第十一章 低温疗法

任务目标

1. 能学会常用低温疗法中冷疗法、冷冻疗法的基本原理和治疗方法。
2. 能合理选择低温疗法中冷疗法、冷冻疗法的治疗对象。
3. 能解决在冷疗法、冷冻疗法治疗过程中出现的各种问题。
4. 在治疗过程中,能使用、管理常用仪器、设备,安排与管理安全、合适的医疗与康复环境。
5. 能做到尊重与关爱患者及家属,沟通时自然大方,解释清晰;注意保护患者的隐私及安全;关心、爱护患者。

第一节 冷 疗 法

任务导入

刘某,男,18岁,学生。因"跑步时摔倒致右腕关节疼痛肿胀2 h"为主诉就诊于康复科。查体:右腕关节肿胀明显,局部皮肤淤青,压痛明显,腕关节背伸受限。右腕关节X线片提示:腕关节未见明显骨折及脱位。拟采用低温疗法减轻疼痛、消除肿胀,作为一名康复治疗师,请思考下列问题:①该患者适合选用哪种低温治疗技术? ②你了解冷疗治疗技术的相关知识吗?

导 语

本节内容主要介绍低温疗法中冷疗法的概念、治疗原理及治疗作用、治疗技术及临床应用。冷疗法是一种有效、简单、安全的物理疗法,具有减轻局部充血、减轻疼痛、消除肿胀、控制炎症扩散、减少继发性损伤、降低体温等作用,临床应用广泛,疗效显著。

一、概述

冷疗法(cold therapy)是应用比人体温度低的物理因子(如冷水、冰块等)刺激皮肤或黏膜以治疗疾病的一种物理治疗方法。冷疗法历史悠久。《五十二病方》就有记载。晋代葛洪《肘后备急方》认为饮冷水可解"五石散"过量中毒;唐代陈藏器《本草拾遗》载有用腊月之雪治疗一切肿毒、瘟疫、小儿热癫狂啼、大人丹毒等;金代张从正《儒门事亲》中有雪水洗眼可治目赤肿痛之说。

至明代,李时珍在《本草纲目》中尤有详述,如:用冰敷乳房,治乳痈初起;用冰敷膻中(两乳之间),治高热昏迷,并解烧酒中毒。近百年来,出现了新的冷疗法,常用于镇痛、降温和局部麻醉,主要治疗各种运动创伤、神经系统疾病及风湿性疾病,它的独特疗效更为人们所关注。

二、治疗原理及作用

（一）治疗原理

1. 生化作用 不同治疗时间及治疗方法的冷疗,对机体产生的生物作用亦不同。其生物作用主要分为瞬间的冷作用与持续的冷作用:在瞬间的寒冷刺激下,组织的兴奋性增高;在持续、长时间的低温作用下,组织的兴奋性降低。

2. 生理作用

（1）局部组织温度下降:冷刺激躯体可使组织温度下降,如将冰袋放在人体腓肠肌部位,可使局部皮肤温度降低 22 ℃,皮下组织温度降低 13 ℃,肌肉温度降低 10 ℃左右,腹部冰敷 30 min 可使腹膜间区温度下降 4～8 ℃。

（2）对代谢的影响:局部冷疗可使冷的组织细胞代谢率降低,耗氧量显著减少,代谢产物的蓄积减少。

（3）对胃肠道的影响:腹部冰敷 30 min 可使大部分胃肠道反射活动增强,这种反应在冷敷后 4～18 min 开始,同时有促进胃肠液分泌的作用,但饮用冷水可使胃血流量下降,胃液以及总酸和游离酸的分泌减少,胃的排空功能减弱,主要是冷直接刺激消化道的结果。

（4）对血液循环的影响:冷刺激具有强烈的使血管收缩的作用,可使周围血管收缩,可明显减少外周血流量,如前臂在 17 ℃冷水中浸泡半小时,可使血流量由平均每 100 mL 体积中 2.6 mL/s 降低至 0.7 mL/s,冷刺激可改变血管的通透性,有助于减少水肿,防止渗出。但当皮肤冷却到 8～15 ℃时可使血管的舒缩力消失,小静脉和毛细血管扩张,导致血流淤滞,皮肤发绀变冷。有人用冷袋作用于下肢静脉曲张患者的膝关节部位,观察到短时间的寒冷刺激可以改善静脉回流,但冷作用时间过长却可导致静脉血流淤滞。寒冷刺激引起的血管反应和代谢抑制,对急性创伤性或炎症性水肿及血肿消退有良好作用。

（5）对肌肉的影响:冷刺激可降低肌肉的兴奋性和肌张力,故可缓解肌痉挛。但也有研究者提到几秒至几分钟的冷疗可促进其覆盖下的骨骼肌收缩,这是由于冷刺激感觉神经末梢,增加肌梭兴奋性,其作用与冷疗时间的长短有关。

（6）对神经系统的影响:局部冷疗可使周围神经传导速度变慢,对运动神经及感觉神经皆有阻滞传导的作用,动物实验证明冷可使轴突反射减弱,当温度降至 6 ℃时,运动神经受到抑制,温度下降到 1 ℃时感觉神经受到抑制。冷疗可影响神经的兴奋性,瞬时的寒冷刺激可使自主神经兴奋性增高,缓慢降温可使其兴奋性下降,瞬间的冷刺激对神经有兴奋作用,例如用冷水喷射头部,可帮助昏迷患者苏醒,冷水淋浴可起到锻炼身体的作用。

（7）对皮肤的影响:皮肤的冷觉感受器数目比热觉感受器多,因而对冷刺激敏感,并通过反射机制引起局部和全身的反应,冷冻作用于皮肤时,可有刺激感,皮肤血管收缩和触觉的敏感性降低,当温度降到 0 ℃以下时,局部形成白色坚硬的冰晶,继续加深冷冻时,则皮肤出现隆起,冷冻停止后皮肤逐渐复温,先是周边出现潮红,然后中心也变红,并出现水肿,严重的可以出现水疱和血疱。

（8）抗炎作用:冷疗对炎症的症状改善有良好作用。但冷疗的效应仅仅存在于炎症的最初急性阶段。据报道,冷疗用于亚急性炎症可能出现损害。

（9）远隔作用:冷可引起热调节的改变和全身反应。例如体温调节对抗反应,交感反应,冷加压反应(高压升高)及抗体的适应。此外,冷作用于相应节段区的皮肤可通过节段反射引起相应某个内脏的反应,如腹部冷敷可反射性地增强胃肠道功能,促进胃酸分泌增加。而对消化道的直接冰冻刺激效果恰好相反。

(二)治疗作用

1. 减轻局部充血和出血 因为冷刺激可使血管收缩,血流减慢,血液黏稠度增加,血小板聚集,所以常用于鼻出血、扁桃体摘除术后和局部软组织损伤的早期。

2. 减轻疼痛,消除肿胀 因为冷刺激可使局部血管收缩,减慢神经冲动的传导,减少神经终板兴奋,疼痛阈值提高,降低神经末梢的敏感性而减轻疼痛。此外,Nicole 等的研究表明,冷疗可以通过减少白细胞与血管内皮细胞之间的相互作用而降低肌肉挫伤后的毛细血管通透性。冷疗时,周围血管收缩,局部血流量减少,血管通透性降低,这使得局部炎性渗出液减少、肿胀减轻。因而减轻了组织肿胀而压迫神经末梢所引起的疼痛,常用于牙痛和急性损伤的早期。

3. 控制炎症扩散 因为冷刺激可使血管收缩,局部血流减慢,降低了细胞的活力和代谢,同时也降低了细菌的活力,所以常用于炎症的早期。

4. 降低体温 当冷刺激直接与皮肤接触时,通过物理作用,可将体内的热传导散发于体外,从而降低体温,因而常用于高热和中暑的患者。此外,对于脑外伤、脑缺氧的患者,可利用局部或全身降温,减少脑细胞需氧量,有利于脑细胞的康复。例如,治疗脑卒中理想的目标是在发病 3～4 h 内开始治疗,将体温从 37.5 ℃降低约 5 ℃,并将这一体温保持 24～36 h,能减慢或停止所受的损害。

5. 减少继发性损伤 继发性损伤是指原发性损伤后组织由于缺血、缺氧、自由基大量增多而引发的损伤,冷因子作用于躯体可使各种组织的温度下降,降低化学反应速度,减慢细胞代谢,减少细胞对氧的需求,减少自由基的产生,因此在相对缺氧的环境下冷疗可以减少组织细胞的继发性损伤或坏死。

三、治疗技术

(一)设备

进行冷疗所需要的设备较简单,如常用的浴桶、浴盆、毛巾、水袋、冰水、冰块、冰敷袋等,以及进行冷疗所需要的冷疗仪器和冷疗制剂。

(二)治疗方法

1. 冷敷法

(1)冰袋:将碎冰块灌入冰袋内至 1/2 或 1/3 满,排除袋内空气,夹紧袋口,敷于患部,在需要较长时间和较冷条件时采用(图 11-1)。治疗时间根据病情而定,一般为同一部位 15～20 min,若需较长时间或较深部位冷疗,可替换应用冰袋,以在同一部位不超过 48 h 为宜。随时查看冰袋有无漏水及被敷部位皮肤情况,若出现局部皮肤苍白、青紫或有麻木感时,应立即停止使用,防止冻伤。治疗结束,移去冰袋,擦干皮肤,检查皮肤和治疗部位的生理反应,进行相应的治疗后评定。

(2)化学冰袋:采用高分子材料研制而成,内为二氧化硅凝胶水合物或聚乙烯醇,可保存在冰箱或冰柜中(图 11-2)。其特点是柔韧、不渗水,可保持低温较长时间,但不会像冰一样使皮肤产生较低温度,一般不出现感觉缺失现象。特别适用于不需要过强、过长时间的冷疗。如化学冰袋太凉,可加绒布套包裹。治疗时间可根据病情需要选定,控制水肿、疼痛或出血时 10～20 min,烧伤即刻等急救状态可维持应用数小时。较长时间治疗者,可采用更换冷袋的方法进行,以保持冷袋和患者之间的温差相对稳定(图 11-3 至图 11-5)。

(3)冷湿敷法:将毛巾或敷垫放入混有冰块的冷水中完全浸透,然后拧去多余水分,再将毛巾或敷垫敷于患处,每 2～3 min 更换一次毛巾或敷垫,交替运用冷却的毛巾治疗,约 10 min 或

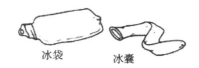

冰袋　　冰囊

图 11-1　冰袋、冰囊

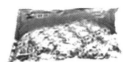

图 11-2　化学冰袋

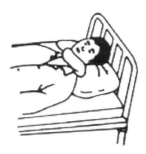

图 11-3　颈部置冰袋

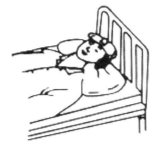

图 11-4　头部置冰袋

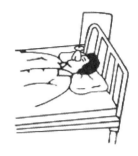

图 11-5　鼻部置冰袋

直至皮肤感觉缺失,全部治疗时间为 20～30 min。此方法适用于大面积受累的痉挛或疼痛性肌肉痉挛。

（4）冰贴法：又分为间接冰贴、直接冰贴、冰块按摩三种方法。①间接冰贴法是将冰块隔着衬垫(如毛巾)放在治疗部位,可避免冰冻的骤然刺激,使皮温缓慢下降,治疗时间一般为 20～30 min。②直接冰贴法是将冰块直接放在治疗部位,这种治疗方法刺激强烈,因此每次治疗的时间短,一般为 5～10 min。③冰块按摩法是用冰块在治疗部位来回摩擦移动,治疗时间可比直接冰贴法稍长,一般为 5～15 min。进行以上治疗时要注意观察患者皮肤,以不引起皮肤发生凝冻为宜。此法适用于小范围的疼痛性肌肉痉挛或急性损伤,用于减轻疼痛、水肿或出血。

（5）循环冷敷法：用循环冷却装置进行治疗,可分为体外法和体腔法两种。①体外法是用金属或塑料小管制成盘或鼓状置于体表,冷水或冷却剂在管内循环而制冷的方法。②体腔法是用大小合适的管子连接一球囊,置于体腔内,再在管子中通冷水而达到冷却治疗的目的,如胃肠道的局部冷疗。

2. 浸泡法

（1）局部冷水浴：将所需治疗的病变部位直接浸泡于冰水(0～5 ℃)中,刚开始治疗时患者可以有痛感,首次浸入时间为 2～3 s,后将患者肢体从水中取出擦干,进行主动或被动活动,等体温恢复后再浸入冰水中,浸入时间逐渐延长至 20～30 s,反复进行,总治疗时间一般为 4～5 min。局部冷水浴能减轻疼痛,缓解痉挛,恢复肢体的运动能力,适用于指、手、肘、足等关节病变和偏瘫患者上下肢肌痉挛等的治疗;治疗蛇咬伤、虫咬伤时,治疗时间需延长至 12～36 h;治疗热烧伤时需 1 h～5 h。

（2）全身冷水浴：患者在冷水中短暂浸泡,水的温度根据病情而定(表 11-1),浸泡时间以患者出现冷反应(如寒战等)为准。注意浸泡时间要逐渐延长,首次一般浸泡 1 min 左右,以后逐渐延长浸泡时间(3～10 min)。全身冷水浴主要适用于全身性肌痉挛的患者,浴后可以缓解痉挛,有利于进行主动和被动活动;还可用于无力性便秘、肥胖症或强壮疗法。

表 11-1　常用冷水浴温度范围

温度感觉分类	温度范围/℃
凉	19.0～27.0
冷	13.0～19.0

Note

续表

温度感觉分类	温度范围/℃
寒冷	0.0～13.0

3. 喷射法　利用喷射装置将冷冻剂或冷空气(温度在−15 ℃以下)直接喷射于病变部位,通过挥发可产生显著的冷却作用,使局部组织温度降低的一种治疗方法,常用于四肢关节、烧伤创面等表面凹凸不平和范围较大的病变部位。喷射时间因病情不同而异,最短为 20 s,最长可以持续治疗 15 min;但较常用的是间隔喷射法,如使用氯乙烷喷射治疗,间距 20～30 cm,每次喷射 3～5 s,间隔 30 s～1 min,一般一次治疗反复喷射 3～10 次,在治疗时要注意皮肤反应,以不引起皮肤凝冻为宜。

4. 灌注法和饮服法　灌注法是将冷水灌入体腔内,如冰水灌肠、冰水冲洗阴道;饮服法是饮用冰水。

（三）影响冷疗的因素

1. 冷疗方法和部位　冷疗的方法和部位不同,达到的效果也不同。如临床上为高热患者降温时,常选用在较大动脉处(腹股沟、腋下等处)局部冷疗或选用全身冷疗法,如酒精擦浴、温水擦浴;若局部出血或有炎症者,为减轻局部充血和出血或减轻炎症和化脓,可选用局部冷疗。

2. 冷疗时间　冷疗时间应根据应用目的、机体状态和局部组织情况而定,一般冷疗的时间为 10～30 min,时间过长或反复冷疗,可导致不良反应,如寒战、面色苍白、冻疮,甚至影响呼吸或脉搏。

3. 冷疗面积　冷疗面积与冷疗效果相关,如全身冷疗,冷疗面积大,则反应较强;反之,则较弱。

4. 个体差异　患者的年龄、疾病和机体状况等各有不同,因此对冷疗的耐受性也各不相同。如高热患者,可用冷疗降温,而麻疹高热患者,则不可用冷疗降温。对老幼患者,冷疗时应慎重。对末梢循环不良者,应禁忌冷疗。

5. 环境温度　环境温度直接影响冷疗的效果。如在寒冷干燥的环境中冷疗,效果将会加强。

四、临床应用

（一）适应证

1. 疼痛和痉挛性疾病　如偏头痛、落枕、急性腰痛、肩痛、颈椎病、痛经、截肢后残肢痛及创伤痛、肢体肌肉痉挛、瘢痕灼痛等。

2. 各种创伤急性期　擦伤、挫伤、扭伤、骨折、关节脱位、肌腱断裂的急性期,局部会出现水肿、出血、疼痛及功能受限,一般要持续 24～48 h,在创伤早期及时应用冷疗,可使上述反应减轻到最低程度。

3. 神经系统疾病　脑卒中早期、偏瘫后遗症期的应用。如脑卒中早期使用亚低温疗法。对于偏瘫患者,可用冷疗法暂时消除肌肉痉挛,并进行主动运动。对于脑血管患者出现假性延髓性麻痹时,可用冰块刺激口周、舌两侧及软腭等处,改善患者吞咽功能及发音功能。

4. 各种急性炎症早期　如疖肿、丹毒、蜂窝织炎等。

5. 末梢血管病　如骤发性的动脉闭塞早期、冻疮、外伤性血管运动障碍、急性浅表性静脉炎等。

6. 内脏出血　如肺出血、食管出血、胃十二指肠出血等。

7. 其他　高热、中暑的物理降温;扁桃体术后喉部出血水肿;类风湿性关节炎;局限性急性

知识链接

Note

皮炎及瘙痒症；对由冷引起的支气管哮喘、寒冷性荨麻疹等用冷疗进行脱敏治疗；烧伤的急救治疗等。

（二）禁忌证

（1）心血管疾病及循环障碍性疾病：如严重的高血压、心功能不全、动脉硬化、血栓闭塞性脉管炎等。大片组织受损、局部血液循环不良、感染性休克致微循环明显障碍时也不适宜用冷敷。

（2）慢性炎症或深部有感染病灶：因为冷因子可使局部血流量减少，营养不良，妨碍炎症吸收。

（3）雷诺病、冷变态反应者、对冷过度敏感者、冷导致血红蛋白尿患者。

（4）红斑狼疮、肝肾功能不全、恶病质等全身状况较差的患者。

（5）皮肤感觉障碍，言语、认知功能障碍，老年人及婴幼儿等温度调节能力差者慎用。

（6）冷疗的禁用部位：

①枕后、耳廓、阴囊等部位忌用，由于皮肤薄，血液循环量少，易引起冻伤。

②心前区忌用，以防出现反射性心率减慢、心房颤动、心室颤动及房室传导阻滞。

③腹部慎用，以防出现腹泻。

④足心忌用，以防反射性末梢血管收缩，影响散热或引起一过性冠状动脉收缩。

（三）冷疗法注意事项

（1）在治疗前需对患者做必要的解释，说明治疗的正常感觉和可能出现的不良反应。

（2）在采用冷疗法时，应防止过冷引起冻伤。

（3）在进行治疗时，尤其是冬季，要注意非治疗部位的保暖，防止患者受凉感冒。

（4）喷射法禁用于头面部，以免造成眼、鼻、呼吸道的损伤。

（5）治疗时皮肤出现痒痛、红肿者，应停止治疗，局部可用温热疗法如红外线等进行处理。

（6）冷过敏反应及处理

①一般全身反应少见，个别患者如出现震颤、头晕、恶心、面色苍白、出汗等现象，多因过度紧张所致，经平卧休息或身体其他部位施以温热治疗可很快恢复。

②冷治疗达一定深度时，有时会引起局部疼痛，一般无须特别处理；但是对反应强烈，甚至由于疼痛而致休克的患者，需立即停止冷疗，予以卧床休息及全身复温即可恢复。

③冷疗法过度或时间过久，局部常可出现水肿及渗出，严重时有大水疱、血疱。轻度只需预防感染，保持创面清洁。严重者应严格无菌穿刺抽液，涂 1‰～2‰ 龙胆紫液进行无菌换药可治愈。治疗血管瘤时，应防止出血。

第二节　冷　冻　疗　法

任务导入

患者，女，37 岁。因"右侧肢体偏瘫 45 天"为主诉入院。患者 45 天前因和邻居发生争执，突发右侧肢体无力，右上肢可抬起，言语不清，饮水呛咳，流涎，至当地医院就诊。头颅 CT 检查示：左侧基底节出血，左侧额、颞叶软化灶。既往产后高血压病史 12 年，未规律服药，血压控制一般。

请问：①该患者的初步诊断是什么？②若使用低温疗法对患者的言语障碍进行治疗，请拟定治疗方案。

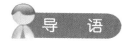

本节内容主要介绍冷冻疗法的概念、治疗原理、治疗作用及冷冻治疗技术的临床应用。冷冻疗法是在冷疗法的基础上发展起来的,具有治疗表浅肿瘤、解痉、镇痛、麻醉、提高机体免疫反应等作用。

一、概述

冷冻疗法(cryotherapy)是应用制冷物质和冷冻器械产生的 0 ℃以下低温,作用于人体局部组织,以达到治疗疾病的目的的一种方法。

冷冻疗法是在冷疗法的基础上发展起来的。自 20 世纪初,国外就有用液态空气治疗血管瘤、淋巴瘤的报道,并逐渐利用二氧化碳干冰、液氮冷冻器、冷刀治疗膀胱肿瘤、丘脑肿瘤等疾病。在我国冷冻治疗起步较晚,但发展迅速;在外科、眼科、妇科、皮肤科、耳鼻喉科都开展了冷冻治疗,尤其在冷冻治疗颅脑肿瘤、肺癌、肝癌等方面取得较好的效果。冷冻治疗正作为一种新兴的医疗技术在良、恶性肿瘤的治疗中得到迅速的发展。

二、治疗原理及作用

(一)治疗原理

1. 生化作用　在深低温作用下,生物细胞发生一系列的生物化学变化和病理生理改变。①细胞内、外冰晶形成,使细胞发生机械性损伤;②当细胞外冰晶形成时,细胞脱水,缓冲盐类结晶,电解质浓缩,酸碱度改变而产生毒性作用,导致不可逆的细胞损害;③细胞膜的蛋白质和类脂蛋白变性,改变了细胞膜的通透性;④血管内产生固态冰晶,血液淤滞,动静脉血流受阻,微循环停止,组织细胞因缺氧和营养障碍而死亡(有人称这种变化为"温度休克")。

总之,冷冻的生物学效应或机制是上述一系列因素综合作用的结果,但最终均导致生物细胞遭到破坏,达到治疗目的。制冷剂温度越低,对细胞的破坏作用越大。此外,低温还能使细胞膜类脂蛋白复合物变性,产生局部血液循环障碍,进一步促进破坏作用。冷冻融解期对组织的损伤作用一直存在,所以多次冻融较一次冻融具有更大的破坏性,具有临床治疗意义。

2. 生理作用　冷冻对组织的作用效果与冷冻温度、冻融速度、冷冻时间、次数、局部血液供应、组织对冷冻的敏感性等有关,其作用特点如下。

(1)组织破坏的均一性:冷冻使组织坏死的临界温度为-20 ℃。组织冷冻后,局部毛细血管堵塞,数小时后组织发生坏死,组织破坏的均一性是冷冻坏死的一大特点。

(2)冷冻坏死的范围:冷冻坏死灶与周围正常组织界限清楚,冷冻坏死灶周围的正常组织修复力强,冷冻坏死灶的生理愈合较快,炎性反应较轻。

(3)冷冻坏死的恢复过程:冷冻坏死的修复经过水肿期、坏死期和恢复期。冷冻后,皮肤上首先形成水疱,数小时后局部组织发生坏死;经过数天至数周,局部肉芽组织急剧增生,然后结痂脱落、组织上皮化。

(二)治疗作用

1. 对组织细胞的作用　快速冷冻(温度变化为 10～100 ℃/min),细胞内外有冰晶形成,细胞质、细胞核和染色体内的冰晶可使细胞立即死亡。温度骤降时,细胞发生的低温休克更甚于冷冻的直接作用,有时甚至未达到冷冻程度,就可使细胞遭受损伤。如精细胞,在 2 ℃/min 的温度下降速率时发生膨胀,在被冰冻前死亡。当温度复升时,由于细胞外溶质浓度的降低极为缓慢,细胞长时间处于高浓度电解质的细胞外溶质中,细胞极易受损;如复温缓慢,细胞内的小冰晶再结晶,聚集成大的冰晶,引起细胞内、外电解质的再次浓缩,则进一步加速细胞的死亡。故该法可用于治疗表浅肿瘤。

2. 对神经系统的作用 冷冻可使神经的传导速度减慢,以至于暂时丧失其功能。由于机体感觉敏感性降低或消失,故该法有解痉、镇痛、麻醉等作用。

3. 对皮肤的作用 冷冻时,局部皮肤温度随冷冻程度而下降。如用氯乙烷喷射皮肤时,在皮肤温度降至冰点之前,皮肤血管收缩,触觉敏感性降低,皮肤麻木;当将至冰点时,皮肤骤然变白而坚硬;继续降温冷冻,则皮肤突起,出现"凝冻",此时温度约为 $-0.5\ ℃$。冷冻结束后皮肤开始解冻,由边缘区逐渐向中心区出现潮红,凝冻时间较长时则出现反应性水肿,如时间过长可出现水疱等现象。

4. 对免疫功能的影响 组织细胞经冷冻破坏后,可形成特异的抗原物质,使机体产生相应的免疫反应。治疗肿瘤时可增强对肿瘤细胞的破坏和吸收。

三、治疗技术

(一) 设备
临床上常用的设备有冷疗机、冷气雾喷射器、液态氮装置等。

(二) 治疗方法

1. 接触冷冻法 将冷冻头直接接触病变部位进行冷冻的一种治疗方法,在外科最为常用。根据病变部位选择冷冻头,治疗良性病变时,选择较病变面积稍小的冷冻头;治疗恶性病变时,选择大于病变范围 $0.5\sim1.0\ cm$ 的冷冻头。治疗时,将冷冻头轻压病灶,与病变处紧密接触。对血供丰富的组织和较深的病变,可加压冷冻。冷冻时间的计算从冷冻头与病变部位黏着时开始。因冷冻头面积相对局限,故只适用于较小范围的病变,对较大范围的病变可采用分区治疗。

2. 插入冷冻法 将针形冷冻头插入肿瘤内,以达较深部位肿瘤的治疗。主要用于破坏深部组织病变,可配合麻醉;对于较大病灶,可少量多次进行治疗。

3. 倾注冷冻法 将液态制冷剂直接倾注于病变部位进行冷冻的一种治疗方法,适用于范围大、局部不规则、侵入程度深的恶性病变。治疗时,先用凡士林纱布或泡沫塑料保护病变周围的正常组织,在病变处覆盖消毒棉球,再将液态制冷剂倾注到棉球处,持续 $2\sim3\ min$。其制冷速度更快,破坏力较强,一般在 $24\ h$ 后,局部组织细胞坏死,数天后坏死组织脱落。适用于治疗恶性肿瘤。

4. 直接喷射法 如将液氮直接喷在病变区,适用于表面积大而高低不平的弥散性浅表肿瘤。如氯乙烷喷射法,多采用间歇喷射,一次喷射 $3\sim5\ s$ 后停止 $30\ s$,可反复进行多次,其特点为制冷速度快。

5. 点冻法 将液氮倒入小容量容器中,用棉棒或棉球蘸少许液氮,直接点在病灶上。此法操作简单,但有时因局部压力不足,对深部组织破坏力较差,只适用于治疗表浅而局限的病变。如血管瘤、乳头状瘤、白斑、雀斑、疣等,由于冷冻范围和深度易控制,愈合后瘢痕轻薄。

(三) 治疗剂量

1. 冷冻速度 冷冻速度 $<100\ ℃/min$,称为缓慢冷冻,仅使细胞外水分形成冰晶,对细胞功能的破坏性较弱。冷冻速度 $>100\ ℃/min$,称为快速冷冻,可在细胞内、外同时形成冰晶,对细胞功能的破坏性强。

2. 冷冻温度 不同的组织对冷冻温度的耐受性差异很大,故冷冻温度可在 $-196\sim-20\ ℃$ 之间选用。根据动物实验及临床观察,组织发生坏死的临界温度是 $-20\ ℃$。快速冷冻到 $-40\ ℃$ 以下,除大血管外,一般组织均被破坏。温度越低其破坏力越强。治疗肿瘤时,冷冻探头的温度应在 $-80\ ℃$ 以下。

3. 冷冻时间　组织细胞破坏的程度与冷冻时间、治疗次数成正比。一般以病变区是否完全冻结，形成冰球，而不损伤正常组织为适宜。一般黏膜的冷冻时间为 0.5～2 min，皮肤为 1～3 min，治疗肿瘤应为 3～5 min。

4. 复温速度　停止冷冻后复温愈慢，破坏作用愈强。分快速升温（100 ℃/min）与自然复温两种方法。

5. 治疗次数　冷冻治疗一般 1 次可以治愈，如需 2 次以上治疗，需脱痂后再进行治疗。

（四）影响疗效的因素

1. 冷冻机制　冷冻对细胞的损伤开始是可逆的，终止冷冻后细胞的功能可以恢复，如果继续冷冻，细胞的损伤可以变为不可逆。冷冻后细胞内冰晶形成，类脂质胞膜凝固变性，引起细胞膜破裂，细胞的渗透性破坏，细胞死亡。

2. 冷冻速度　缓慢冷冻，它使组织细胞外液冷冻形成冰晶，不形成对细胞有致命损害的细胞内冰晶，故对组织的破坏作用较少，不宜用于治疗恶性肿瘤。快速冷冻，它使细胞内和细胞间同时形成冰晶，对细胞损伤破坏作用较大。超速冷冻，细胞内冰晶来不及形成，仅组织内结冰，细胞不受致命损伤。冷冻速度除与冷冻温度有关外，还与组织的大小、性质及原有温度等有一定关系。

3. 冷冻温度　根据动物实验及临床观察，许多学者认为组织发生坏死的有效温度是－40 ℃。温度如果较高，只能引起细胞外冰晶形成，使细胞内液流至细胞间隙，不形成细胞内冰晶，不发生细胞膜的破裂和细胞死亡。在这种情况下，一旦冷冻停止复温后，细胞可以恢复原有的功能。

4. 冷冻时间　冷冻持续的时间愈长，被冷冻的组织温度愈低，对组织破坏力愈大，被冷冻损伤组织范围也就越大。有人认为延长冷冻时间，不能加深组织坏死深度。除冷冻时间外，冷冻效果也受病变性质、治疗要求以及冷冻温度等因素的影响。

5. 冷冻融解速度　组织被冷冻成冰球，当停止冷冻后，冰球逐渐融化，局部充血肿胀，冰球完全融化的时间即该组织冷冻融解速度，融解速度慢，说明被冷冻的组织温降大，缓慢融解会继续吸收热量，使细胞内冰晶增大，对细胞及组织损伤较大。

6. 冷冻次数　目前多数学者主张用冷冻—融解—再冷冻—再融解反复冷冻方法进行治疗，这样对组织损伤大。

7. 冷冻压力　加压冷冻可以使毛细血管闭塞，使组织内血流量减少，被冷冻的组织温降大。因此，冷冻血管丰富的组织和治疗皮下较深处的病变和血管瘤，给予一定压力是必要的。

8. 冷冻面积　在冷冻探头周围被冷冻组织的温降有一定坡度，即离冷冻探头近，组织温降大；离冷冻探头远，则组织温降小。因此，探头要稍大于病变组织，特别是冷冻恶性肿瘤。

总之温度越低，冷冻时间越长，冻融次数越多，降温越快，复温越慢，对细胞的杀伤力也越大。

四、临床应用

（一）适应证

1. 皮肤疾病　良性皮肤疾病有色素痣、雀斑、寻常疣、扁平疣、胼胝、单纯性血管瘤、渐进性脂肪坏死、光线性角化病、脂溢性角化病、良性表浅肿瘤、鸡眼等。恶性肿瘤有鳞状上皮癌、基底细胞癌、皮肤附件癌、恶性黑色素瘤等。

2. 妇科疾病　良性疾病有慢性宫颈炎、宫颈糜烂、宫颈息肉、宫颈间 1～2 级尖锐湿疣、宫颈黏膜白斑、纳氏腺囊肿、棘皮症、外阴白斑、外阴血管瘤及外阴神经性皮炎等。恶性肿瘤有子宫原位癌、宫颈癌等。

3. 五官疾病　良性疾病有白内障、视网膜剥离、睑缘疣、耳廓软骨膜炎、耳血管瘤、耳乳头状

知识链接

Note

瘤、过敏性鼻炎、鼻出血、鼻前庭和咽部乳头状瘤、慢性咽炎、喉部血管瘤、口腔白斑、口腔黏膜囊肿、舌下囊肿及舌血管瘤等。恶性肿瘤有牙龈癌、舌癌、鼻咽癌、睑板腺癌等。

4. 外科疾病 良性疾病有内外痔、肛门湿疹、肛门溃疡、肛门脓肿、直肠息肉、腋臭、尿道肉阜、尿道口囊肿等。恶性肿瘤有颅脑肿瘤、肺癌、肝癌、直肠癌、软骨肉瘤、巨细胞瘤、阴茎癌等。

（二）禁忌证

雷诺氏病、严重的寒冷性荨麻疹、冷球蛋白血症、冷纤维蛋白原血症、严重冻疮、严重糖尿病患者以及年老、幼儿、体弱等对冷冻治疗不耐受者。

（三）冷冻疗法注意事项

（1）在治疗前应对患者说明治疗的正常反应和可能出现的不良反应，患者在治疗中不得随意变换体位和触摸冷冻机器。

（2）在采用冷治疗时，注意保护非治疗部位，操作时避免制冷剂外漏，溅洒在正常组织和衣物上。眼部治疗时，注意防止制冷剂损伤角膜。

（3）喷射法治疗后局部会出现水肿，渗出较多，应严格选择适应证，禁用于头面部，以免造成眼、鼻、呼吸道的损伤。

（4）加压冷冻治疗时，应避开主要神经分布区，以免损伤神经。皮下脂肪较少的部位不宜加压过重。

（5）冷冻治疗后 3～5 天保持创面清洁、干燥，结痂后禁用手揭，让其自然脱落。

（6）冷冻反应和并发症的处理。

①水肿和渗液：冷冻后局部组织发生明显的水肿和大量渗液，一般冷冻后数分钟，组织内部水肿就迅速发展，12～24 h 后达高峰。术后 1 周左右可自行消退。但是，对咽喉部的病变进行冷冻治疗后，需常规应用糖皮质激素等药物雾化吸入或肌肉注射，以防止局部水肿反应严重而影响呼吸道通畅。

②出血：多因冷刀与病变组织粘连未完全融解而强行将冷刀抽出所致，多发生在黏膜病变上。恶性肿瘤冷冻时也较容易发生出血，血管瘤在重复冷冻后有时因表面坏死而出血。对于局部小出血灶，可采用止血剂及压迫止血；如出现搏动性出血或出血较多，应采用结扎止血或堵塞止血。

③局部创面感染：冷冻治疗本身对局部创面有灭菌作用，但如创口已发生感染，应给予抗生素治疗，并进行伤口换药。

④瘢痕形成：加压重复冷冻后常于冷冻表面出现菲薄的瘢痕，咽部病变加压冷冻后，多数出现局部瘢痕，如咽侧腺癌，冷冻后因翼内肌瘢痕挛缩，发生牙关紧闭；鼻腔侧壁血管瘤，冷冻后发生瘢痕而致前鼻孔狭窄。

⑤色素减退：各种病变行深度冷冻后局部色素常减退，以皮肤最明显，与周围正常的皮肤形成鲜明的界线，一般半年至一年后才逐渐恢复。

⑥疼痛：在深度冷冻过程中和冷冻后，绝大多数患者都感到疼痛，但多能耐受。如对咽喉部病变进行冷冻，常规用 1％地卡因喷雾表面麻醉。冷冻治疗后出现的短暂疼痛，一般不用做任何处理。如果患者对疼痛耐受较差或疼痛持续较久时，酌情给予止痛剂以缓解疼痛。

⑦神经损伤：冷冻对病变区穿过的神经干有破坏作用。如损伤感觉神经，表现为神经支配区域出现麻木；损伤运动神经，出现神经所支配的肌肉麻痹。一般这种神经损伤是可逆性的，多在给予神经损伤常规治疗后，3 个月左右恢复功能。

（张启飞）

能力测试

能力测试答案

一、以下每一道考题下面有 A、B、C、D、E 五个备选答案,请从中选择一个最佳答案。

1. 在持续、长时间的低温作用下,组织的兴奋性(　　)。

A. 降低　　　　　　　　　　B. 增高　　　　　　　　　　C. 先增高后降低

D. 先降低后增高　　　　　　E. 不变

2. 下列有关冷疗法对神经系统的治疗作用错误的是(　　)。

A. 持续的冷作用主要使神经的兴奋性降低

B. 瞬时的寒冷刺激可使神经兴奋性降低

C. 局部持续冷疗对周围神经有阻滞传导的作用

D. 持续低温使感觉神经和运动神经的传导速度减慢

E. 当皮肤感受器受到持续的冷作用时,首先引起神经的兴奋,接着抑制,最后麻痹,使肢体暂时丧失功能

3. 对血压正常的患者局部或全身冷疗使血压(　　)。

A. 轻度升高　　B. 显著升高　　C. 轻度降低　　D. 显著降低　　E. 不变

4. 冷冻疗法的温度范围是(　　)。

A. 与体表温度相同,略低于体内温度　　B. 低于体温和周围空气温度,但在 0 ℃以上

C. 0 ℃以下　　　　　　　　　　D. −100 ℃以下　　　　　　E. −200 ℃以下

5. 关于冷冻机制的说法,错误的是(　　)。

A. 冷冻对细胞的损伤开始是可逆的

B. 若瞬间冷冻,终止冷冻后细胞的功能可以恢复

C. 如果持续冷冻,细胞的损伤可以变为不可逆

D. 冷冻后细胞内冰晶形成,类脂质胞膜凝固变性

E. 冷冻引起细胞核破裂,细胞的渗透性破坏,细胞死亡

二、以下提供若干个案例,每个案例下设若干考题,请根据各考题题干所提供的信息,在每题下面的 A、B、C、D、E 五个备选答案中选择一个最佳答案。

(6～7 题共用题干)

杨某,男,35 岁。3 h 前打篮球时不慎跌倒,致右膝关节处疼痛、肿胀、行走受限。查体:右膝周围肿胀、有压痛,膝关节屈曲受限。CT 提示软组织损伤。

6. 考虑的诊断是(　　)。

A. 右膝软组织损伤　　　　　B. 骨折　　　　　　　　　　C. 骨性关节炎

D. 骨质增生症　　　　　　　E. 交叉韧带断裂

7. 24 h 内宜选择(　　)。

A. 冷疗　　　　B. 心理治疗　　　C. 热疗　　　　D. 肌力训练　　　E. 灸法

三、以下提供若干组考题,每组考题共同使用在考题前列出的 A、B、C、D、E 五个备选答案,请从中选择一个与考题关系最密切的答案。

(8～10 题共用备选答案)

A. 冰帽　　　B. 乙醇擦浴　　　C. 冷冻治疗　　　D. 激光治疗　　　E. 热水坐浴

8. 脑水肿患者可用(　　)。

9. 高热成人患者可用(　　)。

10. 良性表潜肿瘤可用(　　)。

Note

第十二章　压力疗法

任务目标

1. 能学会正压治疗技术、负压治疗技术、体外反搏治疗技术的基本原理和治疗方法与技巧。
2. 能合理选择正压治疗技术、负压治疗技术、体外反搏治疗技术的治疗对象。
3. 能解决在进行正压治疗、负压治疗、体外反搏治疗时出现的各种问题。
4. 在进行治疗过程中，能使用、管理常用器械、仪器、设备，安排与管理安全、适合的医疗与康复环境。
5. 能做到尊重关爱患者及家属，进行沟通时自然大方，解释清晰；注意保护患者的隐私。

压力疗法（compress therapy）是指通过改变机体局部的压力以达到治疗疾病目的的一种疗法，可以是增加压力，也可以是减少压力或两者交替。临床上一般以改变肢体压力为主，多用于四肢疾病。如果将正常环境下的大气压设为"0"，则把高于环境大气压的压力称为正压，低于环境大气压的压力称为负压。压力疗法可分为正压疗法与负压疗法，或两种压力交替的正负压疗法。本章主要介绍的有正压治疗技术、负压治疗技术、体外反搏治疗技术。

第一节　正压治疗技术

任务导入

患者，男，63岁，因"右肩疼痛伴右手肿胀1周"到医院就诊。患者自诉3个月前无明显诱因突然出现右侧肢体不能活动，被家人送至医院，经相关检查后诊断为脑梗死，行营养脑神经、改善循环、降压等对症支持治疗，病情逐渐稳定，遗留右侧肢体活动不利症状。近一周来，出现右肩部疼痛，被动活动时疼痛加剧，右手肿胀，压痛（＋），无明显关节畸形。至康复科诊断为：①脑梗死恢复期、右侧肢体偏瘫、右侧肩手综合征；②高血压病3级，高危组。遂行肢体正压治疗，症状明显缓解。作为一名治疗师，请思考下列问题：①该患者进行正压顺序循环治疗时治疗师如何操作的？②正压顺序循环技术的作用有哪些？

Note

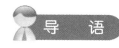

导语

本节内容主要介绍正压顺序循环压力疗法的概念、治疗原理及治疗作用、治疗技术及临床应用。其治疗仪器由主机产生由远端向近端梯度式的压差,从而使静脉血和淋巴回流,有利于肢体水肿的消退,可增加纤溶系统的活性。目前在临床中还有皮肤表面压力疗法,主要运用于大面积增生性瘢痕的治疗。

一、概述

正压疗法指利用高于大气压的压力作用于人体,达到治疗疾病目的的一种疗法。目前临床上常用的方法包括改善血液淋巴循环的正压顺序循环疗法和防止瘢痕增生的皮肤表面压力疗法。

正压顺序循环疗法设备为气袋式治疗装置,目前临床上应用广泛,因仪器体积小,操作简便,可在患者家庭中使用。

根据型号不同,目前厂家生产的有 4~12 腔不等的气袋治疗设备,每腔压力为 0~180 mmHg,采用梯度加压的工作方式,可作用于上肢、下肢。一次充气、排气的周期为 12~14 s。

二、治疗原理与作用

当正压作用于局部肢体时,毛细血管和静脉中的血液以及淋巴管中的淋巴液受到挤压,向压力小的肢体部位流动,正压顺序循环疗法将压力梯度设计为从远心端向近心端依次进行,即可使外周淤积的血液、淋巴液向中心回流,而随着局部毛细血管和淋巴管的排空,引起组织水肿的液体回流到血管淋巴管的数量相对增加,使局部水肿减轻。

(1) 提高组织液静水压,迫使静脉血和淋巴液回流　人体组织液静水压正常约为 1.33 kPa,肢体加压时,经组织间压力传导,组织液静水压可提高到 6.67 kPa 以上,从而产生克服毛细血管内压及组织间胶体渗透压的作用,促进组织间液向静脉及淋巴管内回流。同时套在肢体上的气囊,由远端向近端序贯充气及排气产生挤压、放松的效果,这种压力由远端向近端产生梯度式的压差,从而使静脉血和淋巴回流,有利于肢体水肿的消退。

(2) 增加纤溶系统的活性　目前研究显示,正压顺序循环治疗可增加纤溶系统的活性,刺激内源性纤维蛋白溶解活性。其机制可能与减少纤溶酶原活化素抑制因子-1 使组织型纤溶酶原活化素的活性增加有关。

(3) 当压力在 15~25 mmHg 时,瘢痕血管供血减少,导致局部缺氧,使成纤维细胞、胶原细胞和基质的增生受到阻抑,从而使螺旋状胶原纤维重新排列,组织二氧化碳分压上升、氧分压下降、血管数量减少、管腔变窄、内皮细胞变性、核破碎等,造成组织缺血。局部血清中抑制胶原纤维的 α-M 球蛋白减少,有利于胶原酶的出现,从而破坏胶原纤维。同时,缺血后合成黏多糖的酶减少,水肿减轻,减少了黏多糖的沉积与合成,使胶原生成减少,在缺氧状态下承担细胞氧化功能的线粒体肿胀、空泡化,使成纤维细胞增生受阻,产生胶原纤维的能力减弱,从而抑制瘢痕的生长。

有研究显示,使用正压顺序循环治疗后可使下肢静脉排血量显著增加,血流速度增加 77% ±35%,在充气加压期间血流速度有短暂时间为零,提示静脉排空良好。治疗后血中纤维蛋白降解产物和纤维蛋白原降解产物显著增加,复合物也显著增加,而优球蛋白溶解时间明显缩短,PAI-1 也减少,股静脉血流量明显增加,停用后上述结果迅速恢复到原来水平。有一组研究数据显示,在预防术后静脉血栓形成方面本疗法与低分子肝素的预防效果相近。

三、治疗技术

(一) 设备

治疗仪器由主机(气泵和控制系统)、导气管道和上下肢气囊三部分组成(图 12-1)。根据型号不同,目前厂家生产的有 4～12 腔不等的气袋治疗设备,每腔压力为 0～180 mmHg,采用梯度加压的工作方式,可作用于上肢、下肢。腔的数量越多,分级加压层次越多,对于逐级加压越有利。每腔压力可单独设定,如遇伤口处不宜加压,可设定该处"0"压力跳过此处,套筒坚固耐用,内有衬垫方便拆洗。并且有些设备可选配髋部套筒,同时可选择多种工作模式,单独设定各气囊充气的顺序及压力,既可完成由远端向近心端的顺序循环加压治疗,必要时亦可完成由近心端向远端的反向顺序循环加压治疗。对一些以改善末梢循环为目的的治疗,也可选用组合正向与反向加压交替的治疗模式。

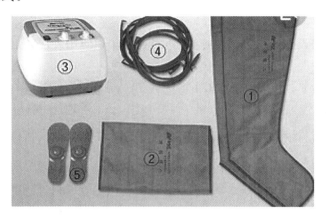

图 12-1 正压顺序循环治疗仪的构成
(①②⑤为上下肢气套囊,④为导气导管,③为主机)

(二) 治疗方法

1. 治疗前准备

治疗师准备:仪表端庄、着装整洁、洗手、戴口罩。

治疗仪准备:检查完好。

患者准备:患者意识清醒、患肢应无感觉障碍。

2. 治疗实施

(1) 患者取坐位或仰卧位。

(2) 选择大小合适的气囊套在患肢上,并拉好拉链。

(3) 将导气管按顺序插在气囊接口上。

(4) 设定压力及时间,打开电源即开始治疗。其末端压力可设定在 100～130 mmHg(13.3～17.3 kPa)之间,其他各节段压力由电脑控制相应递减,或人为手动调节。

(5) 每次治疗 20～30 min,特殊患者治疗时间应小于 60 min。治疗每日 1 或 2 次,6～10 次为一个疗程。

3. 治疗后评估

(1) 治疗后治疗部位皮肤状况是否良好并观察皮肤颜色。

(2) 根据患者情况评价肢体围度、关节活动度、肌力、肌张力及疼痛状况等。

(3) 患者精神状态是否良好。

四、临床应用

(一) 适应证

(1) 肢体创伤后水肿。

(2) 淋巴回流障碍性水肿。

Note

（3）截肢后残端肿胀。

（4）复杂性区域性疼痛综合征（如神经反射性水肿、脑血管意外后偏瘫肢体水肿）。

（5）静脉淤滞性溃疡。

（6）长期制动者预防下肢深静脉血栓形成。

（二）禁忌证

（1）肢体重症感染未得到有效控制。

（2）近期下肢深静脉血栓形成。

（3）大面积溃疡性皮疹。

（4）心功能不全者。

（三）注意事项

（1）治疗前应向患者说明治疗作用，解除其顾虑并鼓励积极参与、配合治疗。

（2）治疗前应检查设备是否完好和患者有无出血倾向。每次治疗前应检查患肢，若有尚未结痂的溃疡或压疮应加以隔离保护后再行治疗，若有新鲜出血伤口则应暂缓治疗。

（3）治疗应在患者清醒的状态下进行，患肢应无感觉障碍。

（4）治疗过程中，应注意观察患肢的肤色变化情况，并询问患者的感觉。

（5）对年老、血管弹性差者，治疗压力可从低值开始，治疗几次后逐渐增加至所需的治疗压力。

（6）持续治疗时间不要过长，以免损伤血管。

知识链接

第二节　负压治疗技术

任务导入

患者，女，60岁，因"左下肢麻木疼痛、行走困难2天"到医院就诊。患者自诉2天前无明显诱因突然出现左下肢麻木，时有疼痛，伴有间歇性跛行，活动时症状加重，休息时减轻。既往有糖尿病病史。查体：左下肢压痛（＋），皮温较右侧低，左下肢浅感觉较右侧迟钝，左足背动脉搏动较弱。医院诊断：①下肢闭塞性动脉粥样硬化；②Ⅱ型糖尿病。医生给予相关药物治疗后效果不甚理想，遂到康复科进行肢体负压治疗，经20次治疗后症状明显缓解。你知道负压治疗技术的相关知识吗？

请问：①该患者进行负压治疗时，如何操作？②负压疗法的禁忌证是什么？

导语

本节内容主要介绍负压治疗技术的概念，治疗原理及治疗作用、治疗技术及临床应用。目前常用的是肢体负压疗法，主要用于动脉硬化性闭塞、血栓闭塞性脉管炎及雷诺综合征等。一般认为凡肢体缺血性疾病，若不宜手术或患者不愿手术，均可采用负压治疗。

Note

一、概述

负压疗法是指将低于大气压的压力,应用于人体进行有目的的治疗的一种方法。负压疗法可分为全身负压和局部负压两种。目前用于临床治疗的仅是局部负压治疗。局部负压有腹部负压、股部负压、半体负压、肢体负压及拔火罐等。肢体局部负压疗法又称大火罐疗法,是在中医拔罐疗法的基础上发展而来。不同部位的负压疗法有着其自身的适应证,如腹部负压最早用于缩短产程和减轻分娩疼痛,下半体负压用于治疗充血性心力衰竭。目前常用的是肢体负压疗法,主要用于动脉硬化性闭塞、血栓闭塞性脉管炎及雷诺综合征等。一般认为凡肢体缺血性疾病,若不宜手术或患者不愿手术,均可应用负压治疗,另外有的仪器在负压舱内配有药液雾化和吹氧装置,以取得更好的疗效;也可以用特制形状的负压治疗仪作用于阴茎,治疗功能性阳痿;还可利用负压吸引的作用,结合中低频电作用于局部肢体,进行疼痛的治疗。

二、治疗原理及作用

目前对于负压疗法改善循环的作用机制尚不十分清楚,可能与下列因素有关。

1. 负压下血管被动扩张 在局部负压下,局部组织压力下降,血管跨壁压增高,可引起血管扩张,从而致血流量增加。

2. 微循环的改善 微循环血管主要受体液物质调节,因静脉壁平滑肌很少,负压下扩张更为明显,局部呈痕血状态,代谢产生的乳酸、二氧化碳、组织胺等集聚,可使微血管舒张,全部毛细血管床开放。

3. 促进侧支循环建立 缺血性病变早期,负压下动脉可有一定程度扩张。晚期病变动脉虽难以扩张,但附近病变轻或正常分支小动脉,仍可被扩张。

4. 抗缺血肢体自由基损伤 肢体负压治疗可减少缺血肢体的脂质过氧化反应,增强自由基清除能力,减轻缺血损伤,对缺血肢体具有明显保护作用。

三、治疗技术

（一）设备

负压疗法的设备为专用的负压舱。

（二）治疗方法

1. 治疗前准备

治疗师准备:仪表端庄、着装整洁、洗手、戴口罩。

治疗仪准备:检查完好。

患者准备:患者意识清醒、患肢应无感觉障碍、注意保护隐私。

2. 治疗实施

（1）患者取坐位或仰卧位。

（2）调整好压力舱的高度和倾斜角度,以使患者在治疗过程中的体位舒适利于治疗。如患肢水肿,可采取水平位;如有动脉循环障碍而无水肿,可稍向下倾斜。压力舱底部垫数层大毛巾。

（3）将患肢裸露,伸入舱内,用与患肢周径相符的柔软而有弹性的垫圈,使之在压力舱口处固定,并密封舱口。

（4）适当移动治疗仪,使舱口尽量靠近患肢根部,再将患者的坐椅或床与仪器用皮带固定。

（5）设定所需的负压值,上肢压力范围 $-65 \sim -100$ mmHg（$-8.6 \sim -13.3$ kPa）,一般为 -80 mmHg（-10.7 kPa）;下肢压力 $-80 \sim -130$ mmHg（$-10.7 \sim -17.3$ kPa）,一般为 -100 mmHg（-13.3 kPa）。

（6）打开电源开关，舱内压力从"0"开始缓慢下降至负压设定值，开始计时。

（7）每次治疗 10～15 min。每日 1 次，10～20 次为一个疗程。

3. 治疗后评价

（1）治疗后治疗部位皮肤状况是否良好并观察皮肤颜色。

（2）根据患者情况评价肢体围度、关节活动度、肌力、肌张力、疼痛状况及溃疡面积等。

四、临床应用

（一）适应证

雷诺现象（雷诺病）、血栓闭塞性脉管炎、糖尿病足、下肢坏疽及脑血管意外的偏瘫等。

（二）禁忌证

出血倾向、静脉血栓塞早期、近期有外伤史、动脉瘤、大面积坏疽、血管手术后、治疗部位有感染灶、治疗部位有恶性肿瘤。

（三）注意事项

（1）治疗前应检查患者有无出血倾向和设备是否完好。

（2）每次治疗前应检查患肢，若有尚未结痂的溃疡灶或压疮应加以隔离保护后再治疗。若有新鲜出血伤口则应暂缓治疗。

（3）治疗应在患者清醒的状态下进行，患肢应无感觉障碍。

（4）治疗过程中应注意观察患肢的肤色变化情况，并询问患者的感觉，根据情况及时对治疗剂量进行调整。

（5）治疗前应向患者说明治疗作用，解除顾虑，鼓励患者积极参与并配合治疗。

（6）患者对负压引起的感觉，不如正负压治疗舒适，压力过大还会出现肿胀感，应根据患者耐受情况，逐渐将压力调到适宜强度。

（7）负压治疗肢体出现淤血是正常反应，淤血在停止治疗 2 h 后即可恢复，但应防止肢体出血；若有明显出血情况应停止治疗。

（8）首次治疗时压力应从低值开始，酌情逐渐增加，以有轻度肿胀感为宜。

（9）高龄患者或体弱患者以卧位治疗为宜。

（10）治疗中患者如出现头昏、恶心、心慌、气短、出汗等症状时应立即暂停治疗。

知识链接

> **知识拓展**
>
>
>
> **拔 罐 疗 法**
>
>
>
> 　　拔罐疗法是我国民间流传很久的一种独特的治疗方法，俗称"拔罐子""吸筒疗法"。拔罐疗法是采用不同形状的杯罐状器具，借助燃烧、蒸气、抽气等方法，排出罐中空气，形成负压，使其吸附于体表一定部位，用以治疗疾病的方法，也可以看作是一种特殊的负压疗法。拔罐的方法很多，包括投火法、闪火法、贴棉法、滴酒法、抽气法、水煮法、架火法等。其罐的运用也有多种方式，包括单罐、多罐、闪罐、留罐、走罐、针罐、刺血拔罐等。
>
> 　　一、对拔罐疗法的认识
>
> 　　按中医理论来讲，拔罐疗法可以逐寒祛湿、疏通经络、祛除淤滞、行气活血、消肿止痛、拔毒泻热，具有调整人体的阴阳平衡、解除疲劳、增强体质的功能，从而达到扶正祛邪、治愈疾病的目的。

Note

按现代医学理论来讲,拔罐疗法是由于罐内形成负压,吸住皮肤而得到治疗效果的,对人体作用是多方面的。

1. 负压刺激作用 拔罐疗法由于有很强的负压吸附力量,因此能使拔罐部位毛细血管破裂,造成局部淤血,引起溶血现象,释放组胺和类组胺物质。这类物质通过神经-体液机制,运输到全身各处,刺激机体各个器官,增强各器官的功能,从而使机体增加抗病能力。

拔罐内负压吸拔力愈大,溶血现象愈严重,吸拔力愈小,这种现象愈轻。负压吸拔力是属于一种负压机械刺激作用,负压吸拔力的大小,就意味着刺激量或刺激强度的大小。轻而缓的拔罐手法,可使神经受到抑制;强而急的拔罐手法,可使神经兴奋。将火罐吸拔在胃俞穴、脾俞穴时,则胃的蠕动增强;当火罐吸拔在足三里穴时,则胃的蠕动减缓。通过调整吸拔力大小的机械刺激作用,可调节机体脏腑功能趋于平衡。

2. 温热刺激作用 拔罐疗法对局部皮肤有温热刺激作用,在拔罐过程中因其产生的温热效应,能使局部的血管扩张,促进局部的血液循环,加速新陈代谢,改善局部组织的营养状态。因而增强了组织的活力、血管壁的通透性、白细胞及网状细胞的吞噬力、局部的耐受性及机体的抵抗力,达到促使疾病好转的目的。

3. 调节血液循环和新陈代谢 拔罐疗法可使机体局部血管扩张,调节人体微循环,促进人体血液与组织间的物质交换;调节毛细血管的舒缩功能,促进局部血液循环;调节新陈代谢,改善局部组织营养;调节淋巴循环功能,使淋巴细胞的吞噬能力加强,提高机体的抗病能力,恢复人体正常功能。

4. 提高吞噬细胞的功能 临床研究表明,拔罐疗法的吸拔刺激能激发吞噬细胞作用。拔罐前后比较,拔罐后白细胞总数略有增加,其吞噬细菌指数(反应白细胞对细菌的吞噬能力)及血清补体效价都有明显的提高,而且白细胞数量并未明显增多,而吞噬细胞的功能却明显地提高了。这充分说明了拔罐疗法,可增强白细胞和网状内皮系统的吞噬功能,增强机体的抗病能力。

5. 对神经的调节作用 拔罐疗法对神经系统的良性刺激,可经神经系统的末梢感受器传导至大脑皮质;对皮肤的良性刺激可通过皮肤感受器和血管感受器传导至中枢神经系统,从而发生反射性兴奋,调节大脑皮质的兴奋与抑制过程,使之趋于平衡,因而加强了大脑皮质对身体各部位的调节和管制功能,促进病灶部位组织代谢增强,使疾病痊愈。

6. 抗炎作用 吸拔火罐后引起神经体液调节,可反射性改善病变部位的血液循环和新陈代谢,促进病变部位组织的恢复和再生。吸拔之后引起局部血液循环的改善,可迅速带走炎性渗出物及致痛因子,消除肿胀和疼痛。吸拔之后,局部白细胞数量可轻微增多和使吞噬功能增强,细菌和病毒被迅速吞噬,所以有消炎作用。

7. 不同罐法的不同作用 在火罐共性的基础上,不同的拔罐法各有其特殊的作用。例如,走罐具有与按摩疗法、保健刮痧疗法相似的效应,可以改善皮肤的呼吸和营养,有利于汗腺和皮脂腺的分泌,对关节、肌腱可增强弹性和活动性,促进周围血液循环;可增加肌肉的血流量,增强肌力和耐力,防止肌萎缩;并可加深呼吸,增强胃肠蠕动,兴奋支配腹内器官的神经,增进胃肠等脏器的分泌功能;可加速静脉血管中血液回流,降低大循环阻力,减轻心脏负担,调整肌肉与内脏血液流量及储备的分布情况。缓慢而轻的手法对神经系统具有镇静作用;急速而重的手法对神经系统具有一定的兴奋作用。循经走罐还能改善各经络功能,有利于经络整体功能的调整。再如药罐法,在罐内负压和温热作用下,局部毛孔、汗腺开放,毛细血管扩张,血液循环加快,药物可更多地被直接吸收,根据用药不同,发挥的药效各异。如对于皮肤病,其药罐法的局部治疗作用就更为明显。另外,水罐法以温经散寒为主;刺络拔罐法以逐淤化滞、解闭通结为主;针罐结合则因选用的针法不同,可产生多种效应。

二、治疗技术

火罐常用的有竹筒火罐、陶瓷火罐、玻璃火罐、抽气罐。

一般拔 15～20 min 就可将罐取下。起罐时,一般先用左手夹住火罐,右手拇指或示指在罐口旁边按压一下,使空气进入罐内,即可将罐取下。若罐吸附过强时,切不可硬行上提或旋转提拔,以轻缓为宜。拔罐之后皮肤上的紫斑一般两周内可消失。

拔罐时要选择适当的体位和肌肉丰满的部位。骨骼凹凸不平及毛发较多的部位,均不宜拔罐。拔罐时要根据所拔部位的面积大小而选择大小适宜的罐。操作时必须迅速,才能使罐拔紧,吸附有力。用火罐时应注意勿灼伤或烫伤皮肤。若烫伤或留罐时间太长而使皮肤起水泡时,水泡较小时无须处理,仅敷以消毒纱布,防止擦破即可。水泡较大时,用消毒针将水泡刺破放出水液,涂以龙胆紫药水,或用消毒纱布包敷,以防感染。若罐斑稍有痛痒,不可搔抓,数日内可自行消退。皮肤有过敏、溃疡、水肿者,及大血管分布部位,不宜拔罐。高热抽搐者,以及孕妇的腹部、腰骶部,亦不宜拔罐。

三、临床应用

(一)适应证

神经痛;运动系统疾病引起的局部疼痛性疾患,如软组织扭挫伤、肌筋膜炎等;还可通过局部刺激或脊髓节段皮肤投影区治疗由于自主神经功能紊乱引起的一些相关疾病,如胃痉挛、胃肠炎、神经官能症。

(二)禁忌证

高度神经质、狂躁不安、痉挛抽搐不合作者;有出血倾向者;心力衰竭;全身高度水肿;孕妇的腹部、腰髓部;恶病质,皮肤丧失弹性;在拔罐部位有皮肤病、静脉曲张、局部皮损或癌肿者。

第三节　体外反搏治疗技术

任 务 导 入

患者,女,56 岁,主诉间断胸闷、心悸。5 天前无明显诱因出现胸闷、心悸、伴头痛恶心,有明显便意,持续约半小时后缓解;无胸痛背痛、无大汗、呕吐。就诊与当地医院测血压 160/100 mmHg。自发病以来,无明显诱因多次出现心前区闷痛伴左背部疼痛,无放射性疼痛,持续 2～3 min 后可缓解。初步诊断为冠心病、不稳定性心绞痛。

请问:①该患者可用体外反搏技术吗? ②运用体外反搏技术时,如何操作?

一、概述

体外反搏(external counterpulsation,ECP)是以人体心电图的 R 波作为触发信号,在心脏进入舒张早期时,使扎于四肢(主要是双下肢)和臀部的气囊充气,自远端向近端依次加压,迫使自主动脉流向四肢的血流受阻,迫使肢体和臀部的动脉血液返流至主动脉,提高主动脉舒张压和血流量,从而增加冠状动脉、脑动脉及肾动脉的血流量;在心脏收缩期前,气囊迅速排气,受压血管放松,外周阻力下降,有利于心室射出的血液经主动脉快速到达肢体动脉,以此按心动周期不断充气—排气重复工作,以达到治疗疾病的方法(图 12-2)。

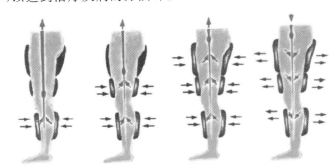

小腿充气挤压　　大腿充气挤压　　臀部充气挤压　　所有气囊排气

图 12-2　体外反搏一个充排气周期的示意图

体外反搏技术始自 20 世纪 60 年代初,由美国哈佛大学 Soroff 教授等设计及研制,目的是在心脏供血的舒张期把肢体血液驱回心脏,增加心脏舒张期灌注,改善心肌缺血,但由于采用液压非序贯驱动模式,体积庞大,其舒张期反搏波振幅不高,疗效不佳,很快被淘汰。1970 年,由中山大学郑振声教授领衔的课题组成功研制出四肢气囊序贯加压式体外反搏器,取得突出疗效。后又在装置设计上加以改进,取消上肢气囊,增加臀部气囊,形成下肢由远及近的序贯加压模式,称为增强型体外反搏(enhanced external counterpulsation,EECP),于 1982 年正式普及并应用于冠心病、心绞痛的治疗。目前国内外不同生产厂家研制开发的体外反搏装置,多基于增强型体外反搏(EECP)的技术原理,故 EECP 可泛指"体外反搏"。体外反搏的优点在于它是无创性的治疗,避免了侵入性治疗所产生的副作用,同时操作简便,易于推广、普及。

二、治疗原理及作用

近年来研究证实,体外反搏在增加器官组织血流灌注的同时,还促进动脉血流加速,提高血流切应力,从而具有保护血管内膜,促进损伤血管内皮细胞的结构与功能修复,抑制动脉粥样硬化的发生与进展的作用。这些作用可能与促进血管内皮相关基因表达与调控有关。

1. 体外反搏时的血流动力学特征及其对血管内皮细胞作用的生物力学基础　体外反搏是在心脏舒张期序贯地加压于小腿、大腿和臀部,驱动血液向主动脉返流,产生舒张期增压波。由此出现的双脉动血流是体外反搏独特的血流动力学特征。反搏过程中双脉动血流,既增加组织器官的血液灌流,又提高了血流切应力。体外反搏的双脉动血流及其切应力刺激对血管内皮的生长和损伤修复所带来的影响程度和范围目前还不十分清楚,但有两点可以肯定:①体外反搏增加了血流速度和切应力;②切应力的增加能促进血管内皮细胞合成并分泌、表达一系列有利于血管内皮修复、抗氧化、抗动脉粥样硬化损伤的生物活性物质。与此同时,血管内皮细胞被拉长,其长轴与流场方向趋向一致,这种变化与切应力大小和持续时间有关。这种形态结构的变化可能是其功能变化的基础。近年在高胆固醇猪动物模型上完成的慢性体外反搏实验,进一步证实了上述对血管内皮的保护效应。

2. 体外反搏对冠状动脉侧支循环的影响　体外反搏可提高舒张期冠状动脉灌注压,可直接使原已存在的血管吻合支开通,建立侧支循环;体外反搏引起的高切应力可直接促使血管内皮细胞释放生长因子,如血管内皮生长因子、纤维细胞生长因子、血小板衍生生长因子、肝细胞生长因子等。新生的血管发生重构,最终形成具有功能的侧支循环。

3. 体外反搏对内皮功能的影响　过去认为体外反搏可提高灌注压力,促进侧支循环,改善组织供血,改善血液流变学的异常。现代研究证实,体外反搏能提高血流切应力(即血流作用于血管壁的摩擦力),作用于血管内壁,使血管内皮细胞形态与功能发生一系列良性变化,从而调动血管内皮细胞功能的修复及抗动脉粥样硬化。长期体外反搏治疗在明显增高血管内脉动切应力和平均切应力的同时,能改善血胆固醇水平,减轻腹主动脉内膜的粥样硬化损伤,保护冠状动脉内皮细胞和内膜下弹力纤微的完整性,进而通过提高血流切应力保护(或改善)血管内皮细胞形态,防止、阻抑血脂质的内膜下沉着,达到防治动脉粥样硬化的目的。

体外反搏在心室舒张期通过对下肢进行序贯性加压,驱动血液形成双脉冲而灌注全身,加快血流速度,提高血流切应力,起到类似运动锻炼的效果,使血管内皮细胞形态与功能发生一系列良性变化,从而保护血管内皮细胞,促进其修复,以发挥抗动脉粥样硬化的作用。

三、治疗技术

(一) 设备

治疗仪器由主机(气泵和控制系统)、导气管道和上下肢气囊三部分组成(图 12-3)。根据型号不同,目前厂家生产的有 4～12 腔不等的气袋治疗设备,每腔压力为 0～180 mmHg(可调),采用梯度加压的工作方式,可作用于上肢、下肢。腔的数量越多,分级加压层次越多,对于逐级加压越有利。每腔压力可单独设定,如遇伤口处不宜加压,可设定该处"0"压力跳过此处,套筒坚固耐用,内有衬垫方便拆洗。并且有些设备可选配髋部套筒,同时可选择多种工作模式,单独设定各气囊充气的顺序及压力,既可完成由远端向近心端的顺序循环加压治疗,必要时亦可完成由近心端向远端的

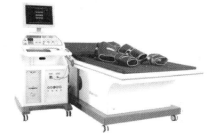

图 12-3　体外反搏治疗仪

反向顺序循环加压治疗。对一些以改善末梢循环为目的的治疗,也可选用组合正向与反向加压交替的治疗模式。目前,国内多数医院使用的体外反搏仪分为单纯正压型及正压、负压双向型,两种型号均为四肢序贯式充排气反搏器。

(二) 治疗方法

1. 治疗前准备

治疗师准备:仪表端庄、着装整洁、洗手、戴口罩。

治疗仪准备:检查完好。

患者准备:患者意识清醒、患肢应无感觉障碍。

向患者说明治疗时有肢体紧束感及跳动感,无明显的不适及危害,免除患者紧张造成的心率改变而影响反搏效果。

2. 治疗实施

(1) 治疗前准备　患者仰卧于反搏床上,连接心电电极,红色正极置于心尖部,白色负极置于胸骨右缘第二或第三肋间,黑色地线置于剑突下方。用胶布固定相应的电极,防止在治疗中松动而影响触发反应。

(2) 检查设备　使用前检查各接头连接是否正确和牢固,将充排气开关置于"0"位,并将心

电模拟开关置于"模拟位"。打开监控系统电源,调整相关旋钮使心电波、充排气信号、脉搏波在示波荧光屏上的亮度及位置适宜。根据患者体形选择合适的气套囊,包扎于四肢及臀部,患者应着棉质柔软衣裤,注意包扎时拉平衣裤,以防打褶处摩擦损害皮肤。气囊套要松紧适度,一般以在气囊套与肢体间能插入两指为宜。气囊套连接软管不可扭曲,并有适当的余量。置心电开关于"心电位",开启导联开关后,在示波荧光屏上显示心电波,推动充气调节旋钮的位置使充气信号落在 T 波顶峰处,推动排气旋钮,使排气讯号在下一个 QRS 波之前 50 ms 结束,心率较慢者可根据情况提早排气。

（3）开机步骤及监控

①如果患者心率正常,反搏比率开关置于"1∶1"（反搏次数∶心率次数）档,即反搏次数与心率次数一致,如患者心率过快,可置于"1∶2"档,即 2 次心搏进行 1 次反搏。

②开启充排气开关,可听到电磁阀启动声响,将调节阀旋转至起始端,防止开泵时充气压力突然上升。

③开启气泵开关,旋转调压阀使充气压力逐渐上升,治疗充气压维持在 0.035～0.042 MPa,气囊序贯时限为 40～50 ms。

④将脉搏传感器耳夹夹于患者耳垂,开启脉搏观察开关,观察脉搏曲线。通过调整充气钮（调整充气时限）和调整调压阀,使反搏波起始于主波峰值之后约 50 ms 处或于重搏波起始切迹处并使反搏波波峰略高于主波峰约 20％或至少与主波峰持平。

⑤反搏气压应尽量保持相对恒定,充气压以压力表指针摆至最大时读数为准,当患者心率发生变化时,为避免压力过高或过低,需调整调压阀。

⑥当控制系统发生故障或患者心律失常时,应立即关闭气泵,排除故障或心率正常后重新开启仪器。

（4）关机步骤

①首先旋转调压阀,使压力下降,再关闭气泵。

②先关闭全部充气开关,然后关闭排气开关。

③关闭耳脉开关,取下脉搏传感器,心表面电极,解除全部气囊,将各开关、旋钮恢复原位。关闭监控系统电源。

（5）治疗时间、频次与疗程

①每次治疗 40 min 到 1 h。

②1 次/天,连续治疗 12 次为 1 疗程。根据病情可连续治疗 2～3 个疗程。

四、临床应用

（一）适应证

1. 心血管病　各种类型的心绞痛、无症状性心肌缺血、急性心肌梗死或伴有心源性休克、充血性心力衰竭、心源性休克、陈旧性心肌梗死伴有心肌缺血、因心肌供血不足引起的心律失常、心脏动脉搭桥术后、经皮腔内冠状动脉成型术后等。

2. 脑血管病　脑动脉硬化、脑血栓形成（动脉硬化性脑梗死）、腔隙性脑梗死、短暂性脑缺血发作、椎-基底动脉供血不足、老年性及脑血管性的脑性痴呆、帕金森病、眩晕综合征、脑血管意外后遗症、小儿脑瘫等。

3. 周围血管疾病　动脉硬化性肢体血管狭窄、血栓性闭塞性脉管炎、末梢循环障碍。

4. 肾脏疾病　肾缺血所致高血压、少尿及肾功能不全。

5. 消化系统疾病　胃、十二指肠溃疡。

6. 其他　心脏手术、颅脑外伤手术、外伤性截瘫、肢体手术、病毒性肝炎、肝炎、记忆减退、失眠、嗜睡等;对于脑力工作者、难以进行运动或不喜欢运动的人和正常人都可以用体外反搏进行保健;消除运动性疲劳和脑力疲劳。

（二）禁忌证

血压大于 160/100 mmHg(药物不能控制者)，频发性期前收缩或心率大于 140 次/分，主动脉瓣关闭不全，大动脉病变，如夹层动脉瘤、肺梗死、肺心病，梗阻型心肌病、二尖瓣狭窄，脑水肿及有发生脑水肿趋势的情况，肢体有感染、皮炎、静脉炎及新近有静脉血栓形成，有全身或局部出血倾向。

（三）注意事项

1. 反搏前 嘱患者排尿及排便，保证室温舒适，检查并记录心率、血压，必要时记录心电图。

2. 下列情况须立即停止反搏 ①监控系统工作不正常。②气泵故障或管道漏气，反搏压达不到 0.035 MPa。③充排气系统发生故障。④反搏中出现心律失常，心电极脱落，或患者自诉明显不适而不能坚持治疗时。

（四）体外反搏的不良反应

大部分的患者都没有严重的不适或并发症。常见的不良反应有轻微头痛、头晕、身体乏力或肌肉酸痛。少部分的患者有可能在气囊充气的位置感到不适，包括疼痛、皮肤瘀伤或水泡。治疗中配合适当的软垫能缓解这些不适。

（张维杰）

能力测试

一、以下每一道考题下面有 A、B、C、D、E 五个备选答案，请从中选择一个最佳答案。

1. 下列哪些不属于压力疗法?（　　　）

A. 正负压力疗法　　　　　B. 正压顺序循环疗法　　　　　C. 负压顺序循环疗法

D. 体外反搏疗法　　　　　E. 皮肤表面压力疗法

2. 关于正压顺序循环疗法，错误的是（　　　）。

A. 只能由远端向近心端顺序循环加压

B. 可提高组织液静水压，迫使静脉血和淋巴液回流

C. 可增加纤溶系统的活性

D. 主要用于各种原因的肢体水肿患者

E. 近期下肢深静脉血栓形成者禁用

3. 皮肤表面加压疗法的生理作用是（　　　）。

A. 控制瘢痕增生　　　　　B. 控制水肿　　　　　C. 促进肢体塑形

D. 预防关节挛缩和畸形　　E. 预防下肢静脉曲张

4. 关于皮肤表面加压疗法，正确的是（　　　）。

A. 主要用于烧伤后瘢痕增生治疗　　　　　B. 一般压力应保持在 20～25 mmHg 间

C. 主要用于功能性阳痿　　　　　　　　　D. 主要用于冠心病治疗

E. 主要用于糖尿病血管病变

5. 皮肤表面加压疗法治疗原则错误的是（　　　）。

A. 只要不影响肢体远端血运及患者可耐受，压力越大越好

B. 在早期肉芽创面期和深度烧伤创面愈合后即开始治疗

C. 压迫治疗时间不少于 3 个月

D. 一般压力以维持在 10～25 mmHg 为宜

E. 每天的治疗时间不超过 1 h

6. 常用的局部负压有（　　）。

A. 腹部负压　　　B. 股部负压　　　C. 下半体负压　　　D. 肢体负压　　　E. 拔火罐

7. 关于压力疗法，错误的是（　　）。

A. 压力疗法可以改善肢体血液循环　　　B. 可促进血管内外物质交换

C. 促进再生修复　　　　　　　　　　　D. 促进水肿吸收　　　E. 促进瘢痕内血管增生

8. 下列哪项不是负压疗法的适应证？（　　）

A. 雷诺病　　　　　　　　　B. 血栓闭塞性脉管炎　　　　　　C. 动脉瘤

D. 糖尿病　　　　　　　　　E. 下肢坏疽

9. 体外反搏疗法的适应证是（　　）。

A. 脑水肿　　　　　　　　　B. 脑血管病　　　　　　　　　　C. 高血压

D. 心房纤颤　　　　　　　　E. 下肢深静脉血栓形成

10. 体外反搏的治疗作用有（　　）。

A. 提高主动脉内舒张压　　　　B. 增加冠状动脉灌注压　　　C. 促进侧支循环建立

D. 改善血液黏度　　　　　　　E. 促进血流加速

11. 下列关于体外反搏疗法叙述正确的是（　　）。

A. 以心电 Q 波作触发　　　　　　　　　　B. 以心电 R 波作触发

C. 以心电 T 波作触发　　　　　　　　　　D. 在心脏进入收缩早期时充气

E. 在心脏进入舒张晚期时充气

12. 以下关于体外反搏治疗仪操作时，叙述错误的是（　　）。

A. 将脉搏传感器夹于患者中指　　　　　　B. 使反搏波波峰略高于主波波峰 20% 左右

C. 心率过快时反搏比率开关置于 1∶2 档　　D. 心率正常时反搏比率开关置于 1∶1 档

E. 调整充气钮和调压阀，使反搏波起始于主波峰之后的 50 ms 处

13. 不属于体外反搏疗法禁忌证的是（　　）。

A. 血压大于 160/100 mmHg　　　B. 主动脉瓣关闭不全　　　　　C. 脑瘫患儿

D. 夹层动脉瘤　　　　　　　　　E. 脑水肿及有发生脑水肿趋势的情况

14. 患者，女，左侧乳腺癌根治术后半年，左侧上肢肿胀 1 个月，伴无力，此时最适合消除肿胀的压力疗法是（　　）。

A. 正负压疗法　　　　　　　　　B. 正压疗法　　　　　　　C. 局部皮肤表面加压疗法

D. 负压疗法　　　　　　　　　　E. 正压顺序循环疗法

15. 患者，男，因外伤造成左下肢腓骨骨折，石膏固定复位后 2 周，近 2 日下肢肿胀，彩超提示左下肢腘静脉血栓形成，此时最合适的处理方法为（　　）。

A. 加强左下肢运动，防止血栓进一步形成

B. 使用正压顺序循环疗法，防止肿胀进一步加重

C. 患肢抬高，抗凝治疗

D. 使用正负压疗法减轻肿胀

E. 使用负压疗法减轻肿胀

第十三章 生物反馈疗法

任务目标

1. 能学会肌电生物反馈治疗技术、血压生物反馈治疗技术、脑电生物反馈治疗技术的作用机理及操作技能。

2. 能合理选择肌电生物反馈治疗技术、血压生物反馈治疗技术、脑电生物反馈治疗技术的适应治疗对象。

3. 能解答肌电生物反馈治疗技术、血压生物反馈治疗技术、脑电生物反馈治疗技术过程中患者的疑问。

4. 仪表端庄,能做到尊重患者并保护患者隐私,沟通自然,交流大方,思路清晰;操作得当规范,动作熟练;能给患者的康复提供一些可行的合理化的指导方案。

第一节 概 述

任务导入

刘某,男,46岁。于2017年6月5日清晨如厕时因突发左侧肢体活动受限,言语不清,急送当地医院就诊。入院后即行头颅CT检查,提示右侧大脑半球大面积梗死,并行营养脑细胞等对症治疗1个月左右,未行康复治疗。现左侧肢体偏瘫,左上肢屈肌肌张力1级,左下肢伸肌肌张力1级,右侧上下肢肌力、肌张力正常。今来康复科就诊,拟用生物反馈疗法辅助患者康复治疗,作为一名治疗师,请思考下列问题:①如何操作肌电生物反馈仪给患者做治疗? ②生物反馈疗法的相关知识有哪些? 针对该患者,该选择何种治疗技术?

导 语

本节内容主要介绍生物反馈疗法的概念和分类、作用原理、适应证和禁忌证及操作方法。生物反馈疗法的特点是将被治疗者作为一个整体进行治疗,注重被治疗者的主动参与,对某些疾病特别是身心疾病具有良好的治疗效果,更加适应生物-心理-社会这种新的医学模式。其具有调节自主神经功能,调节肌张力,调节脑电波节律等作用,中国于20世纪80年代开始应用于临床、教育及运动训练中。其作为一种安全、有效和经济的物理治疗方法,目前正被广泛普及和应用。

Note

生物反馈疗法（biofeedback therapy，BFT）兴起于20世纪60年代的一些发达国家，它是利用控制论原理和操作性条件反射理论，将人通常意识不到的肌电、皮肤温度、心率、血压等体内生理活动借助电子仪器、生物反馈仪转变为可以被人意识到的声、光、图像、曲线等视听信号，通过学习、指导和自我训练的方式，让患者根据这些现实的信号学会控制那些人通常感受不到的生理活动，以进行防病、治病的一种康复训练方法。临床上常用的生物反馈技术有肌电生物反馈、手指皮肤温度生物反馈、皮肤电阻生物反馈、血压生物反馈、心率生物反馈、脑电生物反馈等。由于不同的生物反馈治疗技术所采集的反馈信号不同，故其治疗作用也不相同。近年来，随着生物反馈疗法在临床上应用并取得良好的治疗效果，正被越来越多专家和学者所接受，也被广泛地应用于临床。

一、概念

1. 反馈 反馈（feedback）是指将控制系统的输出信号以某种方式输回控制系统，以调节控制系统的方法。反馈控制技术常用于工程和电子技术方面，用于生物和医学的反馈技术称为生物反馈。

2. 生物反馈 生物反馈（biofeedback）是指采用一系列的治疗步骤，利用电子仪器准确测定神经肌肉系统和自主神经系统的正常和异常活动状况，并把这些信息有选择地放大成视觉和听觉信号，然后反馈给受试者。它需要有人的主观意识参与，需要根据治疗要求而有意识地改变声、光等信号强度，故称其为生物反馈。

3. 生物反馈疗法 是应用电子仪器将人体内正常的或异常的生理活动信息转换为可识别的光、声、图像、曲线等信号，以此训练患者学会通过控制这些现实的信号来调控那些不随意或不完全随意的、通常不能接受的生理活动，以达到调节生理功能及治疗某些身心疾病的目的。由于在开始训练时必须借助灵敏的生物反馈仪进行监视，所以，此疗法被称为生物反馈疗法。

二、生物反馈的作用方式

1. 直接作用 直接作用即利用反馈仪发出的信号来补充、完善体内反馈联系通路，以达到加强对骨骼肌运动能力和内脏器官活动的随意性调节。如通过生物反馈训练，可直接降低或提高骨骼肌的肌张力，对急性腰扭伤、落枕、肌痉挛的治疗是直接通过肌张力的下降而达到治疗目的。

2. 间接作用 间接作用是通过反复训练，改变行为模式，达到应激作用。如生物反馈放松训练，对身心疾病有良好的治疗作用。

以上两种作用方式都是从行为疗法的基础上发展起来的，经训练后，建立操作性条件反射。

第二节 治疗原理及作用

一、治疗原理

（一）人体的自我调节

人体实现自我调节的方式主要有神经调节、体液调节、器官组织的自我调节三种。

1. 神经调节 神经调节是人体的主要调节方式。它是通过神经反射（reflex）活动来实现，条件反射必有大脑皮质的参与，属于一种高级的神经调节方式；非条件反射是人和动物共有的反射活动,属于较低级的神经调节方式。神经反射包括五个环节,即感受器→传入神经→神经中枢→传出神经→效应器。这五部分构成反射弧(reflex arc)。其中任何一个环节遭到破坏,都会使整个反射活动不能实现,从而导致神经调节功能的丧失或紊乱。

2. 体液调节　人体内分泌腺体能分泌多种激素(hormone),通过血液循环送到全身,调节人体新陈代谢、生长、发育、生殖等重要生理功能。血液中激素的浓度维持着相对恒定水平,激素过多或不足,都会引起相应的生理功能紊乱或内分泌疾病,如体内胰岛素分泌不足会导致糖尿病等。神经调节和体液调节相辅相成,在整个机体调节作用中,神经调节占主导作用。

3. 组织器官自我调节　所谓组织器官自我调节,是指身体内外环境发生变化时,这些器官和组织不依赖神经体液调节所产生的适应性反应。如心肌收缩产生的能量与收缩前心肌长度变化成正比,收缩前心肌纤维越长,收缩时释放能量越多;又如脑血管的血流量,在一定程度上不依赖于动脉血压的变化,脑血管在这个范围内不会随着平均动脉压的升降而发生明显的收缩或舒张,从而使脑血流量保持在相对恒定的水平,以更好地行使其各项生理功能。

人体内的这些自身调节方式,组成了人体自我控制系统。中枢神经系统为控制部分,被调节的组织为被控制部分,在控制部分和被控制部分之间,通过各种不同形式进行着信息传递。这些信息,有控制部分发往被控制部分的指令信息;也有被控制部分发回到控制部分的反馈信息。因此,一个控制系统必须是一个闭合回路,控制部分和被控制部分之间存在着往返双向联系,即在自我调节的过程中,一方面由控制部分发出信息,以调整被控制部分的功能状态;另一方面,被控制部分也不断向控制部分发出信息,以调整控制部分对被控制部分的影响。信息传递有多种形式,可以是电信号(如神经冲动),也可以是化学信号(如离子通道)或机械信号(如牵张刺激)。

（二）生物反馈与控制论

20 世纪 40 年代世兴起的控制论,对生物反馈疗法的发展起到了积极的推动作用。控制论的基本原理如下:控制部分发出指令控制受控部分,受控部分在外界的干扰下接受并执行控制部分发送的指令产生效应,效应被传感装置收集并通过反馈条件形成反馈信息,比较装置将从外界接收到的参考信息和从传感装置发送过来的反馈信息进行比较形成误差信息,控制部分收到误差信息后重新修正指令继续控制受控部分,整个过程循环往复进行(图 13-1)。从图 13-1 可以看出控制论系统有四个主要特征:①有一个预定的稳定状态或平衡状态(稳态);②必须是一个闭合回路;③信息传递具有双向性;④控制系统都是一种动态平衡。

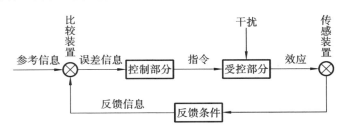

图 13-1　控制论原理示意图

（三）操作性条件反射

心理学家把条件反射的建立称为学习。学习分为两类:一类称为经典条件反射,另一类称为操作性条件反射。条件反射是人出生以后在生活过程中逐渐形成的后天性反射,是在非条件反射的基础上,经过一定的过程,在大脑皮层参与下完成的,是一种高级的神经活动,是高级神经活动的基本方式。生理学家伊万·巴甫洛夫(Ivan Pavlov)是最早提出经典条件反射的人。巴甫洛夫注意到狗在嚼吃食物时会流出大量口水(唾液),另外较老的狗一看到食物就流口水,而不必尝到食物的刺激,也就是说,单是视觉刺激就可以使狗产生分泌唾液的反应。巴甫洛夫进行了进一步试验,他为每一只试验狗做了一个小手术,使试验狗一条唾腺导管通到体外。待狗的伤口愈合后,巴甫洛夫便开始试验,他每次给狗吃肉之前总是按蜂鸣器,经过一段时间后,这些狗听到蜂鸣器的声音就会流下口水,即使蜂鸣器响过后没有食物,也是如此。巴甫洛夫的试验(图13-2(a))表明,将条件刺激(如铃声)与无条件刺激(如食物)多次结合后呈现给动物,以后条件刺激单独出现,也能引起原来由无条件刺激引起的反应(唾液分泌),表示动物能够根据条件刺激做出适当的反应。巴甫洛夫还证明血压的改变、内脏平滑肌的运动都可以形成这种条件反射,只是这种学习是被动的,动物不能主动改变内脏反应而求得食物的奖赏。

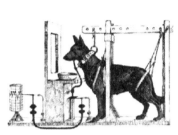
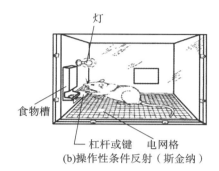

(a)经典条件反射(巴甫洛夫) (b)操作性条件反射(斯金纳)

图 13-2　经典条件反射和操作性条件反射

研究操作性条件反射的代表人物是斯金纳(Skinner)。斯金纳关于操作性条件反射作用的试验(图13-2(b)),是在斯金纳箱中进行。箱内放进一只白鼠或鸽子,并设一杠杆或键,箱子的构造尽可能排除一切外部刺激。动物在箱内可自由活动,当它压杠杆或啄键时,就会有一团食物掉进箱子下方的盘中,动物就能吃到食物,斯金纳通过试验发现,动物的学习行为是随着一个起强化作用的刺激而发生的,它的特点是,动物必须通过自己的某种运动或操作才能得到强化,斯金纳把动物的学习行为推而广之到人类的学习行为上,从而形成了强化学习理论,认为语言、知识的学习获得都是由于强化,不良行为的习惯化和某些疾病的发生也都是由于强化,所以消除不良行为和疾病也可经强化而实现。米勒(Miller)麻痹大白鼠的骨骼肌后,用电刺激大白鼠的尾巴,这时大白鼠会出现各种各样的反应。如果监测到大白鼠的血压下降,则停止电击,即只要大白鼠做出血压下降的"正确"反应,就可以得到不受电击的"奖赏"。经过训练后,动物可以学会"随意"改变心率、血压、肠管收缩频率,证明操作条件学习也可用于对内脏活动的学习。米勒试验研究的也是经典的操作性条件反射,唯一不同的是强化的对象,斯金纳的试验中受强化的是骨骼肌的操作行为,米勒的试验中受强化的是内脏的反应活动。

操作性条件反射学习理论是生物反馈治疗技术的理论基础。患者通过了解行为的结果(生物反馈仪显示主观努力后的生理指标改变状态),对正确的反应进行强化(医生对正确方法和进步的肯定)。经过反复的强化训练,以及对生理指标的小幅度调节(医生根据患者的学习成绩调整阈值),一步一步提高生理指标,促进患者康复。

（四）生物反馈疗法的作用原理

生物反馈疗法的作用原理见图13-3。图13-3的上半部分是受大脑皮质与脊髓控制的随意活动领域,称为意识上水平;图13-3的下半部分,受皮质下和自主神经系统控制的不随意活动领域,称为意识下水平。人对外部信息的感知,通过①—②—③—④,引起应激生理反应。再通过⑤,使人间接感知机体内部信息变化,经有意识学习或训练⑥,形成⑦—③—④的新变化,达到应激反应的修正。这个控制环路,维持着机体内环境的平衡。另外,机体内部还可通过⑨—⑩—⑦

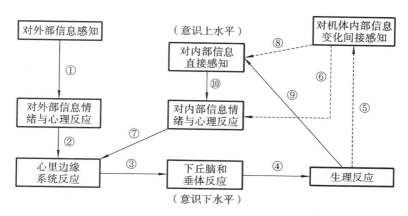

图 13-3　生物反馈疗法作用原理

的内部信息反馈环路,调节机体的生理反应。

　　生物反馈训练能加强机体对体内信息的直接感知,提高敏感度,使间接感知转化为直接感知。例如,用肌电生物反馈治疗头痛,可以测得额部肌电信号。肌电幅值降低,反映肌肉紧张度降低,因此头痛减轻。肌电信号经过处理后,可以变换为声音,肌电信号弱,声音低,肌电信号强,则声音高,患者由感知声音高低,得知肌肉紧张度的变化。这样,患者便可通过意识,改变肌电反馈信号的声音,使肌肉放松。患者在肌电信号的引导下,通过学习和训练,逐步掌握控制主观意识,达到放松和缓解头痛的治疗目的。当患者经过反复训练,通过⑧的联系,改变对内部信息的感知,因而在放弃使用生物反馈仪的情况下,也能保持对生理过程的调节和控制。这说明,生物反馈仪是学习和训练的工具,不是一个单纯的治疗仪。利用生物反馈仪进行训练的目的,即增强患者对机体内部自我感知能力,达到由意识控制内环境、调节机体和治疗疾病的目的。

二、治疗作用

　　生物反馈疗法的作用主要集中在以下三个方面。

(一)调节自主神经功能

　　生物反馈疗法通过电子仪器记录并显示有关自主神经参与调节的生物信息,如血压、心率、血管收缩和舒张等,让被治疗者直接观察到与其所患疾病密切相关的关键的生理改变,从而通过强化训练,用自身主观意识去控制这些生理改变,达到减轻临床症状,甚至治愈相关疾病的目的。可应用于原发性高血压、某些类型的心律失常、血管性疾病的临床治疗。

(二)调节肌张力

　　生物反馈疗法通过电子仪器记录并显示肌肉的肌电信号,让被治疗者直观地观察到与其所患疾病密切相关的肌肉电位变化情况,从而通过强化训练,用自身主观意识去控制这些生理改变,达到降低或者提高相应肌肉张力,放松或加强肌肉收缩的目的。可用于中枢神经系统损伤导致的肌肉痉挛或瘫痪、小儿脑性瘫痪等疾病的临床治疗。

(三)调节脑电波节律

　　生物反馈疗法通过电子仪器记录并显示与某种身体活动或者状态有关的脑电波类型和节律,并记住相应的特征,然后通过主动诱导该类型的脑电波出现及强化训练,达到增强有利脑电波、抑制不利脑电波的目的,从而缓解和控制某些神经精神类疾病。

Note

第三节　治疗技术

一、设备

目前用于生物反馈临床治疗的仪器称为生物反馈仪。根据其监测和记录的生物信号的不同主要分为肌电反馈仪、心电反馈仪、脑电反馈仪、皮肤温度反馈仪等(图 13-4)。

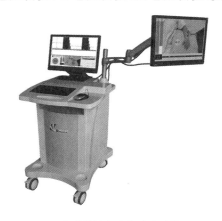 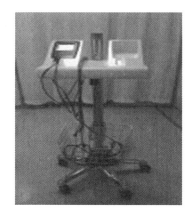

(a)多功能神经康复诊疗系统　　　　　(b)Myo Trac进口生物刺激反馈仪

图 13-4　多功能生物反馈仪

(一)生物反馈仪的基本结构

无论哪种生物反馈仪,其基本结构都包括以下几个方面。

1. 连接传感器　连接传感器是与人体相应部位直接连接并能感受和转换生物体中相应信号变化的装置。在生物反馈仪中我们把这种连接传感器称为电极。例如,肌电生物反馈仪中的电极是感受和测量肌肉收缩时经皮肤表面传导的生物电势,也就是两个电极间电势差的连接传感器;温度生物反馈电极是用热敏元件制成,能迅速而准确地反映温度变化的连接传感器。

2. 中央分析处理器　中央分析处理器主要是接收连接传感器转换后的生物信号,对其进行相应分析的装置。类似一般电脑的中央处理器。中央分析处理器的结构是生物反馈仪中最为复杂的结构,对于不同的监测对象,为了更好地得到有用的生物信号,时常会安装具有放大、过滤和除噪作用的元件。

3. 传出装置　传出装置是将中央分析处理器分析完成的信息用简单直观的形式显示出来的设备。例如,电子血压生物反馈治疗仪将感知到的动脉血压的改变以数值的形式显示在电子屏幕上,这样无论是治疗师还是患者,都可以直接看到动脉血压的变化。

(二)生物反馈仪的参数

生物反馈仪性能和质量的优劣,直接影响到治疗的成败。不同厂商生产的生物反馈仪尽管外观不同,但主要的技术参数都有以下几项。

1. 工作范围　仪器的工作范围,是指输入信号的幅度和频率范围。不同的生物反馈仪,工作范围也不同。对肌电生物反馈仪来说,其信号幅度为 $1\sim250~\mu V$。

2. 灵敏度　生物反馈仪的灵敏度,是指该仪器所能监测得到的最小信号变化。一般仪器均具有可调灵敏度的开关和放大增益控制。灵敏度直接决定仪器的分辨率。灵敏度越高,分辨率越好,能测得的最小信号变化值就越精确;灵敏度越低,分辨率越差,能测得的最小信号变化值就越模糊,但太高的灵敏度,又可能导致生物反馈仪不稳定。一般生物反馈仪的灵敏度,根据要求的不同,范围通常为 $0 \sim 1000 \ \mu V$。

3. 频响与带宽　频响,即频率响应,它是描述仪器对被测信号的各个频率成分具有不同灵敏度响应的一个参数。因为在实际应用中生物信号总是多种频率组合的复杂形式,为了其更加真实复杂地实现这些生物信号的变化,必然要求仪器对生物信号所有频率成分的灵敏度都一样。

带宽是表示频率响应的一个重要参数。仪器带宽应该覆盖被测信号的主要频率成分,因为主要频率成分对总体信号的影响是很大的。实验证明肌肉活动所形成的电势,有效频率在 $20 \sim 8000 \ Hz$ 之间。但相关研究显示,影响肌电大小的频率成分主要在 $30 \sim 100 \ Hz$ 的低频段,而 $2000 \ Hz$ 以上的频率,对总电压大小的影响已经不大;决定肌电信号波型的频率成分,主要在 $100 \sim 1000 \ Hz$ 之间。因而,从综合信号大小和波型这两种因素考虑,在肌电生物反馈仪设计时,选择 $30 \sim 1000 \ Hz$ 频率带宽比较理想。

4. 音噪比　信号噪声比,简称音噪比,是指信号大小与各种噪声干扰总和的相对比值。音噪比越大,仪器性能越好。所谓噪声干扰,是泛指肌电以外的其他信号,它既来自仪器本身(包括电极),也来自人体自身的某些生理信号(运动、动脉波动、出汗潮湿、脑电、心电等)。从这个意义上讲,我们不但要求在仪器本身设计生产方面要考虑有一定的抗干扰能力,而且在具体治疗操作的过程中,也要主动排除各种干扰因素,以便更加准确地记录和监测所需要的生物信号。

5. 线性度　仪器的线性度,是指仪器输出随输入成正比例变化的一个技术指标。这个指标用非线性百分数表示。对一个线性系统而言,无论是高端、中间或低端,其灵敏度都是相同的,即非线性度为零。一般地说,仪器总会存在非线性情况,只要是仪器主要的工作范围,非线性比较小,就可称是线性的。

6. 稳定性　稳定性是指肌电生物反馈仪在干扰、震动等不良的条件下,能维持仪器本身的稳定状态,使之不至失控而发生振荡的能力,即仪器自身的抗干扰能力。仪器的稳定性与放大器、滤波器、增益及反馈量的大小等因素都有密切关系。就整个仪器的工作范围来说,都具有良好的稳定性。

7. 隔离度　隔离度是指仪器在使用过程中,被测部位、仪器与交流电的隔离程度。这个指标是从安全角度考虑的。一般要求人体、仪器地线与交流电源没有直接电联系,要做到安全隔离。有些生物反馈仪采取电池供电,这就保证了安全的基本要求。

8. 反馈方式

(1)视觉信息　生物反馈仪常采用表式指针、数字、有色光标、曲线和图形等方式显示。这些反馈方式以图形或曲线显示最优,数字读数次之,表式更次之。

(2)听觉信息　生物反馈仪常采用的方式有声音频率、节拍和音调变化等,音调以柔和、动听为佳。

二、治疗方法

由于生物反馈疗法十分强调患者的主动参与,因此,相比其他的物理治疗方法,更加需要注意遵循正确的治疗原则和采取恰当的治疗方法,才能达到预期的治疗效果。

(一)治疗原则

1. 合理、可信以及安全的设备　生物反馈治疗技术需要使用一定的治疗设备,并且在一定程度上依赖治疗设备和仪器。生物反馈仪设备种类繁多,但无论哪一种设备,都应满足设计合理、结果可信、使用安全的基本要求。

2. 迅速、有效地反馈信息　根据生物反馈疗法的定义,生物反馈疗法中的主要环节是设计生物信息的反馈,因此,迅速、有效地信息反馈能够提高生物反馈治疗的成效。

3. 正确地解释信号意义 从生物反馈的定义看,信号是一个强化物。信号应该尽可能地简单、直观,例如,红线代表温度,黄线代表肌肉活动。此外,当身体信号发生变化时,还应当能够立即觉察到这些信息的变化,患者只需要知道他们看到或者听到的信息是和他们的生理反应相关的,并且需要正确理解这些信号改变所代表的生理意义。比如,在使用某些肌电生物反馈仪的时候,治疗师可以告知患者"当黄线比较密集的时候,表明肌肉正在收缩"等。

4. 胜任的治疗师 治疗师在整个生物反馈治疗过程中,起非常重要的作用。所以,要求治疗师必须经过系统培训并熟练掌握生物反馈治疗的相关知识及操作方法,同患者做好交流沟通,以便得到患者最大限度的信任,同时还应指导和监督患者的整个治疗过程,确保达到最好的治疗效果。

5. 正确的评估方法和程序 生物反馈疗法作为一种新的治疗方法,患者通过训练,逐步学会自我调节的方法和提高自我控制能力,达到放松身体、消除病理状态、恢复身心健康的目的,那么客观正确地评价临床的治疗效果就尤为重要。通常选择患者的主观症状、治疗师评估的客观指征和相关的理化检查等为评估指标,这些就需要治疗师根据每个患者不同的情况合理地进行安排。

6. 足够的患者宣教 生物反馈疗法在很大程度上依赖患者的主动参与,所以在治疗前应将治疗方法及相关注意事项详细地告知患者,并让其尽可能掌握要领。

7. 足够的治疗依从性 只有患者有足够的治疗依从性,在治疗中严格按照治疗程序和要求,自觉主动地参与治疗,才能达到最佳治疗效果。

（二）治疗前准备

治疗前准备包括治疗师的准备和患者的准备两个方面。

1. 治疗师的准备 治疗师的准备主要包括着装及手卫生准备、相关知识准备、治疗前检查、物品准备、环境准备等。

（1）着装及手卫生准备:仪表端庄、着装整洁、洗手、戴口罩。

（2）相关知识准备:治疗师需要熟练掌握仪器和操作规程,具有相关培训认证和临床经验,并且指定特定生物反馈治疗的具体观察表格,以便整个治疗过程的顺利实施和得到理想的治疗效果。

（3）治疗前检查:检查患者的听力、视力、智力、注意力和自我调节能力,对患者做出全面评估。

（4）物品准备:肌电生物反馈仪准备,全面检查电源、电压是否符合要求;打开电源,观察各操作部分指示灯是否正常;查看各导联线及电极是否完好;准备好清洁皮肤用的细砂纸、脱脂棉和75%酒精。

（5）环境准备:安静、舒适、光线偏暗、避风、室温18～25 ℃,尽量减少谈话和人员走动。有条件时应在单独的房间进行训练;无条件时,治疗床旁边应该有屏风遮挡,一方面保护患者隐私,另一方面围成一个相对封闭的小环境,以减少干扰,提高疗效。

2. 患者的准备 患者的准备包括生理准备和心理准备。

（1）心理准备:治疗师要有针对性的消除患者对于治疗的担心和顾虑,例如,向患者解释清楚生物反馈疗法是什么、为什么要进行生物反馈疗法治疗、治疗是否安全、如何进行治疗、如何进行训练和需要注意的问题,以及通过生物反馈治疗能帮助患者解决什么样的问题等,从而使患者对这种方法逐渐了解,产生信心并积极参与治疗。

（2）生理准备:治疗前完成各项临床检查,老年患者尤其要测血压、检查心电图;训练开始前,应排空二便,穿着舒适、宽松的衣裤,选择最舒适的体位,安静休息15～20 min。同时,治疗师要帮助患者进行治疗部位的皮肤清洁,一般皮肤先用肥皂水清洗,再用75％酒精脱脂;对角质层较厚的皮肤,还要用细砂纸轻轻摩擦,以保证电极良好的导电性。

（三）一般治疗方法

一般治疗方法就是适合所有的生物反馈治疗的方法。

1. 体会肌感　指导患者全神贯注认真体会肌紧张、放松感觉及身体内部的感觉,边训练边描述这两种感觉的不同,并凭借这些感觉对紧张的肌肉进行有效的放松调节。

2. 正确认识生物反馈疗法　生物反馈疗法无电流通过躯体,也无任何其他危险;与医院里常用的治疗仪不同,生物反馈仪不能直接治病,它只是告诉你身体的状态,改变或维持这种状态要患者自己寻找适当的方法;生物反馈训练过程是一种学习过程,只有每天练习并持之以恒,才会有良好的效果。

3. 重视第一次治疗　在生物反馈治疗过程中,第一次治疗非常重要。若第一次训练十分顺利并产生了一定的治疗效果,那么可以在很大程度上增强患者的信心和积极性;反之,若第一次治疗过程中出现很多困难和意外,就会导致患者对生物反馈治疗技术的信任感降低,对于治疗的依从性下降,从而达不到预期的效果,甚至可能会导致患者中途放弃治疗。

4. 指导语的使用　患者的训练应该在治疗师一定的指导语引导下进行。治疗师指导语的速度、声调及音量都要适当。可以采用治疗师现场从旁指导或者播放录音磁带的方式进行。当患者熟悉指导语后,就可以让患者自行默诵指导语。例如:

（1）请闭上眼睛,舒展颈部和背部所有的肌肉,把它们想象成有很多小结的绳子,而这些结正逐渐地被打开,所有的绳子松散而柔软地垂了下来。

（2）我的呼吸平静、缓慢,全身放松。

（3）我的全身感到放松,感到很温暖。

（4）我充满了信心和力量。

（5）我感到信心,很愉快。

5. 实时记录　每个患者的训练情况治疗师均要详细地记录,以便对治疗过程、方法进行总结及对治疗效果进行评估。同时,建议患者对于自己平时进行的一些治疗情况、生活事件、治疗体会做好相应记录,做好自我管理。

（四）具体治疗方法的操作

目前已有的生物反馈治疗方法包括肌电生物反馈疗法、脑电生物反馈疗法、心理生物反馈疗法、血压生物反馈疗法、手指皮肤温度生物反馈疗法以及直流电皮肤电反应生物反馈疗法等。下面将对临床常用的肌电生物反馈疗法、脑电生物反馈疗法、血压生物反馈疗法三种治疗法的操作步骤做逐一介绍。

1. 肌电生物反馈（EMGBF）　该治疗技术是利用肌电生物反馈仪采集人体的肌电信号作为反馈信息,利用生物反馈原理来治疗神经肌肉系统疾病的一种生物反馈治疗技术。因为骨骼肌是随意肌,能够接受神经系统的随意支配,所以肌电自身调节比较容易学会,治疗方法也较易被患者接受,而且疗效可靠,是目前临床应用范围最广,最成功的一种生物反馈疗法。

就治疗目的而言,肌电生物反馈可分为肌肉松弛性反馈训练和肌肉兴奋性反馈训练两种治疗方法。就治疗模式而言,肌电生物反馈可有 PBF（正反馈）模式、NBF（负反馈）模式、TENS（经皮电神经刺激）模式、ESFN（电刺激小脑顶核）模式、FNS（功能反馈神经刺激）模式等多种治疗模式。第一种治疗方法,肌肉松弛性反馈训练,多采用 NBF 模式,主要针对肌张力增高、运动模式异常的患者,通过治疗师的辅助活动训练以及正确的体位、心理调节以达到逐步松弛的目标。治疗时依病情选择相应的肌肉,放置电极,检测肌电信号,让患者全神贯注地根据由 EMG 转变而来的视、听信号,用意识控制放松肌肉,使之达到治疗目的。第二种治疗方法,肌肉兴奋性反馈训练,多采用 PBF 模式,可自动及手动调节触发阈值,主要针对肌张力低下、肌力低下的患者,包括改善及提高肌力水平、校正不正确的运动模式。其方法是将电极放置于被训练肌肉的体表,让患者根据转变来的视、听信号,努力提高肌电水平,达到增强肌力,恢复运动功能目的。此外,多功能肌电生物反馈仪还有其他治疗模式,如:TENS 模式,主要针对感觉异常(尤其是疼痛)患者,经常用于面瘫、软瘫期痉挛预防治疗、神经促通治疗;ESFN 模式,又称为脑循环治疗模式,主要对脑组织的损伤进行治疗,直接刺激小脑顶核区,能够早期改善脑血管供血、激活脑保护机制、减少或降低中枢神经元衰亡的速度(经常同亚低温冰帽配合使用);FNS 模式,主要针对精细运动障碍患者,能够进行神经肌肉功能性刺激,训练手的精细运动,如对指训练等。

1)肌电生物反馈治疗频次的选择　一般情况下肌电生物反馈训练每日进行 1～2 次,每次 5～40 min,一般 10 次为 1 个疗程,有些疾病常常需要连续训练数周乃至数月。

2)肌电生物反馈表面电极的放置

(1)面部主要肌肉信号电极放置法

①额肌:对两侧额肌,信号电极应放置在眼眉与发际之间。在进行放松治疗时,信号电极距离应加大,可左右侧各放电极,以利获得最大的额肌的肌电信号。

②颞肌:颞肌的肌电信号检测,最佳位置是颞弓的正上方,相当于头维穴和太阳穴的中点,一般不需要精确定位,两个信号电极可水平排列,也可上下垂直排列。

③咬肌:下颌角是咬肌部的明显标志,相当于颊车穴区。在多数情况下,信号电极以垂直放置为佳。

(2)颈及躯干电极放置

①胸锁乳突肌:两电极置于乳突下前方 4 横指胸锁乳突肌肌腹中心。或先从乳突(耳后骨隆起处)到锁骨中部隆起处画一条线,两个信号电极置于此线的中心位置。

②胸大肌:两电极置于锁骨下 4 横指腋前褶处。胸大肌的胸肋头,信号电极置于乳房区上方,一般信息检测效果不好。胸大肌锁骨头,信号电极放置于锁骨中点下方约 2 指宽处,外侧电极放置可稍低一些,两极间距离大约为 2 cm。

③背阔肌:电极放在肩胛骨下角附近的中部,即背阔肌肌腹外缘,恰在腋后褶内下方。

④斜方肌:斜方肌上纤维,电极放在 4 cm 长的卵形区域内,顺长轴方向,在肩峰角和第七颈椎之间。斜方肌下纤维,电极放在肩胛骨内下角与第七胸椎之间。

⑤菱形肌和斜方肌中纤维:电极放置于肩胛骨内缘和胸椎 T1～T6 之间的长卵形区中部。

(3)上肢主要肌肉信号电极放置法

①肱三头肌:肱三头肌中头电极放置于一小卵形区中心,即从肩峰角到鹰嘴之间距离的 60%处;肱三头肌外侧头电极置于一小卵形区中部,中心定在肩峰角与鹰嘴间距离 50%处外侧 1 横指;胸三头肌内侧头电极置于一小卵形区中部,其中心定在肩峰角与鹰嘴间距离的 50%处内侧 1 横指,稍上方处。

②肱二头肌:电极置于肌腹中点最高隆起处。

③挠、尺侧腕屈肌:电极置于肱二头肌外侧与豌豆骨连线的中点处。

④桡侧腕长、短伸肌:让患者前臂呈旋前位,从肘横纹外侧端到腕的中部画一条线,电极置于此线上 1/3 处。

⑤肱挠肌:让患者手内转,肘弯曲,从肘横纹 3/4 处,到桡骨茎突画一条线,电极置于肘横纹外侧到桡骨茎突上 1/3 处的一卵圆形区域内。

⑥旋前圆肌:从肱骨内上髁向下画一条垂线,电极置于此线,成 45°线上,距交点 5 cm 处。

⑦指屈、指总伸肌:指屈肌从肱骨内上髁到尺骨茎突画一条线,电极置于此线中间位置。用表面电极很难排除浅层屈指肌肌电干扰,而区分出深层指屈肌肌电。指总伸肌是从肱骨外上髁到尺骨茎突画一条线,电极置于此线 1/4 处。

Note

（4）下肢主要肌肉信号电极放置法

①臀大肌：电极置于臀部中心最突出部位，即骶骨和大转子间距约 1/2 处。

②腘绳肌：腘绳肌外侧腱电极置于大腿外侧一竖长卵形区中部。二腘绳肌内侧腱（半膜肌和半腱肌），电极置于大腿内侧与上述相似的卵形区内。

③股四头肌：为了更好地检测到整个肌群的电信号，电极宜置于股直肌上一大卵圆形区内，其中下面的电极离髌骨最小应为 10 cm。股外侧肌电极位置为外下侧，股内侧肌电极的最好位置是内下侧卵圆形区域，对肌肉发达的患者，这些肌肉均有明显隆起。

④胫骨前肌：电极置于一狭长卵圆形区中心，距胫骨粗隆 1～2 横指。但电极放置部位也可低于上述位置，可达胫骨体中部。

⑤腓肠肌：电极置于腓肠肌的内侧头和外侧头的隆起部位。

⑥比目鱼肌：电极置于小腿屈侧面 1/2 线下，腓肠肌腱缘内侧的一窄长椭圆形区域中部。外侧放置电极效果欠佳。

3）肌电生物反馈治疗的具体操作方法

（1）摆放体位：根据患者病情和治疗部位合理摆放患者体位，一般选择坐位或卧位。

（2）找准关键肌：根据治疗内容在体表上找到相应的关键肌，选准电极位置，用笔做好标记。

（3）清洁皮肤：用肥皂水清洁拟安放电极部位的皮肤，再用 75％酒精脱脂。

（4）放置电极：在标记处放置一次性干胶粘片电极，必要时用防过敏胶带固定。

（5）连接导联线：区分导联线的颜色，正确连接到已经固定好的电极上。

（6）戴上耳机（或放外音）。

（7）进行治疗：选择治疗模式，选择预置的刺激强度、刺激频率、刺激时间、间歇时间、波型、脉宽等参数进行治疗。

（8）治疗中指导：指导患者习惯肌电生物反馈治疗，仔细体会肌感，掌握训练要领，学会观察并理解图像信号变化的正确含义，按照指导语进行训练。

（9）治疗结束：拆除导联线和电极，整理机器。

（10）治疗后指导：教会患者自我训练的方法，让患者回家默念指导语，仔细体会肌感，进行家庭治疗。

（11）做好记录：对患者再次评定，做好记录，帮助患者穿好衣服，布置作业任务，送患者离开。

4）治疗后评价　治疗后评价可从以下方面进行。

（1）痉挛　痉挛是否减轻（痉挛性疾病），痉挛是否降低（迟缓性疾病）。

（2）关节活动度　关节活动度是否增大。

（3）疼痛感觉　疼痛感觉是否减轻。

（4）肌力　肌力是否增加。

2. 血压生物反馈（EMGBF）　该治疗技术是利用生物反馈仪采集人体的皮温、皮电、肌电、血压等信号作为反馈信息，利用生物反馈原理来治疗原发性高血压的一种生物反馈治疗技术。由于所采集的反馈信号不同，可以用不同的生物反馈仪来进行降压治疗。根据临床各种生物反馈仪所采集的反馈信号不同，可以用手指皮温生物反馈、皮肤电生物反馈、肌电生物反馈、血压生物反馈等生物反馈治疗技术来治疗高血压。

1）手指温度生物反馈（FSTBF）　手指温度与肢体外周血管功能状态和血液循环有密切关系。当人处于应激状态时，交感神经兴奋，外周血管收缩，血流减少，手指温度降低；在精神安定、情绪良好的状态下，交感神经兴奋性降低，外周血管舒张，血流量增加，手指温度升高。其治疗方法，是将热敏元件制成的温度传感器置于示指或中指指腹，用数字显示温度值，或用一排红、黄、绿三色彩灯显示温度变化方向、速度和大小，同时辅以音调的高低指示温度的相对变化。患者在指导语、由手指温度转变来的听、视反馈信号的引导下，通过训练逐步达到随意调节手指温度的升降来调节交感神经的兴奋性，调节血压处于正常水平，从而达到降压效果。手指温度生物反馈除了治疗高血压以外，还主要用来治疗雷诺病、周围血管病、痛经、更年期综合征、类风湿性关节炎、儿童多动综合征、消化道溃疡、紧张性头痛、银屑病等疾病。

2）皮肤电阻生物反馈（GSRBF）　皮肤电阻与皮肤血管舒张与汗腺分泌有密切关系。在精神紧张和交感神经兴奋时，手掌心或足心出汗。皮肤表面汗液中的水分和氯化钠，可使皮肤电阻值降低。因而应用皮肤电阻生物反馈能调节情绪、血压和周围血管张力，治疗交感神经兴奋性增高疾病。皮肤电阻生物反馈是以测量皮肤两个受试点间的导电性，借此反映交感神经功能。其方法是将两电极固定在中指和无名指末节指腹，开启仪器后，让患者观察仪表读数和听音响变化，以认识交感神经兴奋状态，并寻求降低交感神经兴奋性的方法（图13-5）。此法用于治疗高血压、产妇焦虑、戒除烟瘾、酒瘾、大便失禁等。

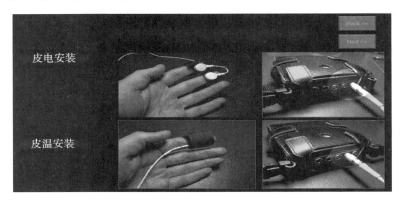

图 13-5　手指温度生物反馈和皮肤电阻生物反馈

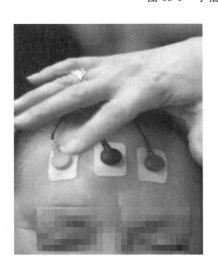

图 13-6　肌电生物反馈

3）肌电生物反馈（EMGBF）　肌电生物反馈治疗高血压的理论框架是肌电（EMG）可以引导放松，于是降低自主神经的兴奋性，血流会随着肌肉的收缩而改变。骨骼肌血流的调控是由神经或局部因素来完成的，骨骼肌的强烈收缩阻止血液的流动，长期的肌肉收缩可导致血供减少而致梗死，同时长期的骨骼肌活动都将造成疲劳和疼痛。因此，长期的肌肉收缩与血压升高有关。另一方面，肌肉也全变得更加无力或收缩间歇增长，在肌肉收缩无力时，会比强有力收缩有更多的血流，因而肌肉的血管扩张能减少血管阻力，降低血压。其方法是将两块信号电极放置在患者前额部，地极放在两块信号电极之间，利用肌电生物反馈仪的负反馈模式调节额肌紧张来达到降血压的目的（图13-6）。其主要用来治疗偏头痛、紧张性头痛、失眠、神经症、焦虑症、脑血管意外后偏瘫、脊髓损伤截瘫、高血压病、痉挛性斜颈等。

4）血压生物反馈（BPBF）　血压生物反馈所采集的反馈信号是患者的血压值。治疗时用血压计检测患者血压，用多导生理记录仪描记柯氏音出现时的血压值，患者通过观察描记曲线学习自我调节血压。降血压训练的生物反馈仪器有两种：一种是由自动充气袖带和电子听诊器组成。治疗时将袖带固定于上臂，电子听诊器置于袖带下肱动脉表面。开始仪器每分钟自动给袖带充气一次。根据仪器发出的科罗特科夫音将充气压力调节至50%的脉搏能通过袖带时的水平，此

Note

时的压力相当于平均压。当袖带压力每增减 2 mmHg 时,科罗特科夫音相应增减 25％。根据仪器声音的改变患者就可以自主地调节血压的升降。另一种是自动测血压计。治疗时当出现科罗特科夫音时,让患者观察多导描记仪器上的记录。根据仪器显示的血压数值,指导患者努力通过主观意念调节血压的变化。

(1) 血压生物反馈治疗频次的选择　一般情况下血压生物反馈训练每 1～2 日进行 1 次,每次 5～40 min,一般 15～20 次为 1 个疗程。有些疾病常常需要连续训练数周乃至数月。

(2) 测量血压的正确方法　正确的血压测量标准:①一般选右上肢进行测量,袖带下缘高于肘前间隙 2～3 cm,袖带束缚不可太松或太紧,充气囊中心正好位于肱动脉的部位;②袖带下缘应与胸第四肋间隙同一水平(心脏水平),与躯干成 45°角;③测量最大充气压,最大充气压为气囊的压力上升到一定高度时,桡动脉的波动触摸不到了,于是继续充气直到压力比脉搏消失时压力高 30 mmHg;④听诊器的听头应放在肱动脉部位,正好位于袖带下方,但不与袖带或皮管接触,一般在肘窝皱褶处,略偏向内即能找到肱动脉;⑤充气至最高充气压;⑥轻柔打开充气皮球的活瓣,维持放气速度恒定,每秒水银柱下降约 2 mm,袖带逐渐放松;⑦在袖带放气中听到的第一音为收缩压,音响消失为舒张压;⑧袖带放气,压力回零,30 s 后再测 1 次,一般测量 3 次,取平均值;⑨水银柱的读数取其圆形表面或半月的顶端为准。

(3) 血压生物反馈治疗的具体操作方法

①摆放体位:根据患者病情和治疗部位合理摆放患者体位,一般选择坐位或卧位。

②测量患者血压:用血压计仔细测量患者血压 3 次,取其平均值,做好记录。

③清洁皮肤:用肥皂水清洁拟安放电极部位的皮肤,再用 75％酒精脱脂。

④放置电极:在标记处放置一次性干胶粘片电极,必要时用防过敏胶带固定。

⑤连接导联线:区分导联线的颜色,正确连接到已经固定好的电极上。

⑥戴上耳机(或放外音)。

⑦进行治疗:选择反馈信号,选择肌电预置或皮温预置等参数进行治疗。

⑧治疗中指导:指导患者习惯血压生物反馈治疗,仔细体会血压下降的感觉,掌握训练要领,学会观察并理解图像信号变化的正确含义,按照指导语进行训练。

⑨治疗结束:拆除导联线和电极,整理机器。

⑩治疗后指导:教会患者自我训练的方法,让患者回家默念指导语,仔细体会血压下降的感觉,进行自我训练。

⑪做好记录:再次测量血压,做好记录,对患者再次进行整体评定,帮助患者穿好衣服,布置作业任务,送患者离开。

(4) 治疗后评价　治疗后评价可以从以下几个方面进行。

①血压:收缩压或舒张压是否降低。

②自我感觉:是否有头痛、头晕、恶心、焦虑等不适感觉。

③心脏功能:是否出现心律失常、心肌梗死的临床表现。

3. 脑电生物反馈(EMGBF)　该治疗技术是利用脑电生物反馈仪采集人体的脑电信号作为反馈信息,利用生物反馈原理来治疗精神心理系统疾病的一种生物反馈治疗技术。脑电生物反馈治疗技术已有近百年的临床应用历史,其治疗技术稳定,治疗效果可靠,目前已经在我国很多医院得到了广泛应用。临床上使用的生物反馈仪大多都是多功能治疗仪,能够测定脑电、心电、肌电、皮温、呼吸、心率、血压等多个参数,当多功能生物反馈仪将脑电信号作为反馈信号时,就成了脑电生物反馈仪。与其他生物反馈仪不同的是脑电生物反馈仪的电极更多,而且做成头套形式连接成网,方便患者佩戴。临床使用的脑电生物反馈仪见图 13-7。

选择脑电生物反馈的分类训练系统,可以针对某一脑电波型具体训练。例如:α波主要用于焦虑、抑郁症、癫痫发作以及运动员放松和注意力障碍等训练;β波主要用于注意力缺陷的训练;

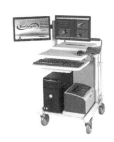
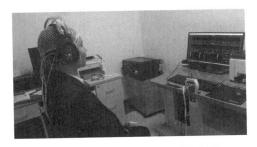

(a)Infiniti系列多参数生物反馈仪　　　　　(b)患者正在进行脑电生物反馈仪训练

图13-7　多媒体生物反馈仪

θ波主要用于神经衰弱和失眠的训练;SMR波(感觉运动节律)主要用于儿童多动症、儿童情绪障碍、学习困难和学习技能障碍等训练。现在临床使用的多媒体脑电生物反馈仪已经采取了程序化、智能化的治疗模式,根据患者的具体疾病选择相应的治疗系统进行训练,如:儿童注意缺陷治疗系统、儿童情绪障碍治疗系统、儿童孤独症治疗系统、儿童多动症治疗系统、神经衰弱治疗系统、焦虑症治疗系统、抑郁症治疗系统、失眠治疗系统、更年期神经官能症治疗系统、头痛治疗系统、慢性疼痛治疗系统、强迫症治疗系统等。

(1)脑电生物反馈治疗频次的选择　一般情况下脑电生物反馈训练每1～2日进行1次,每次5～40 min,一般15～20次为1个疗程。有些疾病常常需要连续训练数周乃至数月。

(2)常用的放松训练模式　放松技术是通过一定的程式训练,使个体学会精神上及躯体上放松的一种技术,是常用的一种行为治疗方法,也称为放松疗法或放松训练(relaxation training)。放松训练具有良好的抗应激效果,在进入放松状态时,表现为全身骨骼肌张力下降,呼吸频率和心率减慢,血压下降,并有四肢温暖、头脑清醒、心情轻松愉快、全身舒适的感觉。大多数研究结果认为,放松训练通过神经、内分泌及自主神经系统功能的调节,可影响机体各方面的功能,从而达到增进心身健康和防病治病的目的。可以选择以下的训练模式进行训练。

放松Ⅰ:舒缓流畅想象模式。在这种方法中,不涉及任何与紧张有关的指导语,而是直接指导和搜寻着进入放松阶段。给予一种流畅的、舒缓的,且富有一些想象的情景性语言。这种训练方法的特点是耗时少,大概只需要10～12 min,是所有放松方法中最常用的一种。特别适合于那些只需要几次训练的人,他们以前可能接受过自主放松、冥想或者相类似的训练,或者是他们的肌肉紧张水平相对易于放松。

放松Ⅱ:紧张/放松模式。紧张/放松模式是一种直接放松方式,在训练过程中,不需要受训者有任何的想象。这种方法对那些不知如何控制肌肉紧张度的受训者特别有效,在放松他们的肌肉时需要帮助他们"启动开始",或者说让他们通过肌肉的收缩与松弛来了解肌肉放松的感觉。这种方法主要用于以下几种情况:采用放松Ⅰ无效时,受训者不能区别自己肌肉的紧张和放松状态,或者在紧张和放松状态下肌电(EMG)没有明显的差异。

放松Ⅲ:系统放松模式。这是一种耗时较长、内容较全面的放松训练形式,如果时间允许的话,可以采用一种十分系统的、综合性的、完整的放松技术。这种方法可用于群组训练,而不太适合个别训练。

放松Ⅳ:简易放松模式。这种模式主要用于日常生活中,当患者在排队、打电话或长时间等待时可进行这种方法的练习,也可用于在等待人时或其他日常生活中的焦虑情境下的自我放松。

(3)脑电生物反馈治疗的具体操作方法

①摆放体位:根据患者病情和治疗部位合理摆放患者体位,一般选择坐位或卧位。

②放置电极:按照国际标准10～20系统将头皮电极套在头上,绑紧固定带。拨开电极处的头发,用75%乙醇和脱脂棉将电极下所对应的头皮进行脱脂,然后再将导电膏涂抹在电极上,并

保持与电极下脱脂区的头皮紧密接触。所有电极都按照以上方法进行处理。

③连接导联线:区分导联线的颜色,将头皮电极与脑电生物反馈仪正确连接。

④戴上耳机(或放外音)。

⑤进行治疗:选择分类训练系统、选择治疗系统进行治疗。

⑥治疗中指导:指导患者习惯脑电生物反馈治疗,仔细体会肌感,掌握训练要领,学会观察并理解图像信号变化的正确含义,按照指导语进行训练。

⑦治疗结束:拆除导联线和电极,整理机器。

⑧治疗后指导:教会患者自我训练的方法,让患者回家默念指导语,仔细体会放松的感觉,进行自我训练。

⑨做好记录:对患者再次评定,做好记录,布置作业任务,送患者离开。

(4)治疗后评价　治疗后评价可以从以下几个方面进行。

①患者头痛、焦虑、紧张、失眠等症状是否减轻。

②心理素质是否提高。

③儿童注意力是否集中。

④儿童情绪是否得到了有效控制等。

第四节　临 床 运 用

一、适应证

1. 神经精神心理疾病　包括偏瘫、截瘫、脑瘫、周围神经损伤、紧张性头痛、偏头痛、肢体动脉痉挛症(雷诺病)、癫痫、口吃、神经麻痹、更年期综合征、焦虑症、抑郁症、书写痉挛、紧张、焦虑、失眠等。

2. 心血管疾病　包括心律失常、原发性高血压、体位性低血压等。

3. 呼吸系统疾病　包括支气管哮喘、肺气肿等。

4. 消化系统疾病　包括小儿脊髓脊膜膨出导致大便失禁、消化性溃疡等。

5. 盆底疾病　包括尿失禁、大便失禁、便秘等。

6. 骨关节疾病　包括肩关节周围炎、急性腰背痛、痉挛性斜颈、假肢活动的功能训练等。

7. 下肢运动神经元损伤后失神经支配　包括失用性肌萎缩等。

8. 儿童发育行为类疾病　包括儿童注意力缺陷多动障碍等。

二、禁忌证

(1)不愿意接受训练,治疗不配合者。

(2)精神分裂症急性发作期。

(3)感觉性失语或有其他交流障碍的患者。

(4)严重心脏病患者,心肌梗死前期或发作期间,复杂的心率失常伴血流动力学紊乱者,心脏带有起搏器的患者。

(5)青光眼或治疗中出现眼压升高。

(6)在训练过程中出现血压骤然升高、头痛、头晕、恶心、呕吐或治疗后失眠、幻觉等其他精神症状时应及时停止治疗。

(7)治疗部位有开放性伤口感染者。

Note

（8）电刺激过敏者。

（9）孕妇、癌症患者。

（10）其他任何疾病的急性期。

三、注意事项

（1）治疗室保持安静、舒适、光线稍暗，将外界的干扰降到最低。

（2）治疗前向被治疗者解释该疗法的作用原理、方法以及要求达到的目的，解除疑虑，得到被治疗者的充分信任及合作。

（3）治疗前要找好最合适的测试记录类别和电极放置部位。治疗后在皮肤上做好记号，以便保证以后治疗的效果。

（4）治疗训练时要让被治疗者注意力集中，密切配合治疗师的指导和仪器显示。

（5）治疗训练时治疗师用指导语引导，其速度、声调、音调要适宜，也可采用播放录音带的方式进行。待被治疗者熟悉指导语后，便可让其默诵指导语。

（6）治疗过程中可以同时实行心理治疗，但注意不能使被治疗者有疲劳或疼痛的感觉。

（7）根据被治疗者的情况，可以每日进行生物反馈训练1次或数次，每次5～40 min，一般15～20次为一个疗程。有些疾病需要连续数周乃至数月。

（张启飞）

能力测试

一、以下每一道考题下面有 A、B、C、D、E 五个备选答案，请从中选择一个最佳答案。

1. 脑电生物反馈治疗范围不包括的是（　　）。

　A.精神抑郁　　　　　　　　B.失眠　　　　　　　　C.更年期综合征

　D.癫痫　　　　　　　　　　E.脑炎后遗症

2. 血压生物反馈疗法可以治疗（　　）。

　A.急进性高血压患者　　　　B.继发性高血压患者　　　C.肾性高血压患者

　D.患有糖尿病的高血压患者　E.原发性高血压患者

3. 肌电生物反馈疗法不可以治疗（　　）。

　A.老年痴呆　　B.脑血管意外　　C.脑性瘫痪　　D.儿童多动症　　E.高血压

4. 可以作为生物反馈疗法的反馈信号的是（　　）。

　A.肌电　　　　B.皮温　　　　C.血压　　　　D.脑电　　　　E.以上都是

5. 放松性肌电生物反馈疗法主要针对的是（　　）。

　A.恢复肌力　　　　　　　　B.局部持续紧张或痉挛　　　C.全身持续紧张或痉挛

　D.预防肌肉萎缩　　　　　　E.增强肌张力

二、以下提供若干个案例，每个案例下设若干考题，请根据各考题题干所提供的信息，在每题下面的 A、B、C、D、E 五个备选答案中选择一个最佳答案。

（6～7题共用题干）

杨某，女，61岁。发现高血压2年，未规律服药，血压常波动于(135～159)/(90～99) mmHg之间。查体：心率72次/分，律齐，各瓣膜听诊区未闻及病理性杂音，双肺呼吸音清。

6. 考虑的诊断是（　　）。

A. 高血压脑病　　B. 恶性高血压　　C. Ⅰ级高血压　　D. Ⅱ级高血压　　E. Ⅲ级高血压

7. 目前宜选择（　　）。

A. 生物反馈疗法　　　　　　B. 心理治疗　　　　　　　C. 紫外线治疗

D. 腰背肌抗阻力训练　　　　E. 干扰电治疗

三、以下提供若干组考题,每组考题共同使用在考题前列出的 A、B、C、D、E 五个备选答案,请从中选择一个与考题关系最密切的答案。

（8～10 题共用备选答案）

A. 脑瘫　　　　　　　　　　B. 癫痫　　　　　　　　　C. 原发性高血压

D. 上呼吸道感染　　　　　　E. 尿路感染

8. 脑电生物反馈疗法的适应证是（　　）。

9. 血压生物疗法的适应证是（　　）。

10. 肌电生物反馈疗法的适应证是（　　）。

Note

第十四章　冲击波疗法

　任 务 目 标

1. 能学会冲击波治疗技术的基本原理和治疗方法与技巧。
2. 能合理选择冲击波治疗技术的治疗对象。
3. 能解决在采用冲击波治疗技术治疗时出现的各种问题。
4. 在进行治疗过程中,能使用、管理常用器械、仪器、设备,安排与管理安全、适合的医疗与康复环境。
5. 能做到尊重关爱患者及其家属,进行沟通时自然大方,解释清晰;能开展农村社区的健康检查、慢性病管理、疾病预防等卫生工作,帮助和指导患者进行康复锻炼。

第一节　概　　述

任 务 导 入

患者,男,26岁,主诉:活动后双腕疼痛1年。

现病史:外伤后引起双腕疼痛,活动后疼痛,以右手为剧,休息后症状有所减轻,自感用力后症状明显,腰及右下肢疼痛2年。

查体:双侧屈腕时,感腕关节尺侧疼痛,放松后症状减轻,双手背稍肿胀,右胫骨茎突压痛。

诊断:外伤后双腕后遗症。

现来康复医学科就诊,拟用冲击波治疗技术进行治疗,作为一名康复治疗师,请思考下列问题:①该患者为什么要使用冲击波疗法? ②你知道冲击波治疗技术的相关知识吗?

导　语

本节内容主要介绍冲击波疗法的基本概念、分类及特点和特性。冲击波疗法作为一种常用的治疗技术,冲击波都具有压力瞬间增高和高速传导的特性,在能量、频率和产生方式等方面存在差别,具有操作简便、损伤小、疗效显著、治疗费用低等特点。

冲击波在临床医学领域最早应用于体外冲击波碎石,在 20 世纪 80 年代末期,体外冲击波碎石技术被运用到骨科及康复理疗领域,经过十余年的临床研究,冲击波疗法日益完善,应用范围也日益扩大。冲击波作为一种介于保守疗法和手术疗法之间的新型治疗方式,风靡欧美等国,主要应用于医疗以及运动康复领域。在医疗机构的骨科、疼痛科、康复科、运动医疗科运用较多。

一、概念与基础知识

冲击波是一种利用电能产生脉冲磁场与液体之间的物理作用而产生的机械脉冲压力波,是一种通过物理学机械介质(空气和水)传导的机械性脉冲压强波,能在短时间内形成多个波面层,具有声学、光学和力学等物理性质。冲击波疗法是指利用高能量冲击波进行治疗的物理治疗方法,具有促进组织修复及再生的作用。体外冲击波疗法(ESWT)是利用液电能量转换及传递原理产生的冲击波进行治疗,具有裂解硬化骨、松解粘连、刺激微血管再生、促进骨生成等作用。

(一)冲击波的产生原理

能量转化为声波的物理原理都能用来产生冲击波。现在介绍液中放电时聚焦冲击波的发生过程(以液电式冲击波为例)。液中放电是将储存在储能电容器中的高压电能,在电极对之间瞬间释放后发生的火花放电现象。火花放电产生的高温,将放电通道周围的液体聚集,形成一个等离子体(包括一些臭氧分子、光子和电子等粒子)。等离子体气化后形成一个高密度、高膨胀和大量储存高温高能的气泡。气泡内部形成巨大的压力梯度,作用于水介质;通过水分子的机械惯性,以波的形式传播出去,形成了正向的冲击压力波。

(二)冲击波的脉冲形式种类

冲击波的脉冲形式分为初级冲击波和次级冲击波,分别由三个明显的压力脉冲冲击波组成。前两个脉冲也称作初级冲击波,其中,第一个脉冲是直达波脉冲,能量较小,压力较小,传播过程中幅度会衰减。第二个脉冲是聚焦脉冲,是初级冲击波的聚焦部分,占冲击波总能量的绝大部分。第三个脉冲是一个较强的冲击波,也称"气泡破裂脉冲",其压力幅度低于聚焦脉冲,其发生原理是当周围的气泡膨胀到极限时不再膨胀,同时开始加速度回缩。这种气泡的迅速塌陷和回缩,产生一个反抽性负压脉冲可引起空化效应(即在焦区范围内产生大量的气泡)。当其破裂之后便引发了第三个冲击波,也称次级冲击波。前两种压力脉冲是在液中放电后直接产生的,第三个冲击波是间接发生的。

(三)体外冲击波的传播速度

冲击波是一种机械波,能在空气、水以及人体组织等介质中传播。冲击波在各种介质中传播会根据声阻抗不同而衰减。冲击波的能量传播发生衰减与频率相关,冲击波一般是在 $2\sim20$ MHz 的频率范围。冲击波的频率越高,衰减越大。同时冲击波频率的高低决定了冲击波的破坏能力、穿透能力。高频波的破坏能力较强,穿透能力较弱,聚焦性能较高,焦点的能流密度较高;而低频波穿透能力较强,破坏能力较低,聚焦性能较差,焦点的能流密度较低。

声阻抗是物质的密度与波速的乘积,是物质的固有属性。当同样频率的冲击波通过两种声阻抗相近物质时,能量不会有太多的损耗;相反同样频率的冲击波通过两种声阻抗差异较大的物质时,入射冲击波的部分传播到第二种物质的界面,一部分能量会被反射回来,造成部分声能损失。比如空气与人体组织比较声阻抗差异较大,冲击波能量的传播在两者的接触面时,会发生强烈的相互作用,消耗能量,影响冲击波能量的传播(表 14-1)。所以,做冲击波治疗时,需要采取与人体组织声阻抗相近的传导介质,减少冲击波传播过程中的能量损失,例如水或者耦合剂等。

又如冲击波作用骨组织,骨和骨髓之间冲击波声阻抗差异较大,也会产生强烈的相互作用,促进骨细胞增殖、分化、促进新骨细胞生长,达到治疗骨折、延迟愈合等目的。冲击波进入不同的物质,声阻抗不同,其传播速度也不同(表 14-2)。

Note

表 14-1　冲击波在人体不同界面上的反射和传导

界面	反射压/(%)	反射声能/(mJ/cm²)	传导声能/(mJ/cm²)
水-脂肪	−5	0.2	99.8
脂肪-肌肉	11	1.2	98.8
肌肉-骨骼	44～60	19～36	64～81
肌肉-结石	22	5	95
肌肉-空气	−99.9	99.9	0.1

表 14-2　冲击波进入不同物质的传播速度和声阻抗

物质	密度/(×10³ kg/cm³)	声阻抗/[×10⁶ kg/(m²·s)]	声速/(m/s)
空气(20 ℃)	0.0012	0.0004	344
水(20 ℃)	0.998	1.48	1484
甘油(20 ℃)	1.26	2.42	1920
脂肪	0.928	1.37	1476
肌肉	1.04	1.70	1568
肺	0.40	0.26～0.46	650～1160
肾	1.04	1.62	1560
胆结石	0.82～1.10	1.15～2.42	1400～2300
尿路结石	1.87	11.70	6260
密质骨	1.70	6.12	3600
骨髓	0.91	1.65	1700

（四）冲击波对细胞的影响和作用

　　冲击波的正向波段急剧上升,会对焦点处的细胞产生很强的应力;同时空化反应会引起微小气泡膨胀、爆炸,产生微喷现象,也会产生很强的应力变化。冲击波产生作用后,细胞表面的微绒毛消失,出现疏水性的孔,是受到冲击波作用的各向同性张力所致。细胞膜上出现的孔或破裂,取决于冲击波的流体力场参数,即由产生冲击波的电容、工作电压和冲击的数量所决定。

　　1. 高能冲击波　高能冲击波对肿瘤细胞的影响和作用研究发现,高能冲击波能杀死肿瘤细胞,抑制肿瘤生长。高能冲击波冲击 500～1500 次可引起细胞的膜性结构受损,使肿瘤细胞膜断裂,改变细胞内外渗透压,引起肿瘤细胞死亡。同时,高能冲击波影响肿瘤细胞的生长能力,细胞增长日趋下降;冲击次数越多,细胞的繁殖增长时间变长。冲击波对组织的损伤程度和能量(工作的电压及冲击次数)成正比。有动物实验发现,高能冲击波冲击次数达到 2000 次会造成细胞的损害,冲击次数达到 6000 次将引起更为严重的组织损伤,可能会损伤微细毛细血管,从而使肿瘤细胞通过血管进入血液,发生肿瘤细胞的转移。因而,对于肿瘤的治疗,高能冲击波的冲击次数需要在 2000 次以内。

　　2. 冲击波　冲击波可以将细胞外的大分子导入细胞内冲击波的频率传播,可以使细胞膜间隙增大,出现一过性的小孔,可以用冲击波将细胞外的物质导入细胞内从而达到治疗目的。有体外实验发现,在体外冲击人外周血单个核细胞与肿瘤坏死因子,能有效地将反义寡脱氧核苷酸导入细胞内,并能有效抑制细胞内因子的表达。用一定量压力、一定量脉冲持续时间的冲击波,能将分子量为 200 万 Da 的异硫氰酸右旋糖酐导入细胞质内,不会使细胞破裂。因此,冲击波可以对肿瘤的化疗起到良好的协同作用。

　　3. 低能冲击波　低能冲击波对正常细胞的促进作用研究表明,用冲击波对伤口进行冲击治疗,可以使伤口局部血循环中的毛细血管数、新形成的上皮细胞数和血管外周的巨噬细胞数明显增加,可见低能冲击波有一定的促进创口愈合的作用。临床上可运用低能冲击波来治疗压疮。

二、分类及特性

冲击波治疗是一种较新颖的治疗疾病的方法,目前应用在康复治疗、骨与关节治疗、疼痛治疗、碎石治疗等多个医学领域,是治疗疾病较重要的手段和方法。下面就来介绍一下冲击波治疗的设备及临床使用方法。

(一)冲击波治疗仪

根据冲击波产生方式不同,冲击波治疗仪可分为如下四类(表 14-3)。

表 14-3　冲击波产生方式分类的比较

冲击波类型	优点	缺点
液电式	能量大,波型稳,冲击快	噪音大,消耗电极,放电稳定性差,焦点漂移,损伤大
压电陶瓷式	噪音极小	功率较小,晶体的质量、寿命、安装要求高
电磁式	噪音小,不更换电极,放电稳定	冲击时间慢
气压弹道式	对肌肉组织病损疗效好	不能同时处理慢性病损所形成的息肉和狭窄

1. 液电式　水或其他液体中电极放电,通过反射体将能量汇聚到第二焦点处,现此类设备已较少生产。

2. 气压弹道式　利用振子在空腔内高速运动产生振动,通过枪式探头耦合进入人体(原理同射钉枪、水泥枪),此类设备产生的机械波不具备聚焦特性,又称为散射式冲击波治疗设备。

3. 电磁式　高压脉冲强电流通过线圈产生磁场,推动震膜运动产生冲击波,实现聚焦、平射或散射进入人体,进行相应的治疗。

4. 压电陶瓷式　使用压电晶体材料作为换能器的一种冲击波治疗仪。

冲击波发生方式都存在一些问题,致使冲击波的波源存在相应的优、劣势。例如:爆破式冲击波源,不好控制能量大小;压电式冲击波源,压电材料耐压条件受限制,提高功率很难;液电式冲击波源,电极需要经常更换;电磁式冲击波源,能量较小,易短路,优良性与成熟度相对较高,但冲击时间慢。综合应用冲击波在疾病中的治疗优势,注意避免劣势,以增加冲击波疗法在临床中的使用范围。

(二)按照 ESWT 波源传递方式划分

1. 放射式冲击波　主要用于治疗慢性软组织损伤性疾病和浅表的骨及软骨损伤疾病。

2. 聚焦式冲击波　水平聚焦式冲击波主要用于治疗骨不连及骨折延迟愈合、股骨头缺血性坏死等成骨障碍性疾病和位置较深的骨软骨损伤性疾病。

3. 平波式冲击波　主要用于治疗位置表浅的慢性软组织损伤性疾病、伤口溃疡和瘢痕等。

目前聚焦+放散一体机、心脏冲击波、肿瘤冲击波等综合型冲击波仪器逐步问世,随着国内外冲击波领域的实验研究及临床实践,冲击波疗法的内涵及外延正得到不断的探究和拓展。

(三)冲击波治疗的特点和特性

1. 冲击波疗法的特点　冲击波是压力急剧变化后所形成的,有短时性、宽频性和高压强性三个特点。冲击波的发生方式会产生很强的张应力和压应力,可以轻易地穿透任何弹性介质。

冲击波疗法具有无创或微创、安全、有效且高效的特点,对患者损伤较小,不伤及正常组织,只针对病处进行治疗。冲击波治疗劳损疾病治疗过程简单。对治疗疼痛性肌骨疾病具有独特的优势,起效快速、精准,维持时间相对长、治疗周期短、费用相对节省、适应证广。从国内外众多报道来看,冲击波是非常安全、有效地治疗软组织慢性炎症、骨折延时愈合和疼痛等疾病的手段;不需住院治疗,不影响正常生活;非外科手术,治愈率高。

2. 体外冲击波的特性

(1) 具有较高的能量:冲击波是一种高能压力波,在极短的时间内(约 10 ms)高峰压峰值可达到 500 bar(1 bar＝105 Pa)。冲击波具有很强的物理学效应和生物学效应,能对组织产生治疗作用或者破坏作用,而且周期短、频谱广,在穿越人体组织时,其能量不易被浅表组织吸收,可以直接到达人体的深部组织。

(2) 穿透力较强:冲击波的穿透力与频率有密切关系,冲击波的频率越高,破坏作用越大;频率越低,穿透能力越强。多种频率、波长、波速的广谱波型叠加形成了冲击波群,具有很强的破坏力和很好的穿透力,以保证冲击波在体内传播不会大幅衰减,同时不会对人体周围其他组织造成伤害。

(3) 能够聚焦:冲击波通过声学透镜使冲击波经过聚焦之后使能量更为集中,能使穿透能力和治疗效果达到更好、更强的状态。

(4) 在介质中传播:冲击波可以在介质中传播,几乎不会因不同物质界面之间的声阻抗而发生能量的衰减。在治疗时使用类似水的耦合剂来消除冲击波源与皮肤之间的空隙以增强冲击波的治疗作用。

(5) 有两种不同的作用方式:冲击波碎石选用的是两种不同的作用方式。在总能量相等时,大能量的作用方式,粉碎结石迅速,强度远大于材料破坏的极限强度;组织损伤重,是高速度的一次性治疗。小能量的作用方式,粉碎结石缓慢,冲击波强度约等于材料破坏的极限强度。连续适中的小能量脉冲作用结石,使结石逐渐开裂、解体、破碎,最终形成细沙,对组织副作用损伤小,是低速度的多次性治疗的一种方法(图 14-1)。

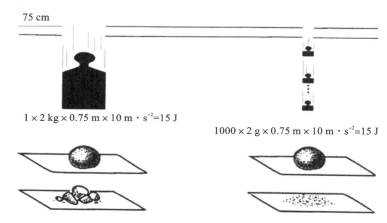

图 14-1　冲击波的两种不同的作用方式

(6) 有良好的生物学效应:冲击波进入人体后会产生正、负两个方面的生物学效应(表 14-4)。临床应用时,不仅要避免负面生物学效应的产生,而且更要将冲击波的负面效应转变成正面效应来治疗疾病。

表 14-4　冲击波的生物学效应

冲击波效应	血肿形成作用	临床用途
应力效应	在细胞水平上的神经刺激作用,使钙沉积物降解	假关节
	血肿形成	钙化性腱鞘炎
空化效应	麻醉作用	腱鞘炎、假关节
	代谢激活作用	腱鞘炎、假关节

第二节　治疗原理及作用

任务导入

患者,女,56岁。主诉:右肘疼痛半年余,不能扫地、提物,在某医院诊断为网球肘,经多次封闭治疗,仍然疼痛,后长期外敷"扶他林"等药物,依然无效,故来就诊。检查:沿肘部周围触诊,于右肘肱骨外上髁,尺泽下,肱桡肌腹,旋前圆肌腱等处可触及痛性结节。

请问:①该患者的诊断是什么? ②采用冲击波疗法的什么作用进行治疗?

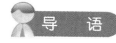

本节内容主要介绍冲击波疗法的治疗原理和治疗作用。冲击波的治疗原理包括物理效应、生物效应两个部分;对骨组织,肌肉组织,细胞的代谢、增殖、再生都有一定的影响和作用。

一、治疗原理

体外冲击波是一种兼具声、光、力学特性的机械波,在穿越人体组织时,其能量不易被浅表组织吸收,可直接到达组织深部。通过水囊或其他方式偶合进入人体,聚焦于病灶实现治疗。冲击波的治疗原理包括物理效应、生物效应两个部分。

(一)物理效应

物理效应包括组织破坏机制、成骨效应、镇痛效应、代谢激活效应四个方面。

1. 组织破坏机制　冲击波破坏组织材料的方式有直接和间接的作用。直接作用为冲击波本身力学的机械效应所产生,间接作用是冲击波张力波的空化作用的结果。两种作用综合,在组织中产生拉应力及压应力,引起高密度组织裂解,从而达到治疗作用。

2. 成骨效应　冲击波有促进成骨的作用,刺激骨皮质和网状结构,导致新骨形成。空化左右能破坏部分细胞,也能诱导骨细胞移动,促进新骨形成。

3. 镇痛效应　由于冲击波的作用力较强,可直接抑制神经末梢细胞,可改变感受器对疼痛的接收频率,从而缓解疼痛;激活感受器周围化学介质产生P物质,持续作用一段时间后,疼痛阈值提高,且P物质产生的组成减少,抑制疼痛信息的传递,是一种减轻肌肉紧张和消除激痛点的非药物性的治疗方法;同时可引起局部充血,从而促进炎症的消退。

4. 代谢激活效应　机械振动刺激治疗加快了在结缔组织细胞外基质的血液和淋巴循环,刺激新陈代谢活动,改变细胞膜的通透性,加速膜内外离子交换过程,并加快代谢分解产物清除与吸收,可使慢性炎症减轻和消退。冲击波可以活化内皮型一氧化氮合酶,从而使组织细胞内一氧化氮含量增高,始发抗炎反应。冲击波能够有效地下调 $NF\text{-}\kappa B$ 活性和 $NF\text{-}\kappa B$ 相关基因的表达(如诱导型一氧化氮合酶和肿瘤坏死因子-α),降低炎症反应,从而到达炎症及感染的控制作用。

（二）生物效应

1. 空化作用的生物效应　冲击波在介质中传播时会产生一系列的空化泡,和人体组织中所含的大量微小气泡,在冲击波的作用下发生振动,当冲击波强度超过一定值时,急速膨胀、振荡、溃破,出现高速液体微喷射,产生撞击在不同组织的界面处的机械效应,释放出大量能量。其振动能量不断地被组织吸收产生热效应,空化效应有利于疏通闭塞的微细血管,松解关节软组织的粘连。

2. 应力作用的生物效应　冲击波在传播过程中具备一定的声学特性,在不同的声阻抗界面会产生拉力与压力,对材料产生机械破坏作用,有助于松解组织粘连,粉碎骨刺。当冲击波进入人体后,所接触的介质不同,如脂肪、肌腱、韧带等软组织以及骨骼组织等,在不同组织的界面处可以产生不同的机械应力效应,表现为对细胞产生不同的拉应力和压应力。拉应力可以引起组织间的松解,促进微循环;压应力可以使细胞弹性变形,增加细胞摄氧。

冲击波作为一种细胞外物理信号,在细胞表面产生拉应力及压应力,可进行介导一系列细胞内外物理-化学电信号转导,从而调控相关基因表达,产生或减少有关活性蛋白,发挥组织损伤再修复作用。

3. 压电作用的生物效应　冲击波作为一种机械力作用于骨骼后,首先增加了骨组织的应力,产生极化电位,引起压电效应。这种压电效应对骨组织的影响与冲击波的能量大小有关。许多动物实验都发现高能量的冲击波可以引起动物的骨骼骨折,低能量的冲击波可以刺激骨的生成。

4. 时间依赖性和累积效应

（1）时间依赖性　冲击波的治疗效果存在时间依赖性,有临床研究发现,慢性肩袖钙化性肌腱炎,应用冲击波治疗,治疗时间越长,效果越好。

（2）累积效应　冲击波治疗存在累积效应,冲击波穿越组织时,从时间上可分为 4 个阶段:物理学阶段、物理-化学阶段、化学阶段、生物学阶段。每个阶段依次逐渐深入渗透。物理学阶段,产生前面所讲的应力效应;物理-化学阶段,冲击波可以使组织内一氧化氮含量改变,通过增加血管平滑肌内 cGMP 水平,扩张血管增加血流量,达到扩张血管的作用,达到或超过一定剂量,可产生放射性针状局部组织出血。化学阶段,可使水分子发生化学变化,冲击波还可增强与血管再生有关的缺氧诱导因子-1α、血管内皮生长因子-A、内源性一氧化氮合酶表达水平,诱导产生新生血管内皮细胞,促进新血管的再生和骨骼肌肉疾病损伤修复。若生成过氧化氢和多种自由基,甚至细胞膜的进一步破坏。生物学阶段,细胞弹性变形,细胞膜通透性改变,从而促进软组织损伤的修复。

二、治疗作用

（一）冲击波的治疗作用

1. 对骨组织的生物学作用　能促进钙盐沉积,促进骨痂生长,加速骨折愈合。还可击碎骨不连处坚硬的钙化骨端,促进新骨形成。治疗骨不连、股骨头缺血性坏死等。

2. 对肌腱组织的生物学作用　能诱导和激发肌肉细胞的内在愈合能力,减轻粘连,能促进血管生长因子的产生,促使组织内新生血管形成,可治疗肌腱末端疾病。

3. 对相关细胞的生物学作用　能影响细胞的代谢,促进骨细胞增殖及骨再生。

（二）冲击波的副作用

冲击波治疗也存在一定的副作用,包括局部组织的红肿、皮下出血、瘀斑、疼痛等,但绝大多数都是一过性的,治疗后 1～2 天就可以缓解或者消除,所以无需对冲击波治疗心怀恐惧。但冲击波有一定的禁忌证,冲击波治疗需在医师和治疗师明确诊断和正确操作下进行才能保证安全有效,切不可擅自操作。

知识链接

知识链接

Note

第三节　治疗技术

　　患者,男,36 岁,左脚后跟疼痛不适 1 年多,1 年多前踢球时开始出现左脚后跟疼痛不适;后来发展到剧烈运动时就疼痛,快走或脚后跟用力就感觉疼痛。平时早晨起床感觉脚后跟紧绷不适感,硬拉伸展脚后跟出现疼痛,活动一下稍微好点。有时脚后跟有被撕裂一样疼痛。按压脚后跟很痛,鞋穿稍紧点更痛,已严重影响到正常的步行能力状态。

　　请问:①该患者可以运用冲击波的什么治疗作用? ②该患者的治疗操作过程该如何进行?

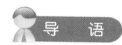

　　本节内容主要介绍冲击波的治疗技术,包括治疗设备、常用的治疗方法、治疗仪器操作步骤。目前在临床中运用冲击波治疗疾病较为广泛。冲击波的设备、定位方法、操作步骤比较好掌握,效果也比较明显。

一、治疗设备

　　冲击波治疗仪器由主机、治疗头(直径为 6 mm、10 mm 和 15 mm 等大小不同治疗头)、控制手柄、脚踏开关(选配)、空气压缩机(选配)和台车(选配)等设备组成(图 14-2)。

二、治疗方法

　　冲击波疗法临床应用需要掌握一定技巧。冲击波能量选择进行冲击波治疗时,关键是将适宜的能量作用于准确的部位。采用适宜的能量和选择准确的部位直接决定疾病治疗效果。同时,冲击波能量选择,治疗头的选择,手法的选择,损伤时间,手术方式,特殊部位,患者条件等因素也会影响治疗效果。

(一)体位与止痛

　　取患者相对舒适的体位进行治疗。冲击波治疗设备的镇痛作用比其他理疗设备更明显,治疗肩周炎尤佳,疗效确切。体外冲击波在治疗过程中,若有疼痛,可根据症状恰当选用麻醉镇静止痛类药,使患者保持安静、无痛苦状态,提高治疗效果。

(二)常用的定位方式

　　冲击波治疗常用的定位方式有精准定位法和模糊定位法。

　　1. 精确定位法　可以使用 X 线定位、MRI 定位、B 超定位等。精确定位在使用体外冲击波治疗骨骼肌肉系统疾病时,不仅可以提高疗效,还可以尽量避免周围组织的损伤。

知识链接

Note

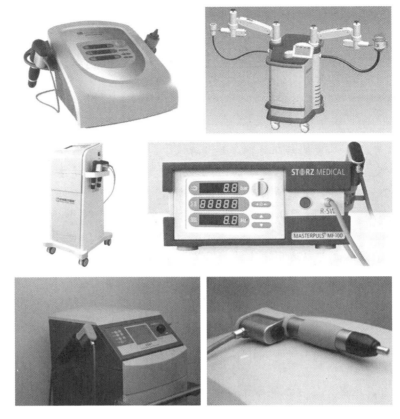

图 14-2　冲击波治疗设备

（1）X 线定位法和 MRI 定位法（核磁共振定位法）：在监视器的操控下，将在 X 线内能看见的，需要进行治疗的体内骨组织移动到冲击波的焦点上，从而使病变组织能在焦点处受到最佳的治疗刺激来进行治疗（图 14-3）。最适合于骨折延迟愈合和骨不连的治疗。MRI 定位法的原理和 X 线定位法的原理一样的，只是 MRI（核磁共振）的定位的精准度更高。

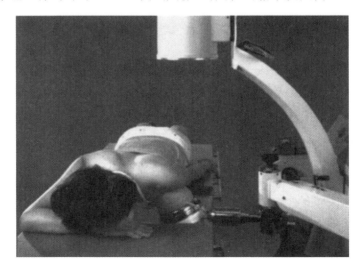

图 14-3　X 线定位法

（2）B 超定位法：B 超定位系统是采用 B 超诊断仪进行定位的装置来进行定位的（图 14-4）。超声波通过不同组织或病变部位产生一定的声阻抗差异，运用超声波的原理转换成可视图像，将

Note

病变治疗部位调整到冲击波的焦点上,进行冲击波疗法治疗。常用于肱骨内侧和外侧上髁炎、钙化性肌腱炎、冈上肌腱综合征、转子肌腱炎、髌骨肌腱炎、跟痛症及足底筋膜炎等软组织疾病的定位。

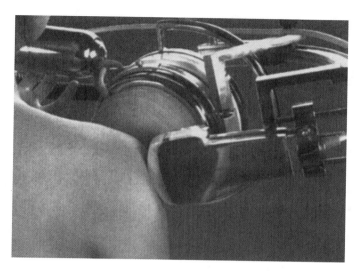

图 14-4　B 超定位法

2. 模糊定位法　治疗部位(点)选择体表解剖标志结合痛点反馈定位;激痛点(刺激肌筋膜、骨膜、韧带,产生的原发痛点与继发痛点,主要的疼痛点与附属牵扯的痛点)及经络穴位等。

通过对患者疼痛部位的反馈及体表解剖标志,或冲击波治疗仪第二焦点激光笔投影点来确定治疗部位。此定位方法无需影像定位系统等辅助定位设备,灵活简便,临床上常用。首先医生触诊患者的疼痛部位,根据疼痛反馈和体表解剖标志确定好治疗部位,并用标记笔在皮肤上做好记号,或利用治疗头耦合垫上有指示冲击波 z 轴方向的标识标记"激光笔投影点"投射在患者皮肤上冲击波焦点的侧方几何中心耦合治疗区来辅助定位(图 14-5)。

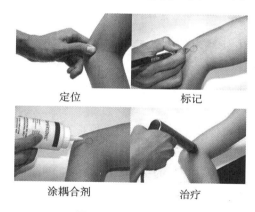

定位　　　　　　标记

涂耦合剂　　　　治疗

图 14-5　模糊定位法

(三)治疗探头的选择

可根据疼痛程度、软组织厚薄、粘连严重度进行选择。如疼痛范围较广的部位可选用放松探头;头部颌面、穴位刺激可选用相对较小面积适宜的治疗探头。

每种治疗探头的能流密度、治疗深度和大小不一样,因此每种治疗探头的适应证不一样,这样更大限度地发挥了冲击波的功能。更为重要的是每种治疗探头都可以与冲击波治疗手柄匹配,而不用区分高能量和低能量,不仅节省了成本,也让临床使用更便捷。若配置振动治疗手柄还为患者提供独特的振动治疗,不仅可以进行大面积肌肉的按摩,也可与冲击波治疗手柄结合使用,缓解患者的紧张情绪,提高冲击波治疗的后续效应。手柄和治疗探头的配置见图 14-6。

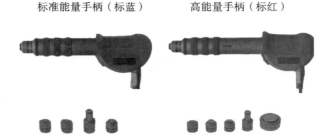

标准能量手柄(标蓝)　　　高能量手柄(标红)

图 14-6　手柄和治疗探头的配置

(四) 能量的选择

恰当有效的能量选择能保证治疗效果,能量过低没有治疗作用,过高损伤组织,可能产生副作用。安全的能流密度应控制在 $0.08 \sim 0.28$ mJ/mm² 范围内。因此选择有显著疗效的治疗方案,在有效治疗范围内进行选择无明显副作用的能流密度,来确保疗效。冲击波的能量选择(bar)可分为高、中、低能量范围进行调节,或者用电脑智能模式控制。可根据能量高低和组织深浅选择有效治疗范围内的能流密度(图 14-7)。

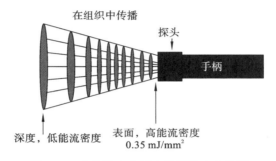

在组织中传播

探头

手柄

深度,低能流密度

表面,高能流密度
0.35 mJ/mm²

图 14-7　有效治疗范围内的能流密度选择

1. 高、中、低能量　控制体外冲击波的治疗作用取决于冲击波的能级(即能流密度使用范围)。通常将体外冲击波分为低、中、高三个能级。低能级范围 0.08 mJ/mm²≤能流密度<0.28 mJ/mm²;中能级范围 0.28 mJ/mm²≤能流密度<0.6 mJ/mm²;高能级范围能流密度≥0.6 mJ/mm²。低能量和中能量主要用于治疗软组织慢性损伤性疾病、软骨损伤性疾病及位置浅表性骨不连;高能量主要用于治疗位置较深的骨不连及骨折延迟愈合和股骨头缺血性坏死等成骨障碍性疾病。冲击波不同能级的适应证见表 14-5,在骨骼肌肉系统时的作用见表 14-6。恰当的能量选择是冲击波治疗取得疗效是否满意的关键。能量过低起不到治疗作用,能量过高会产生副作用损伤机体。冲击波治疗过程中,使用能流密度的具体大小需要根据具体病情来进行制订,也需要与所使用的不同厂家生产的机器设备而设定治疗参数。

表 14-5　冲击波不同能级的适应证

低/中能级	中/高能级
足底筋膜炎(足跟刺)	钙化性肌腱炎
肱骨内、外上髁炎	足底筋膜炎(足跟刺)
冈上肌腱综合征	骨折延迟愈合和骨不连
肌腱炎	股骨头缺血性坏死

续表

低/中能级	中/高能级
滑囊炎	
跟痛症	

表 14-6　冲击波在骨骼肌肉系统时的作用

能流密度	组织效应	治疗病种
高能级（HE）	降解作用	骨与关节疾病
高能级（HE）	血肿形成	骨与关节疾病
中能级（ME）	降解作用	钙化灶
低/中能级（LE/ME）	镇痛作用	钙化灶
低/中能级（LE/ME）	代谢效应	钙化灶
低/中能级（LE/ME）	镇痛作用	肌腱炎

2. 电脑智能模式控制治疗模式

（1）疼痛治疗模式：冲击波对近骨面的软组织可产生持久可靠的治疗,常用于运动系统疼痛的治疗。例如,肌肉、肌筋、肌筋膜相关疾患应用冲击波治疗在临床上有良好的疗效。

（2）激痛点治疗模式：使用该模式针对肌筋膜综合征起到良好的治疗作用,治疗时冲击波将直接作用于整个痛点区域,此治疗模式使用高频冲击波（10 Hz 左右）。

（3）针灸治疗模式：使用这一模式,系统会产生非常精确的冲击波,并且作用于人体的穴位,患者避免针刺的痛苦却可达到治疗效果。

肌腱炎：疼痛时,选低能量,钙盐沉积时,选中级能量。能流密度在 0.08～0.14 mJ/mm²,每期冲击 2000 次左右,需治疗 1～5 期,平均为 2 期。

骨关节炎：能流密度为 0.08～0.12 mJ/mm²,3 个疗程左右,每期冲击 1500～2000 次。

筋膜炎：用低到中等能量来治疗,能流密度为 0.08～0.14 mJ/mm²,2～3 个疗程,每期冲击 1500～2000 次。

骨不连、骨折延迟愈合：从低能级开始,每 1 cm 骨裂隙长度需 500～800 次高能体外冲击波治疗。一般每次治疗需冲击 6000～10000 次,能流密度 0.14～0.28 mJ/mm²,治疗中 X 影像跟踪,聚焦准确。治疗后 6 周至 4 月观察疗效,固定制动,促愈合。

股骨头缺血：能流密度 0.18～0.28 mJ/mm²,电压 18～26 kV。

根据不同治疗部位,不同的疾病和冲击波治疗仪器的治疗参数进行设置,参数选择会有一些不同。

（五）冲击波治疗手法、频次及疗程

1. 冲击波治疗频次　根据病症不同,选择的治疗频次（Hz）也有所不同,高频率作用深度表浅,中频率作用深度中等,低频率作用深度较深。视病情轻重、发病时间、部位大小,选择仪器的参数进行设置。举例如下。

肌筋膜炎及滑囊炎：每次冲击 800～1500 次,一般治疗 2～5 次,每次间隔 3～5 天。

骨不连,骨折愈合延迟及股骨缺血：足量 1 次,一般冲击 4000～6000 次;或适量多次,每次治疗 1000～2000 次,治疗 3 次以上,每次间隔 3～5 天。

Note

2. 冲击波治疗探头手法选择

（1）加压平移：在定位、涂抹耦合剂后，手持冲击波治疗探头，稍加用力压向皮肤下组织深部，并将治疗探头在水平位置方向来回移动。可以使治疗作用效果更深入一些，比如骨组织疾病和深层肌肉疾病的冲击波治疗等。

（2）轻触平移：在定位、涂抹耦合剂后，将冲击波治疗探头，轻放在人体皮肤上，注意不要太用力，在皮肤浅表部位进行来回移动，主要针对皮肤表浅的病变。

（3）加压回旋：在定位、涂抹耦合剂后，将冲击波治疗探头稍加用力压向皮肤下组织深部，并将治疗探头旋转的方式水平地来回移动。用于松解粘连，消炎消肿。

（4）定点加压：将治疗探头固定于一个点或者一个面上，加压力进行冲击波治疗，适用于穴位治疗和局部定点治疗。

（5）放松梳理：将治疗探头轻缓放在治疗部位，平行移动或者回旋移动，不加压力，适合放松和肌肉的梳理。

通过治疗探头在人体组织部位的定位和移动，在疼痛产生的周围较广泛的组织范围内进行治疗，可以产生非常肯定的良好治疗效果。

3. 冲击波治疗的疗程　冲击波治疗一般 3～5 天进行一次，治疗间隔 1～7 天不等，4～6 次为一个疗程。股骨头坏死等 3～10 次为一个疗程。患者不用每日往返奔波，单次治疗的时间短，效果好，患者依从性高。它是一种安全、便捷、省时、有效的治疗方法。

（六）治疗的基本操作程序

治疗时，医生或者治疗师首先需要找到患者的压痛点或者肌筋膜的扳机点，然后和患者交流，告知治疗过程可能产生的感觉及注意事项。将患者治疗部位暴露并选择患者能够放松、舒适的体位，随后在治疗局部涂抹耦合剂，设定各项参数，如强度、频率和冲击次数等。一般软组织治疗频率为 8～22 Hz，强度根据个人感觉设定为 2～4 bar 之间；骨组织疾病治疗频率为 2～8 Hz，强度设定为 2.5～5 bar 之间。而后根据不同设定，对治疗局部进行 600～3000 次的冲击波治疗。治疗后，可根据需要，再对疼痛点或炎症点周围相关的肌肉组织进行放松，以期达到更好的治疗效果。

（七）体外冲击波治疗仪器的操作步骤

（1）连接电源。

（2）启动机器后方电源开关，使机器处于待机模式。

（3）结合相关的检查（如超声、X 线或者核磁共振等检查），为患者进行痛点定位，并做治疗前的压痛评分。最后在皮肤上做出恰当的标记和涂上耦合剂。

（4）启动机器上方开关，使机器从待机模式进入准备模式，调整冲击波的冲击压力、冲击频率、冲击次数以及冲击模式。

（5）用手柄对准患者的痛点，启动手柄上的开关，开始治疗。

（6）治疗过程中要随时询问患者的疼痛情况，并调整合适的压力。

（7）治疗结束后，关掉机器上方开关，使机器从准备模式进入待机模式，为患者擦拭掉痛点上的耦合剂和枪头上的耦合剂，并对枪头进行酒精消毒。

（8）关闭机器后方电源开关，拔下电源。

冲击波治疗仪通过物理学机制介质（空气或气体）传导的机械性脉冲压强波，将气动产生的脉冲声波转换成精确的冲击波，通过治疗探头的定位和移动，可以对损伤的人体组织产生良好的治疗效果。

第四节　临床应用

任 务 导 入

　　患者,男,43 岁。主诉:双侧髋关节活动受限,下蹲困难 3 月余,因 2013 年在一次劳动后,出现双侧髋关节疼痛呈持续性钝痛,休息后好转。近日又因外出干活出现双侧髋关节疼痛,双侧髋关节外展,内收活动受限,下蹲困难,即到当地医院就诊。CT 显示:双侧股骨头坏死。X 线检查显示:右股骨头变扁,头下有碎裂,塌陷,股骨头密度不均匀,骨小梁中断,左侧股骨头密度不均匀,骨纹理模糊。确诊为双侧股骨头坏死。遂来运用冲击波进行治疗。

　　请问:①该患者可以运用冲击波疗法的相对适应证,还是绝对适应证? ②该患者的治疗操作过程中的注意事项是什么?

导　语

　　本节内容主要介绍冲击波疗法的适应证、禁忌证和注意事项。冲击波疗法的适应证分为相对适应证和绝对适应证两种;冲击波疗法的注意事项包括治疗前、治疗中、治疗后的相对应的治疗注意事项。

一、适应证

　　冲击波的临床应用,冲击波的适应证包括绝对适应证和相对适应证。其中,冲击波的绝对适应证主要有骨组织损伤性疾病、软组织慢性损伤疾病。

(一) 绝对适应证

1. 骨组织损伤性疾病

(1)骨折延迟愈合。

(2)骨不连。

(3)股骨头缺血性坏死,即成人股骨头缺血性坏死(中早期)、骨坏死性疾病(月骨坏死、距骨坏死、舟状骨坏死)等。

(4)跟骨骨刺:外伤或退行变导致的跟骨骨刺。

2. 软组织慢性损伤性疾病

(1)肩周炎及肩部肌腱韧带损伤、肩峰下滑囊炎、肩部钙化型肌腱炎、岗上肌腱膜炎、肱二头肌长头肌腱炎。

(2)肱骨外上髁炎、肱骨内上髁炎、桡骨茎突狭窄性腱鞘炎。

(3)弹响髋和肌痉挛、胫骨结节骨骺炎、股骨大转子滑囊炎。

(4)髌前滑囊炎、髌腱炎、跳跃膝、半月板损伤、膝周韧带损伤、胫骨外缘综合征。

(5)跟痛症:跖腱膜炎、足部脂肪垫萎缩、足跟滑囊炎、跟腱膜炎、跟腱痛、跟骨滑膜炎。足底

Note

筋膜炎、止点性跟腱炎等。

（6）其他：肌腱损伤、棘上韧带炎、髂嵴炎、颈椎病、椎间盘突出症（颈腰椎疾病无椎管狭窄、神经卡压、脊髓损伤者）、骨性关节炎、关节功能活动受限、局部肌筋膜炎（尤其是条索、硬结、纤维化）软组织破溃无严重感染，肌腱挛缩，肌腱末端病，瘢痕硬结，带状疱疹及后遗神经痛。

（二）相对适应证

（1）骨性关节炎、骨膜炎、距骨骨软骨损伤、腱鞘炎。

（2）皮肤软组织创面不愈合、严重压疮、切口（创面）不愈、糖尿病足等。

（3）男性性功能障碍、泌尿系结石、前列腺增生。

（4）盆腔炎、前列腺炎。

（5）美容、减脂。

（6）肿瘤和慢性病（脏器）调理。

冲击波疗法目前在医学领域的应用较好，对于上述疾病应用冲击波进行治疗都具有较好的临床治疗效果。冲击波应用的范围也较广泛，疼痛科、康复科、骨科、伤科、内外科等部分疾病的治疗过程中，冲击波的开展都取得了较良好的治疗效果。

二、禁忌证

冲击波的禁忌证包括了整体因素和局部因素。

1. 整体因素

（1）严重心脏病、心律失常及高血压患者；有严重内科疾病，如心、肺、肝、肾等重要脏器功能障碍等；情志障碍、高血压、心律不齐者慎用。

（2）佩戴有心脏起搏器的患者。

（3）出血性疾病、凝血功能障碍患者，可能引起局部组织出血，未治疗、未治愈或不能治愈的出血性疾病患者不宜行 ESWT。

（4）使用抗免疫药剂患者。

（5）各类肿瘤患者。

（6）血栓形成患者，该类患者禁止使用 ESWT，以免造成血栓栓子脱落，引起严重的后果。

（7）骨质未成熟患者（小儿骨骺区、生长痛患儿）。

（8）妊娠者。

（9）严重认知障碍和精神疾病患者。

2. 局部因素

（1）局部感染及皮肤破溃患者，易引起感染扩散，影响破溃皮肤愈合。

（2）肌腱及腱膜急性损伤，急性期会伴有明显损伤，修复过程不利于组织损伤修复。

（3）关节液渗漏患者易引起关节液渗出加重。

（4）冲击波焦点位于脑及脊髓组织者，可能损伤神经组织。

（5）冲击波焦点位于大血管及重要神经干走向处者，可能造成局部组织损伤。

（6）急性炎症，影响炎症扩散，进一步加重病情。

（7）需要避开头面、肺区、肾区等组织或器官。神经、血管、肌腱韧带术后 3 个月内禁用或慎用。

三、注意事项

冲击波疗法的注意事项主要分为治疗前、治疗中和治疗后三个阶段。

1. 治疗前　室温适宜，光线充足，体位舒适；应事先向患者反复说明解释，做好患者和家属的心理准备并让患者进行配合;配合中体位很重要切记不要让患者随意移动。在使用体外冲击波给患者进行治疗时,一般不用麻醉与止痛。在应用能流密度 $0.12 \sim 0.20$ mJ/mm^2 的体外冲击波治疗时,常规只有轻微的疼痛感。有 $20\% \sim 30\%$ 对疼痛比较敏感的患者,可以采用局部浸润麻醉法进行治疗操作,术前 30 min 可以肌肉内注射地西泮 10 mg,以减轻冲击波通过皮肤时的疼痛的感觉。采用能流密度较大的冲击波治疗或者对疼痛难以忍受的患者,术前可采取局部浸润麻醉、臂丛麻醉或硬膜外麻醉等。体外冲击波治疗前均应做血常规、尿常规检查,肝、肾功能测定,心电图检查。痛点治疗时有明显的疼痛反应点。

2. 治疗中　定位前,详细了解患者对疼痛的耐受性,让患者先用手感受一下体外冲击波的强度,从而减轻患者的恐惧感,防止定位后由于冲击波冲击造成部位移动而影响治疗效果。在使用体外冲击波治疗骨骼肌肉系统疾病时,不仅应该力求准确定位,以提高疗效,而且还应当尽量避免周围组织损伤。回避大血管、心肺、神经出孔;注意患者的感受和反馈,适时调整剂量;治疗过程中,部分患者会出现轻微疼痛,告知患者有任何异常情况及时与主治医师沟通,以进行冲击能量调节。

3. 治疗后　首先检查患者治疗区域的皮肤情况,查看是否有红肿及皮下出血点。治疗后,高能冲击波可能使患者机体组织产生物理和生物化学改变,引起血管紧张素增多,导致高血压。因此,建议术后卧床休息,注意监测血压,询问患者有无头痛、头晕等高血压现象。发现异常情况及时报告医生处理。

患者在结束治疗后的几天内,会感到治疗部位的轻微不适,属于正常现象。一个疗程的治疗结束后初期,尽量减少运动或者局部损伤处的发力,期间需注意休息 $1 \sim 2$ 周,使治疗部位充分痊愈。尽可能减少治疗部位负重及劳累,配合适当的功能锻炼,可有效改善治疗结果。其"双峰"疗效特点决定了数日后会有一定程度的疼痛反复,亦应向患者说明。如跟痛症,治疗后疼痛立即缓解,$2 \sim 3$ 天后疼痛反复,1 周后疼痛逐渐减轻,直到消失。指导患者注意休息,3 个月内要少走路,少站立,每天用温热水泡脚,穿柔软、宽松的鞋,以巩固疗效。

四、冲击波的临床综合应用

(一) 可单独应用

对于病程较短、损伤部位较为局限、冲击波疗法优势病种如肌筋膜炎、止点性腱病(炎)、皮肤软组织破损(压疮、糖尿病足等)单独应用一般都能收到良好疗效。其主要适用于接受物理治疗等保守治疗无效,或患者不愿接受手术治疗的情况。

(二) 可联合应用

对于病程较长、损伤部位较为广泛、冲击波相对优势病种如骨与软骨损伤、滑囊炎、肌腱韧带挛缩、关节功能受限明显、颈腰疼痛伴有神经卡压、带状疱疹后遗神经痛、骨性关节炎、半月板及韧带损伤、骨不连(延迟愈合)等应联合应用物理因子、运动疗法以及药物配合等。

(三) 无效后的调整

大多数患者的病情,在经过冲击波治疗疗程后症状明显改善,有少部分患者在治疗后疼痛仍然没有显著减轻。可能存在以下原因:有些病情在开始治疗时病情评估不到位,能流密度设置较小、定位不够准确等;对于疼痛变化的敏感性也存在个体差异,若疼痛敏感度阈值较高的人不易感受较轻微的疼痛改善变化;另外,疼痛范围点和面的恢复也存在着差异,疼痛点比疼痛面较易感受到治疗效果的变化。对影响治疗效果的原因进行查找,可以改进技术操作,提高冲击波治疗的效果。

知识链接

(张迎春)

Note

能力测试答案

能力测试

一、以下每一道考题下面有 A、B、C、D、E 五个备选答案,请从中选择一个最佳答案。

1. 体外冲击波疗法利用的原理是(   )。
   A. 生化原理 B. 液电能转换和传递 C. 物理作用
   D. 生理效应 E. 机械作用

2. 下列不是现阶段骨骼、肌肉系统体外冲击波治疗机的类型是(   )。
   A. 液电式 B. 电磁波式 C. 压电式 D. 液压式 E. 气压弹道式

3. 传统的体外冲击波治疗机适宜于治疗的疾病是(   )。
   A. 肌肉组织疾病 B. 骨组织疾病 C. 软组织疾病
   D. 慢性损伤性疾病 E. 慢性劳损性疾病

4. 放射式冲击波更适合治疗的疾病是(   )。
   A. 肌肉组织疾病 B. 骨组织疾病 C. 软组织疾病
   D. 慢性损伤性疾病 E. 软组织慢性损伤性疾病

5. 体外冲击波的特征是(   )。
   A. 周期长、频谱广 B. 周期长、频谱窄 C. 周期短、频谱广
   D. 周期短、频谱窄 E. 以上都不对

6. 下列不属于冲击波的产生所具有的物理学效应的是(   )。
   A. 利用高压电、大电容,在水中电极进行瞬间放电而产生冲击波
   B. 利用电磁线圈,在电能的作用下发生强大的电磁场
   C. 利用数以万计的压电晶体,排列在一个凹面上
   D. 利用压缩气体产生能量驱动手柄内子弹体
   E. 利用数以万计的压电晶体,在电能作用下压电晶体共同振动发出冲击波

7. 冲击波的物理特性是(   )。
   A. 衰减小、传播近、穿透力强 B. 衰减小、传播远、穿透力强
   C. 衰减大、传播近、穿透力弱 D. 衰减大、传播远、穿透力强
   E. 衰减小、传播远、穿透力弱

8. 下列不是体外冲击波的物理机制的是(   )。
   A. 机械效应 B. 空化效应 C. 声学效应 D. 生化效应 E. 热效应

二、以下提供若干个案例,每个案例下设若干考题,请根据各考题题干所提供的信息,在每题下面的 A、B、C、D、E 五个备选答案中选择一个最佳答案。

(9～12 题共用题干)

王某,女,36 岁,因右足跟部疼痛 1 周就诊。查体:右足跟部压痛明显。诊断为跟痛症。现用冲击波疗法进行治疗。

9. 针对该患者,可选择的能流密度为(   )。
   A. 0.04～0.06 mJ/mm² B. 0.05～0.07 mJ/mm² C. 0.08～0.14 mJ/mm²
   D. 0.15～0.18 mJ/mm² E. 0.15～0.28 mJ/mm²

10. 每期冲击的次数是(   )。
    A. 100～200 次 B. 500～1000 次 C. 1500～2000 次
    D. 2000～3000 次 E. 3000～4000 次

11. 每次治疗的间隔时间为(   )。
    A. 1～2 天 B. 2～3 天 C. 3～5 天 D. 5～7 天 E. 7～10 天

Note

12. 一般治疗的疗程是（　　）。

A. 1～2 个疗程 　　　　　B. 2～3 个疗程 　　　　　C. 3～5 个疗程

D. 5～7 个疗程 　　　　　E. 8～10 个疗程

三、以下提供若干组考题，每组考题共同使用在考题前列出的 A、B、C、D、E 五个备选答案，请从中选择一个与考题关系最密切的答案。

（13～15 题共用备选答案）

A. 肌肉组织疾病 　　　　B. 骨组织疾病 　　　　　C. 软组织疾病

D. 慢性损伤性疾病 　　　E. 慢性劳损性疾病

13. 传统的冲击波治疗机适宜治疗的疾病是（　　）。

14. 气压弹道式冲击波适宜治疗的疾病是（　　）。

15. 大剂量冲击波适合治疗的疾病是（　　）。

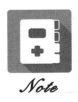

第十五章　其他物理因子疗法

本章课件

任务目标

1. 能学会高压氧治疗技术、振动治疗技术、自然疗法等治疗技术的基本原理和治疗方法与临床应用。

2. 能合理选择高压氧治疗技术、振动治疗技术、自然疗法的治疗对象。

3. 能解决在进行高压氧治疗技术、振动治疗技术、自然疗法中出现的各种问题。

4. 在进行治疗过程中，能够规范使用器械、设备，并能做好日常维护和保养，为患者安排选择合理、舒适的医疗与康复环境。

5. 要求做到同患者及其家属有效沟通，尊重和关爱患者，运用高压氧治疗技术、振动治疗技术、自然疗法帮助患者解决相关疾病。

第一节　高压氧治疗技术

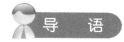

任务导入

赵某，男，37岁。20天前因高处坠落致颅脑出血，后在十堰市某医院神经外科手术治疗后，左侧肢体偏瘫、认知能力差，目前在康复科治疗，拟增加高压氧治疗以促进恢复，作为一名康复治疗师，请思考以下问题：①什么是高压氧治疗？②高压氧治疗颅脑损伤的作用原理是什么？

导语

本节内容主要介绍高压氧治疗技术的相关概念和作用原理及临床运用。我国高压氧医学起步相对较晚，但其发展十分迅速。高压氧治疗以其独特的治疗机制，不仅对颅脑损伤的康复具有显著的作用，而且对临床各科的急慢性缺血、缺氧性疾病和由此而引起的继发性疾病均能起到有效的治疗作用，它几乎与临床各个学科都有联系。

一、概述

高压氧（hyperbaric oxygen，HBO）治疗是在高压氧舱密闭环境内通过压力调整和以氧疗为主的综合性治疗，完成舱内抢救、手术、疾病治疗及特殊气压环境损伤治疗和康复的一种特殊医

Note

疗技术。高压氧对于机体的治疗作用是一个复杂的综合性的过程,它涉及的范围广、影响大,其作用不仅仅是在高压氧环境下单纯的吸氧,而是人体吸入高压氧后对机体各系统或器官所产生的综合作用。在高压氧下,机体各系统或器官功能状态都会发生某些变化,如神经系统、血液系统、循环系统、呼吸系统、消化系统、内分泌系统、泌尿系统、生殖系统等。高压氧医学在我国发展较晚,临床应用从 20 世纪 60 年代才起步。经过短短几十年的发展,高压氧治疗已成为一门专业性较强的医学学科。在临床治疗中,许多疾病早期由于得到高压氧治疗而完全康复,且大大缩短了临床住院时间;许多疾病的康复期由于有高压氧参与治疗而降低了伤残率及死亡率。与此同时,一些亚健康的人群通过科学而合理地吸入高压氧消除了疾病的隐患,大大提高了人们的生活质量。随着高压氧治疗的循证医学的发展,高压氧治疗应用的准确性、合理性不断提高,高压氧治疗也将会越来越广泛、成熟地被运用到临床治疗中。

二、治疗原理及作用

高压氧的治疗机制包括:①直接作用;②间接作用(人体吸入高压氧后对机体各系统产生的综合效应)。高压氧治疗可产生三种临床治疗作用:①高压氧的病因治疗作用;②高压氧的对症治疗作用;③高压氧的康复治疗作用。

(一) 高压氧的直接作用

1. 体内物理溶解氧增加　常压下吸空气,空气中的氧从肺泡经肺泡和毛细血管壁的膜性屏障扩散入血液,绝大部分与血红蛋白结合成氧合血红蛋白,仅一部分溶于血中(每 100 mL 血中溶解氧仅 0.3 mL)。亨利定律:气体向液体中扩散(物理溶解)是与气体的压力成正比的。机体处在高压氧下,由于氧分压很高,因此高分压氧由肺泡向血液及体液的扩散方式主要是物理溶解,在 2.5~3 ATA 下吸纯氧,每 100 mL 血中溶解氧量从常压下吸空气的 0.3 mL 提高到 5.6 mL 以上,增加近 20 倍左右,动脉血氧张力升至 1770 mmHg(235.9 kPa)。体内物理溶解氧增高到已满足机体对氧的需求。

2. 组织氧储量增加　组织的氧储量:氧不断地从血液到达组织细胞,细胞不断地消耗氧,在此动态平衡过程中组织内经常保持着一定量的余量氧,这就是组织的氧储量。在常温常压下,平均 1 kg 组织的氧储量约为 13 mL,正常情况下平均每千克组织耗氧量为 3~4 mL/min。按理论计算,循环阻断的安全时限为 13÷(3~4)=3~5 min。在 3 ATA 下吸纯氧时,平均每千克组织的氧储量增至 53 mL,此时循环阻断的安全时限可延长 8~12 min。实验证明,在低温下组织细胞的耗氧量减少,安全断血时间更长,组织氧储量更为增加。若体温降低 5 ℃,血中物理溶解氧量增加 10%,心肌耗氧量降低 20%,脑的耗氧量降低近 50%。故高压氧配合低温,循环阻断的安全时限可进一步延长,从而为心脏手术创造条件。

3. 氧的弥散率和有效弥散距离增加　氧的弥散率和有效弥散距离,即氧的穿透力取决于扩散区与被扩散区氧张力的梯度大小。高压氧可使肺泡与血液间、血液与组织细胞间的氧张力梯度大大增加,由于氧张力梯度大,所以氧的扩散速度快、氧的弥散率和有效弥散距离大。在常压下,每分钟从肺泡弥散入血的氧为 900~1200 mL,在常压下血液中氧的有效弥散半径为 30 μm,但在高压氧下血液中氧的有效弥散半径可达 100 μm 以上。高压氧治疗的许多独特治疗作用是由氧的穿透力增加所致。氧的穿透力增加有利于纠正血流障碍或血管阻塞所造成的组织细胞性缺氧。局限性组织或细胞水肿时,缺氧与水肿可形成恶性循环,常压氧因不能通过水肿区域很难生效,而高压氧则具有独特的作用。高压氧有较强的穿透力,因而对组织缺血梗死有较好的治疗作用,可使缺血半暗带复活,从而缩小梗死范围。

4. 抑制厌氧菌的生长与繁殖　高压氧对厌氧菌有较强的抑制作用,张力越高对厌氧菌的生长抑制作用越强,因此高压氧对厌氧菌感染具有很好的疗效。在过去缺乏高压氧治疗时一旦发生肢体气性坏疽,为了挽救生命常采取截肢,而有了高压氧治疗后,只要治疗及时一般都可避免截肢。

高压氧抑制厌氧菌与厌氧菌缺乏氧化酶有关。由于厌氧菌缺乏细胞色素和细胞色素氧化酶、过氧化氢酶和过氧化物酶,所以厌氧菌不能在高压条件下生长、繁殖。在高压氧下巯基(—SH)可氧化为二巯基,巯基是许多酶类的组成部分,如辅酶 A、硫辛酸、谷胱甘肽等辅酶都含巯基;在琥珀酸脱氢酶和转氨酶等中,巯基是必须基。巯基被氧化,上述酶类便被灭活,菌体的代谢发生障碍,致厌氧菌的生长与繁殖受到抑制。

此外,高压氧对某些需氧菌也有抑制作用。高压氧还增强白细胞的噬菌能力,并可增强某些抗菌药的抗菌作用。

5. 压缩和溶解禁锢在体内的气体(高压氧对气泡的作用) 波义尔-马略特定律和亨利定律告诉我们,气体被禁锢在体内时如减压病、气栓症,高气压和高压氧治疗是唯一的、特殊的和最好的治疗方法。高压氧治疗禁锢在体内的气体包括气体压缩、气体溶解和氧气置换 3 种作用。①气体压缩,禁锢在体内的气体在高气压作用下压缩,即根据波义尔-马略特定律,每增加 1 个大气压,气体的体积缩小 1 倍;②气体溶解,亨利定律提示,高气压下气体溶解增加;③氧气置换,在高气压下吸纯氧或高浓度氧,高气压又可把气泡内的气体置换出来,加速气体的吸收和排除。所以只要治疗及时确实能获得"压到病除",转危为安的效果。

(二) 高压氧的间接作用

1. 对心血管和侧支循环的影响 高压氧可使许多器官(脑、心、肾、四肢等)或组织的血管发生收缩,阻抗增加,导致灌注范围内血流量减少(表 15-1)。

表 15-1 不同氧压下各主要脏器血流减少率

氧压(ATA)	脑血流	冠状动脉血流	肾血流	四肢血流
1	10%~12%	18.7%	17%~19%	9%~10%
2	21%	25%	32%~33%	19%~29%
2.7	18%~23%			
3.5	25%			
4		31%	34%	32%

高压氧使全身血管(椎动脉和肝动脉除外)收缩,血压升高。因此对低血压有治疗作用,而对血压过高者进行高压氧治疗必须慎重。高压氧下脑血流减少,对减轻脑水肿和颅高压有一定作用。

高压氧下心率减慢、心肌传导减慢、心肌收缩力减弱、心肌耗氧量减少,因此冠心病是适应证,但心内传导阻滞、心动过缓者进行高压氧治疗需要慎重。

高压氧下椎动脉和肝动脉扩张,因此高压氧对椎动脉供血不全、昏迷患者、肝病患者有治疗作用。

高压氧可使凝血功能轻度降低,红细胞减少,因此过去曾将贫血和出血性疾病视为相对禁忌证。经过长期临床观察发现其作用较弱,现在只是将活动性颅内出血定为禁忌证,而将妇女月经期禁忌高压氧治疗予以取消。红细胞较少作用和轻度抗凝作用则对脑梗死、冠心病、红细胞增多症有益。

高压氧可使消化液分泌减少,胃肠蠕动增强,肝功能改善,并可促进肠内气体吸收。因此高压氧可用于消化性溃疡、肠气囊肿病、肝病等。

2. 高压氧对内分泌系统有兴奋和调节作用 可促进肾上腺皮质激素分泌增加,相当于应用糖皮质激素,因此高压氧对多种变应性疾病有一定的疗效;高压氧可使肾上腺髓质分泌的肾素增加；高压氧可促使胰岛素分泌并对其功能有改善作用，因此对糖尿病有效；高压氧可促使甲状腺激素分泌，对甲状腺功能低下者有治疗作用。

3. 高压氧对机体免疫功能有抑制和调节作用　高压氧可抑制细胞免疫和体液免疫，对变应性疾病（免疫功能紊乱）、器官移植排斥反应有一定的治疗作用。近年将高压氧用于病毒性疾病，以及动物研究发现高压氧对免疫功能有较好的调节作用。

4. 高压氧对肾脏的作用　肾血管收缩，肾血流量减少，但是肾小球的滤过率增加，肾功能改善。

5. 高压氧对中枢神经的作用　高压氧对中枢神经有轻度的兴奋作用，大脑是全身耗氧量最大的器官，高压氧可促进脑内氧化代谢，改善其功能。高压氧对昏迷患者有促进苏醒作用。高压氧下血脑屏障的通透性增加，可以增加药物对脑病的作用。

6. 高压氧对损伤的修复作用　组织损伤时，受损区出现渗出、水肿、变性、坏死等改变。

高压氧治疗下使受损组织的氧分压增高，缺氧状态得以改善，新陈代谢加强，ATP 生成增多，纤维细胞增殖活跃，胶原纤维合成增加；使受损组织的局部血液循环得以改善，渗出、水肿得到消除，新生血管形成，侧支循环再建立，从而加速上皮组织及损伤组织的修复和伤口的愈合。

（三）高压氧的临床治疗作用

高压氧的临床治疗作用可分为病因治疗作用、对症治疗和康复治疗作用。

1. 病因治疗作用　纠正缺氧；抑制厌氧菌，治疗气性坏疽；压缩溶解禁锢在体内的气体（治疗气栓症、减压病）。

2. 对症治疗作用　消炎（收缩血管，缓解充血，减少渗出，促进氧化代谢，促进细胞内水钠泵出，消除水肿）；止痛（缺氧导致血管扩张或痉挛均会疼痛）；降低颅内压、眼压；抗休克，治疗脑水肿、肺水肿。

3. 康复治疗作用　促进有氧代谢，恢复功能；促进细胞分化（增加干细胞），修复组织。

三、治疗技术

（一）设备

临床上应用的高压氧舱基本上可分为空气加压舱（介质为空气）、氧气加压舱（介质为氧气），舱型又分为多人舱（图 15-1）、单人舱、婴儿舱（图 15-2）等。

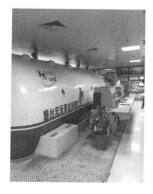

图 15-1　多人氧舱

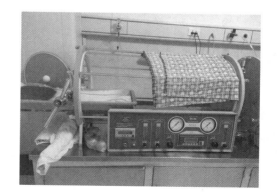

图 15-2　婴儿氧舱

（二）操作方法

虽然各种舱型的操作原理基本相同，但由于各种舱的大小、技术设备及加压介质不尽相同，临床治疗的对象也有区别，因此各种高压氧舱的操作方法及规则不完全一样。现将空气加压舱（多人舱）、单人纯氧舱、婴儿氧舱等三种不同类型的高压氧舱的具体操作流程做如下介绍。

1. 空气加压舱(多人舱)的操作流程

1)开舱前的准备

(1)每次开舱前要反复检查高压氧舱各个部件及电器控制系统是否处于完好状态,高压氧舱必须保证无故障的情况下才能开舱使用。

(2)检查压缩气源是否足够治疗必需的供气量,并打开供气阀。

(3)检查氧气气源,表压不少于 0.4～0.6 MPa。

(4)检查操作台上各加减压和供排氧阀门是否关闭。

(5)打开操作台上的总电源开关,接通所需使用的各种仪器、仪表电源(监测器、测氧仪、对讲机、音箱等)。

(6)检查患者的吸氧面罩和三通阀是否接通,并交代正确的吸氧方法。

(7)检查并关闭递物筒内外盖,关闭内外盖上的放气阀。

(8)将配置有雾化吸氧装置阀调试到合适部位,安装好雾化药物瓶。

(9)配有微机控制系统的高压氧舱,检查其通电后的工作情况,并输入治疗方案程序准备运行。

(10)宣教进舱须知。

(11)凡多人舱要求必须 2 人同时操作。

(12)工作期间一定要认真并密切观察。

2)进舱人员注意事项

(1)高压氧治疗的患者,须经高压氧专科医生检查并同意后,方可进行治疗。

(2)严禁将易燃、易爆(如打火机、火柴、烟花爆竹、电动玩具、手机、钢笔等)、易挥发物品(如汽油、油脂等)带入舱内。

(3)进舱前要排空大小便。

(4)治疗期间不宜吃产气类食物,如牛奶、豆制品、葱、蒜等。

(5)进舱治疗时必须服从医务人员的安排。

(6)加压过程中,在医务人员的指导下做好鼓起试验,如出现耳痛等不适及时向医务人员说明。

(7)吸氧治疗过程中,不要过度呼吸,如果出现口唇、肢体麻木或抽搐应立即停止吸氧,及时报告医务人员。

(8)切勿随意乱动舱内设备,以免发生意外。

(9)保持舱内安静、整洁、卫生。

(10)危重患者必须备好各种需用的药物、器械等。

3)高压氧舱加压阶段

(1)应严格掌握加压速度,并观察和询问舱内人员情况。加压初始阶段应缓慢加压,在治疗压力为 0.1～0.15 MPa 时,总加压时间不得少于 15 min。

(2)加压过程中,根据舱内环境温度的高低,开启制冷或制热空调。

(3)加压过程中,如舱内人员出现不适等情况,应立即停止加压并通知医生做好对症处理。

4)高压氧舱稳压阶段

(1)舱内压力加至治疗压力时停止加压,打开操作台上的供氧阀和雾化吸氧控制阀,通知患者戴好吸氧面罩开始吸氧。供氧压力应保持在 0.4～0.6 MPa 范围内,同时打开操作台上的排气阀。

(2)检测舱内氧浓度,严格控制在 23% 以内,如氧浓度增高过快应及时查明原因并及时排除,同时应通风换气。

(3)吸氧结束时,应及时关闭氧气气源。

5）高压氧舱减压阶段

（1）通知舱内人员按规定减压方案进行减压，治疗压力超过 0.12 MPa，总减压时间不得少于 30 min。

（2）严格掌握减压方案，保持舱内适当的温度。

（3）减压过程中如出现雾气，应放慢减压速度或暂停减压，使雾气消失再减压。

6）出舱后的整理

（1）患者出舱后打扫舱内卫生，清理舱内物品，用紫外线或电子灭菌灯进行舱内空气消毒。

（2）关闭操作台上的电源，关闭压缩机与氧气气源，并进行排污处理。

（3）将操舱登记记录本填写完整。

7）空气加压舱紧急处理应急预案　当舱内发生火灾、人为破坏等情况时，操作人员应注意以下几点。

（1）迅速关闭供氧、供气阀门，切断总电源并打开应急电源。

（2）指导舱内人员使用舱内灭火器或舱内水喷淋系统灭火。

（3）迅速打开紧急减压阀等减压装置，力争尽快减压。

（4）立即通知火警、单位领导，做好抢救工作。

（5）保护现场，以便查清事故原因。

2. 单人纯氧舱的操作流程

1）开舱前的准备

（1）检查高压氧舱设备及电器控制系统是否处于完好状态，高压氧舱必须保证无故障的情况下才能开舱使用。

（2）检查氧气气源是否充足。

（3）检查操作台上各加减压和供排氧阀门是否关闭。

（4）检查测氧仪是否准确。

（5）检查舱内床单、被褥是否干净，打开舱门退出滑动床，准备迎接患者。

（6）检查并协助患者（儿）将自己的衣物全部脱掉，穿戴医院统一制作的纯棉衣裤，将头发加湿并全部塞入纯棉帽内，严禁使用发胶类物品，将化妆品全部洗净。

（7）固定好静电装置。

（8）向患者交代注意事项及鼓气调压方法。

（9）核对患者的姓名、诊断、高压氧治疗方案，填写好记录。

2）操作过程

（1）通知患者做好准备，开始加压。

（2）打开微量输入阀门进行加压，初始阶段应缓慢，并随时询问舱内患者情况，严格按治疗方案进行加压。

（3）当表压升到 0.02 MPa，应进行舱内换气（洗舱）。

（4）随时注意患者反应，如有耳痛不适，应减慢或暂停加压，待不适消除后再加压。

（5）控制舱内温度，压力升至预定值时，关闭输入阀门并记录好时间。

（6）舱内氧浓度应保持在 70％以上。

（7）掌握好通风换气频率，一般每隔 15～20 min 换气一次，每次 3～5 min。

（8）稳压结束时，通知患者做好减压准备，并开始减压。

（9）患者出舱后，整理舱内各物品，并进行消毒。

（10）做好患者治疗登记。

3）单人纯氧舱治疗患者进舱注意事项

（1）患者须经高压氧专科医生检查并同意后，方可进舱进行治疗。

（2）进舱前一天应洗头，严禁使用发胶及面部油脂类化妆品。

（3）全部换用医院特制的全棉衣裤及被褥，自带内衣裤、袜子、尿布及被褥等一律不准入舱。

（4）将头发加湿并全部塞入纯棉帽内。

（5）进舱前应排空大小便。

（6）严禁将易燃、易爆（如打火机、火柴、烟花爆竹、电动玩具、手机、钢笔等）、易挥发物品（如汽油、油脂等）带入舱内。

（7）在舱内尽量保持安静，严禁剧烈运动，尤其是头部不要乱动，以防静电起火。

（8）治疗时出现任何不适，应及时报告医务人员。

4）单人纯氧舱紧急情况应急处理预案　单人纯氧舱如发生紧急情况，基本为火灾，患者主要为严重烧伤、窒息及减压病。

（1）立即切断总电源。

（2）立即关闭供氧阀门。

（3）立即打开所有减压阀，尽快打开舱门。

（4）迅速将火扑灭。

（5）立即通知科主任及院领导，准备抢救。

（6）保护好现场，以便查明事故原因。

3. 婴儿氧舱的操作流程

1）操作流程

（1）治疗前常规检查高压氧舱所有仪表、检测系统、供排氧系统等部件。

（2）打开舱门，用纯棉被服包裹患儿后放置在托盘上，侧卧固定，关闭舱门。

（3）缓慢开启氧气瓶调节器进行加压，舱内输出压力不得大于 0.15 MPa。

（4）医务人员根据患儿年龄及病情制订治疗方案。

（5）舱内氧浓度必须达到 60% 以上，一般氧浓度在 75%～85% 之间。

（6）严密观察并记录患儿治疗情况，做好操舱记录。

（7）治疗结束后，开启排氧阀和排氧针阀进行减压，所有仪器开关恢复启用前状态。

2）婴儿氧舱治疗患儿家属进舱注意事项

（1）严禁携带玩具及易燃易爆品进舱。

（2）患儿进舱前须换纯棉衣被及尿布等，经检查无误后方可进舱。

（3）新生儿入舱前 1 h 喂半量奶。

（4）入舱前应解好大小便。

（5）患儿在治疗中由医务人员全程监护，家属不得远离治疗室。

3）婴儿氧舱紧急情况应急处理预案

（1）高压氧治疗中发生危及患儿生命安全的紧急情况（如呕吐、窒息、抽搐、发绀等），应立即减压，尽快出舱。

（2）婴儿氧舱一旦发生火灾时，应立即关闭进气阀，减压出舱，并立即向上级有关科室部门报告。

四、临床应用

（一）高压氧治疗临床适应证

高压氧治疗的适应证包括缺血性脑血管病（脑动脉硬化、短暂性脑缺血发作、脑血栓形成、脑梗死等），颅脑损伤（脑震荡、脑挫裂伤等），脑出血恢复期，脑瘫，血管性头痛，植物状态，病毒性脑炎，颅内良性肿瘤术后，周围神经损伤，胎儿宫内发育迟缓，骨折及愈合不良，冻伤，烧伤，心肌炎，

知识链接

糖尿病及糖尿病足,消化性溃疡,面神经炎,突发性耳聋,多发性硬化,牙周病,恶性肿瘤(与放疗或化疗并用),传染性肝炎(专用舱)等。

（二）高压氧治疗的禁忌证

1. 绝对禁忌证 未经处理的气胸、纵隔气肿,肺大疱,活动性内出血及出血性疾病,结核性空洞形成并咯血,有氧中毒史。

2. 相对禁忌证 重症上呼吸道感染,重度肺气肿、肺大疱、支气管扩张症,重度鼻窦炎,高碳酸血症,Ⅱ度以上心脏传导阻滞,脑血管瘤、畸形,未经处理的恶性肿瘤,视网膜脱落,病态窦房结综合征,心动过缓(小于 50 次/分),化脓性中耳炎,咽鼓管阻塞,血压过高者。

第二节　振动治疗技术

任务导入

　　贺某,女,41 岁。因"左膝关节疼痛 1 个月"入院。患者 1 个月前无明显诱因出现左膝关节疼痛,疼痛呈持续性,上下楼梯及天气变冷时加重,休息后减轻。体检:心肺听诊无异常,腹软,肝脾肋下未触及,左膝关节周围压痛明显,可触及骨摩擦音。

　　请问:①该患者的初步诊断是什么? ②若使用 EVM 局部振动治疗,请拟定治疗方案。

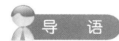

导 语

　　本节内容主要介绍振动治疗技术的相关概念、作用原理及临床运用。振动治疗技术作为近年来兴起的一项治疗技术,具有改善肌力、提高耐力、调节肌张力、治疗疼痛、消肿、改善血液循环、软化瘢痕等作用。

一、概述

　　振动疗法(vibration therapy)是一种以机械振动作用于人体以治疗疾病的物理治疗方法。19 世纪末,瑞典的 Gustav Zander 制造了蒸汽驱动的按摩机,振动训练器械正式进入人们的视野。20 世纪 60 年代,有学者利用一种小型圆桶状的振动器,放置于肌腹或肌腱上以诱发身体的张力性振动反射。苏联科学家运用振动疗法对宇航员进行训练,提高宇航员承受微重力的条件下机体不良反应的能力,同时恢复宇航员在返航后机体的力量和骨密度。此外,中医推拿手法中的"拍法""抖法"和"振动法"也是振动疗法用于康复治疗中的体现。随着科技的不断发展,振动疗法作为一种新兴的物理治疗方法在康复医学领域中发挥着越来越重要的作用,并逐渐用于临床康复中。

　　根据振动作用于人体的范围可将振动疗法分为局部振动疗法、区域振动疗法和全身振动疗法。局部振动疗法通常是指躯体的单个节段接触振动器械,而人体的其他部分不产生振动,一般是仅作用于肌腹、肌腱和足底等身体局部的振动元件。区域振动疗法是指振动刺激的范围超过单一节段的区域(如下肢等)受到振动刺激的影响,一般是作用于某节段的哑铃状或带状的振动

Note

器。全身振动疗法是指由人的足部或臀部接触振动器械,通过下肢或躯干将振动传导至全身,一般是振动平台。

根据振动作用于人体的方向,可将振动疗法分为垂直振动疗法、横向振动疗法和侧向振动疗法。此外,根据振动产生的能量来源,可将振动疗法分为机械振动疗法、电致振动疗法和磁致振动疗法。

二、治疗原理及作用

(一)振动疗法的治疗原理

正常的生理条件下,肌肉纤维会依照运动量发生规律性的交替收缩,而病理状态下的肌肉收缩无规律,导致肌肉异常收缩、运动控制障碍。根据生物谐振规律,适宜的外部机械振动作用于人体,可最大限度地激活神经肌肉系统,最大限度地接近生物学谐振,使得病理状态下的神经肌肉能够恢复到正常生理状态。振动作用的基础是通过机械振动刺激肌梭、肌腱等本体感受器,诱发有神经支配的骨骼肌的牵张反射来增强其神经肌肉的功能。Ⅰ型和Ⅱ型肌纤维在振动训练中被同时激活,在募集更多的运动单位参与活动、改善肌肉协调性的前提下,提高了对Ⅱ型肌纤维的训练效应,可增加肌肉的爆发力。

振动训练还可激活拮抗肌的Ⅰa抑制神经元,使拮抗肌的兴奋受到抑制,增强肢体活动的协调性和灵活性。低频的振动能有效地减轻疼痛。

振动训练可刺激细胞外基质快速释放生长激素和细胞因子,调控神经肌肉的生理功能。

机械振动作为一种低强度的力学刺激信号,以较高的频率作用于骨骼时,可通过拉伸应力和压缩应力的形式,转变为骨形成或骨吸收的生化信号并传递给效应细胞,刺激骨祖细胞-成骨细胞活性,抑制骨溶解过程;同时,振动刺激对局部软组织可起到按摩作用,改善局部血液循环,并将一定限度的振动沿肢体的纵轴传至骨折的断端,使其接触更加紧密,从而减少断端间血肿的形成,促进骨密度的增加和骨结构改善。

(二)振动疗法的治疗作用

(1)改善肌力,抑制肌萎缩。

(2)促进或提高本体感觉,改善平衡及协调能力。

(3)调节肌张力。

(4)依据"闸门学说"原理,治疗疼痛。

(5)在振幅和频率快慢交替振动时,促进血液循环和淋巴循环,消除水肿。

(6)可抑制内脏疼痛。

(7)改善血液循环,软化瘢痕等。

三、治疗技术

(一)设备

目前,临床上所用的振动治疗仪多为国外厂家生产,其中比较典型的治疗仪有美国FITMENT 公司研制的 DMS 电动深层肌肉刺激仪(图 15-3)和意大利 ENDOMEDICA 公司制造的 EVM 局部振动治疗仪(图 15-4)。

(二)振动治疗技术操作方法

现将 DMS 电动深层肌肉刺激仪和 EVM 局部振动治疗仪两种不同类型的振动治疗仪操作流程做如下介绍。

Note

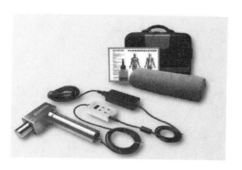
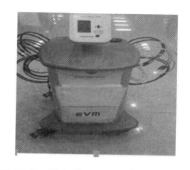

图 15-3　美国 DMS 电动深层肌肉刺激仪　　　图 15-4　意大利 EVM 局部振动治疗仪

1. DMS 电动深层肌肉刺激仪操作流程

（1）治疗前评价　根据患者的病史、临床检查及辅助检查资料等了解患者的基本病情及患者反应程度，做出综合评定，以确定是否为 DMS 电动深层肌肉刺激仪的适应证。

（2）治疗师准备　要求治疗师仪表端庄、整洁，做好手卫生等相关工作；必须熟练掌握振动疗法知识。

（3）设备及物品的准备　检查仪器设备是否完好，准备必要的物品，如衬垫、毛毯等。

（4）患者的准备　同患者做好解释工作，消除患者的疑虑，并使患者保持合适、舒适的体位。

（5）实施　通过检查患者的疼痛部位和区域，找出扳机点（压痛点）。仪器可在任何独立的肌肉或肌群进行治疗，建议每个部位治疗时间不超过 2 min。压力强度应根据患者耐受情况从小到大逐渐增加。

颈肩部：患者坐在治疗床或椅子上（必要时可采取卧位），确保患者体位舒适，保持放松，在治疗部位衬垫毛巾。注意避开脊柱。

①颈部：治疗时宜缓慢轻柔。

②肩部：将右臂置于左肩上方，主要治疗右侧肩胛骨内侧、菱形肌等部位，将患者的右手置于头顶部，将手肘轻轻扳向背部，在腋下、斜方肌等部位来回移动进行治疗。同样的方式进行左侧的治疗。

上肢：患者坐在治疗床或椅子上（必要时可采取卧位），确保患者体位舒适，保持放松，在治疗部位衬垫毛巾。注意避开锁骨、肘关节和腕关节骨骼突起部位。

①上臂：患者伸直手掌，掌心向后，治疗肩部的后侧及肱三头肌部位，向下止于肘部。旋转手掌，掌心向前，治疗肩部的前侧、肱二头肌部位，向下止于肘部。

②前臂：治疗师托住患者前臂，患者掌心向下，从前臂向腕部移动治疗。翻转手臂，掌心向上，从前臂内侧向手腕部移动治疗。

腹侧躯干及下肢：患者仰卧位，平躺于治疗床上，确保患者体位舒适，保持放松，在治疗部位衬垫毛巾。注意避开骨折部位及胫骨和踝关节骨骼突起部位。

①腹部：从腹部右侧到左侧移动治疗。

②下肢：从大腿根部到髌骨上方移动治疗，从髌骨下方至外踝上方移动治疗。

背侧躯干及下肢：患者俯卧位，确保患者体位舒适，保持放松，在治疗部位衬垫毛巾。注意避开跟骨骨骼突起部位，询问有无骨折史，避开骨折部位。

①背部：从斜方肌的底部开始治疗。

②臀部：治疗臀大肌、梨状肌等部位。

③下肢：从腘绳肌向下移动治疗，止于腘窝；从腘窝向下移动治疗，止于跟腱；治疗足底至脚趾部位。

（6）注意事项

①避免在眼睛、牙齿、癌细胞、生殖器官、电器设备或任何假体、螺丝钉或板上进行操作治疗。

②年龄在十六岁以下者不建议使用此项治疗。

③水中或水的周围不能使用此项治疗。

④治疗结束后,嘱咐患者要多喝水。

2. EVM 局部振动治疗仪操作流程

（1）治疗前评价　根据患者的病史、临床检查及辅助检查资料等了解患者的基本病情及患者反应程度,做出综合评定,以确定是否为 EVM 局部振动治疗仪的适应证。

（2）治疗师准备　要求治疗师仪表端庄、整洁,做好手卫生等相关工作;必须熟练掌握 EVM 局部振动治疗仪的相关知识。

（3）设备及物品的准备　检查仪器设备是否完好,如振动罩、线圈、手持件及松紧带等。

（4）患者的准备　同患者做好解释工作,消除患者的疑虑及紧张情绪,并使患者保持合适、舒适的体位。

（5）实施 EVM 局部振动治疗仪最多有 14 个振动罩,可以选择单一肌肉振动,也可以同时选择整个肌肉链振动(图 15-5);既可静态振动(图 15-6、图 15-7),也可在功能活动位上振动,比如在等张(图 15-8)或等长(图 15-9)训练时振动。建议每个部位治疗时间不超过 20 min。

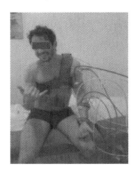

图 15-5　左上肢 EVM 治疗

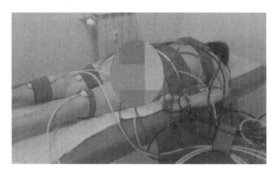

图 15-6　背部及双下肢 EVM 治疗

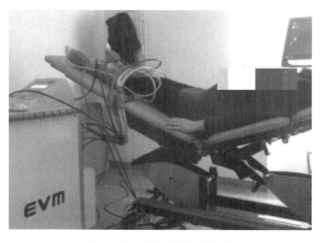

图 15-7　双小腿 EVM 治疗

①暴露患者被治疗部位。

②对治疗部位用抗菌消毒剂进行清洗消毒。

③将振动罩垫圈直接按在患者的皮肤表面,并用松紧带或沙袋进行固定。

④连接电缆线。

⑤设置合适的治疗模式,如振幅、频率、时间等。

⑥治疗过程中适时询问患者压力强度及有无不适,必要时立即停止治疗。图 15-5 至图 15-7 为患者的不同部位正在接受 EVM 局部振动治疗。

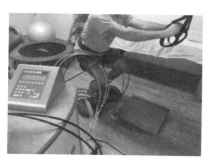

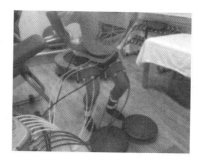

图 15-8　动态 EVM 治疗(等张运动)　　　　图 15-9　动态 EVM 治疗(等长运动)

（6）注意事项

①装有心脏起搏器者禁止使用 EVM 局部振动治疗。

②避免在眼睛、牙齿、乳房植入物、癌细胞、生殖器官、电器设备或任何假体、螺丝钉或板上进行操作治疗。

知识链接

四、临床应用

（一）适应证

1. 老年病学　肌萎缩,骨质疏松症,疼痛,血液疾病和其他疾病等。

2. 神经病学　脑卒中后肢体功能障碍,脊髓损伤,脑外伤,脑瘫等。

3. 运动医学　运动性损伤后的康复治疗,提高运动能力,改善平衡能力等。

4. 骨科学　外科手术,创伤、扭伤、肢体肿胀等的康复治疗。

5. 生物力学　姿势控制和运动链矫正。

6. 其他　静脉曲张,淋巴引流,减肥等。

（二）禁忌证

（1）治疗部位存在肿瘤或血管病变,如血栓性静脉炎、出血、动脉疾病等。

（2）治疗部位持续发炎或皮肤有破损、溃疡等皮肤黏膜不完整者。

（3）体内有植入装置,如心脏起搏器等。

（4）牙齿、脊柱及骨骼突起部位。

（5）身体开口处,如眼球和耳廓等部位。

第三节　自 然 疗 法

任 务 导 入

胡某,女,37 岁。因"右踝关节疼痛、肿胀,活动受限 2 天"入院。患者 2 天前在三亚旅途中不慎摔倒,即感右踝及足背部疼痛肿胀,右踝周围皮肤淤青、皮温较高,单腿跳跃行走,行 X 线检查未提示骨折,实验室检查未见明显异常,诊断为右踝软组织损伤。在行天然热沙浴治疗后,面部及颈部出现刺痛,皮肤发红,颜色较深。

请问:①为何会出现此种反应? ②在进行沙浴治疗时应注意些什么?

Note

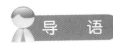

一、概述

自然疗法（naturopathy）是利用自然因素的影响，促进人体疾病、身心康复，达到强身健体、防病治病的方法，亦称自然康复法。常用的自然因素有气候、日光、海滩、洞穴、森林、矿泉等。各种自然因子对机体的生理或病理过程进行调理或直接参与新陈代谢，进而达到防病治病的作用。

根据各种自然物理因子的不同，常用的自然疗法可以分为空气浴疗法、岩洞疗法、高山疗法、日光浴疗法、沙浴疗法、森林浴疗法等。

（一）空气浴疗法

利用空气中温度、湿度、气流及其化学成分等理化因素对人体的综合作用来养生康复的方法，称为空气浴疗法，亦称空气浴康复法。空气具有一定的温度、湿度，富含氧气，富有紫外线的散射光线，以及特殊环境中的一些特殊物质，如海滨地区的无机盐类、微量元素，森林地区的芳香物质，山间瀑布地区较多的空气负离子等，这些理化因子直接作用于人体肌肤，对人体的代谢过程可以产生各种有益的变化。空气浴能增强皮肤的呼吸活动，使机体得到充足的氧气，从而改善机体的代谢过程，提高机体的活力。

（二）岩洞疗法

岩洞疗法是指利用自然环境中的天然洞穴，或掘地为窟的人工洞穴，进行摄生防病和康复治疗的方法，亦称岩洞康复法。岩洞疗法分为天然岩洞疗法和人工石窟疗法两种，主要利用岩洞的综合作用达到养生防病和康复治疗的目的。

（三）高山疗法

利用高山气候、环境对人体的影响，以达到康复目的的方法，称为高山疗法。其在中医古籍中，称为山巅疗法、山之绝顶法。所谓高山，一般指海拔在 1500～3000 m 的高地，在高山住上十天或半月以上，即有高山疗法的意义。

（四）日光浴疗法

利用日光照射全身或局部，通过日光对机体功能的调节作用，而对疾病进行康复及养生延年的方法，称为日光浴疗法，亦称日光浴康复法、阳光康复法。

（五）沙浴疗法

沙浴疗法是用纯净、细小的海沙、河沙或沙漠沙作为介质，向机体传热达到治疗作用的康复方法，亦称沙浴康复法。常可与日光浴、空气浴等疗法相结合使用。

（六）森林浴疗法

森林浴疗法是利用森林气候的特殊作用，治疗、预防疾病和增强体质的方法。森林浴是目前时尚的休闲健身疗法。森林浴包括登山观景、林荫下散步和郊游野餐等广泛接触森林环境的健身活动。森林的隔声效果会使人感到一种远离都市喧闹嘈杂，特有的宁静，绿色的环境和优美的风景能给人以安谧舒适的感觉。另外，森林中的许多树木花草，如樟树、落叶松、蒲公英等，还会散发出一种对人有益的药素。据研究吸入杉树、柏树的香味，可降低血压，稳定情绪。在森林中散步时，血压和抑郁荷尔蒙的含量都会降低。除了木质发出的香气之外，林中小溪的流水声，触摸树皮时的感觉,也会让人心旷神怡。

二、治疗原理及作用

（一）空气浴疗法的治疗原理及作用

1. 对温度刺激的反应　机体对空气浴的反应之一就是对空气浴中的温度刺激。体温调节机能是维持人体体温恒定的一系列生理过程的基础。在进行空气浴时,气温常低于体温,导致皮表热量大量散失,通过体液和神经的反射活动,使大脑皮层和体温调节中枢,血管运动中枢发生一系列的改变,引起皮肤血管收缩,汗液分泌减少,同时体内产热增多,补偿丧失的热量,维持了体内的热平衡。当气温增高时,通过反射性作用引起皮肤血管扩张,排汗增多,呼吸增快,增加散热,减少产热,以维持体温的平衡。通过这种温度的刺激,则可使体温调节功能、血管运动中枢的反射活动得到锻炼,提高神经的兴奋性及肌体对外界环境的适应能力。

2. 对代谢改变的影响　研究发现空气浴治疗下,蛋白质与脂类代谢转为正常,与肝功能有关的代谢过程正常化,氧化过程得到改善,血细胞内的氧化-还原酶活性升高,充分说明通过空气浴可明显提高和促使患者代谢的改善及恢复,特别是糖尿病、肥胖病等患者。

3. 对循环系统的影响　空气浴疗法可使循环系统功能得到代偿功能的增强,进而使患者临床症状明显改善,主要表现在脉搏缓慢,心搏出量增加,血压逐渐恢复正常,心肌血液供应改善等。

4. 对呼吸系统的影响　空气浴场远离大气污染源,空气清新,含氧量高,富含空气负离子、微量元素等。在空气浴作用下,呼吸动作加深,呼吸容积增加,致使肺泡通气增高,肺泡内氧分压增加,因而血液摄氧能力增强,摄氧量增多,组织的供氧量增多。

（二）岩洞疗法的治疗原理及作用

岩洞的治疗作用是综合作用的结果。其治疗原理和治疗作用主要体现在以下几个方面。

（1）在轻度降低的气温下,通过对流或辐射的方式从体表散热稍增强,这对体温调节有刺激作用,使氧化过程以及与呼吸、循环及气体交换的生理变化增强。在凉空气的刺激下,外周血管收缩,血液从外周向内脏重新分配,对内脏的功能活动有利。

（2）吸入轻度寒冷的空气对肺泡通气有良好的影响,可加强肺的气体交换。岩洞内二氧化碳含量稍高,对呼吸系统有一定的刺激作用,可使哮喘者呼吸加深、节律变慢。

（3）岩洞内空气的电离度高,吸入离子浓度含量高的空气,有利于神经、心血管系统的功能状态,对各种代谢有良好的影响,可促使支气管哮喘者、高血压患者临床症状改善。

（4）岩洞内极微剂量的氡及其产物,可降低动脉血压,使脉搏变慢验证减轻,对变应原的敏感性减轻或完全停止,通气功能明显好转。

（5）天然岩洞、人工石窟或土屋能使人精神宁静,情绪稳定,对神情损伤者十分有利。

（6）洞中多为恒温。冬暖夏凉,寒暑变化的影响较小,有利于正气虚弱,有利于适应能力差的患者的康复。岩洞之中"土"气最盛,对脾虚湿盛的病证,可借助自然之"土"气,以健脾除湿。

（三）高山疗法的治疗原理及作用

虽然在中医学文献中,尚无高山疗法原理的论述,但有关人体阴阳气血,应天地自然之道的学说,实已寓于其中。首先,山高气寒,一人体阳气内敛,而耗散少,所以少病而长寿;其次,高山之上,俯瞰大地,使人胸襟开阔、豁达,而幽静恬然之环境,则使人倍感安稳,心旷神怡、气血和畅,有益生理;再次,森林茂盛、万物繁荣,使人气机活畅;最后,高山向阳,阳光充足,空气新鲜,少尘埃污染,有益于养元气而强身壮体。有此四者,形与神惧得所养,当然有促进疾病康复与延年益寿之功效。

但过高的山（3000 m以上）,由于气候过寒,容易导致如《异法方宜论》所谓"脏寒生满病"一类疾病,不宜于体质素弱和有病者所居,因而不能作为高山疗法的选择地。

(四) 日光浴疗法的治疗原理及作用

日光照射人体发生各种生物学效应。皮肤与眼睛是直接感受日光辐射的器官,一定波长的辐射能投射到眼睛中产生"视觉"和"色觉"效应,光被皮肤吸收后,很大一部分光能产生热效应,还有一部分发生化学反应,还可产生心理效应。而日光浴对人体的作用是综合的,不同波长的光线对人体的效应和作用不同,其治疗范围和效果也各不相同。

1. 日光的视觉和色觉作用　视觉效应有赖于眼球、视神经和大脑皮质三部分的功能。光线通过眼球的各层结构,投射到视网膜上,视网膜上的感光细胞(视杆细胞和视锥细胞)接收后,转变为神经冲动,通过视神经传递到视中枢后产生视觉。而感光功能的完成是通过光化学物质的变化来实现的。红光具有兴奋、刺激的作用,蓝光、绿光具有镇静作用,紫光可降低神经兴奋性。兴奋占优势的神经衰弱患者处于蓝色的房间内,则可使其安静;高血压患者戴蓝色、绿色眼镜一段时间后可使血压下降。

人眼分辨颜色的灵敏度很高,在可见光范围内,人眼可分辨近百种不同的颜色。不同波长的光波可引起人眼色觉的不同,使人感觉到五光十色、绚丽多彩。

2. 日光的热效应　红外线主要表现为热效应,它可使物体加热,加速物质的化学和生物反应,让人感觉到温暖、舒适的感觉,甚至炎热、难耐的感觉。

3. 日光的化学效应　日光照射到人体后,可引起体内发生化学反应,主要表现为光分解作用、光聚合作用、光敏作用等不同的化学效应。所谓的光分解作用是指在光的作用下,体内部分物质的化学键断裂,使物质分解;光聚合作用是指在光的作用下,两个单体聚合成二聚体甚至多聚体的过程;光敏作用则是指在光敏物质的参与下,发生或增强光化学反应。

4. 日光对皮肤的作用　人体对日光的作用大多是通过皮肤吸收而发挥作用的,因此,皮肤对光的吸收情况是日光对机体作用大小的决定因素。不同波长的光穿透皮肤的深度不同,最深的是红色光,其次是近红外线,最浅的是紫外线。紫外线既可以杀菌,又可以使皮肤内的固醇类物质转变成维生素 D,而红外线可以使皮肤温暖,反射性地引起身体深层组织内的血管舒张,促进血液循环,心跳加强而有力,呼吸加深,使全身新陈代谢更加旺盛从而提高身体对于不同温度的适应能力。

(五) 沙浴疗法的治疗原理及作用

沙浴疗法的治疗原理和治疗作用,主要变现为温热作用、机械作用、磁疗等综合作用。

1. 温热作用　由于沙的热容量大,导热系数较高,很容易被太阳加热,所以机体接触沙子时有明显的温热感,而且沙子的吸湿性大,干燥的较慢。因此,当机体进行沙浴时,沙子的温热可增强机体的代谢,有明显的排汗作用,也可将排出的代谢产物及时吸附清除。

2. 机械作用　高温的沙粒通过压力向人体组织的深部传导,加快血流量,促进血液循环,从而扩张末梢血管,调整全身的生理反应,进而激活与恢复神经功能,改善患病部位的新陈代谢,激活网状内皮系统功能,调节机体的整体平衡,以此达到治病的效果。

3. 磁疗等综合作用　现代医学还认为,沙里含有原磁铁矿微粒,患者在接受沙疗的同时,也接受着一定的磁疗,加之气候干热、高温和充足的红外线,使灼热的细沙集磁疗、理疗、放疗、光疗、推拿与按摩等综合疗效于一体。

(六) 森林浴疗法的治疗原理及作用

森林可改善微气候条件,林木排出氧气,分泌松油精、植物杀菌素,使空气清新,尘埃、细菌数量减少,含氧量充分。森林中较空旷地区气温日变化小,湿度大,风力减弱,日照度弱,而且满目都是绿色,对人的心理都是一种很好的调节作用。

(1)置身林海中,感受生命的顽强,品位自然的壮观,则气血通畅,百病不生,可谓"美意延年"。

（2）呼吸新鲜空气,森林中负氧离子的含量为 50000 个/立方厘米以上。从电场的角度来讲,人的肌体是一种生物电场的运动,人在疲劳或得了疾病后,机体的电化代谢和传导系统就会产生障碍,这时需要补充负离子,以保持人体生物电场的平衡。

（3）森林中许多树木花草不停地散发着含有药理作用的微粒流,通过人的口、鼻、皮肤进入人体内,又通过肺脏而达全身,能够调节人的神经系统和视网膜组织,降低血压,延缓血流速度和心跳频率,消除疲劳;能够分泌杀菌素,杀死体内的白喉、肺结核、痢疾等病原菌;能够促进人体新陈代谢,提高人体免疫能力等。经常进行森林浴可以治疗多种疾病,如高血压、心脑血管疾病、神经衰弱等。

（4）尘埃、微生物数量少。森林都远离城市,森林空气中的尘埃较少,微生物极少,约比城市少 200 倍。森林中含氧丰富、微生物极少的清洁空气对呼吸系统和心、脑缺血性疾病非常有利,促进病后恢复期患者和有慢性疾病及神经系统机能性疾病患者的恢复。

三、治疗技术

自然疗法是利用自然界物理因子的影响,故自然疗法基本依托气温、洞穴、高山、日光、海滩、森林、矿泉等自然环境,现将各种自然疗法具体治疗技术及要求做逐一介绍。

（一）空气浴疗法治疗技术

温度是空气浴的主要作用因子。根据气温的高低,空气浴主要有温暖空气浴、凉爽空气浴和寒冷空气浴 3 种。

1. 寒冷空气浴　在 6～14 ℃下进行的空气浴,称为寒冷空气浴,一般在冬季进行。在进行寒冷空气浴时,气温低于体温。皮肤、黏膜感受器受到冷空气刺激,通过神经体液反射作用,引起皮肤血管收缩,汗腺分泌减少,机体代谢加强,产热增加以维持正常体温。寒冷空气浴具体方法:让患者穿单衣。首先在室内接受寒冷刺激,然后逐渐到室外冷空气中散步,等机体适应后,再逐渐脱掉外衣,进行裸体或半裸体空气浴疗。

时间可由每次数分钟逐渐增至 20 min,每日 1～2 次,半个月为 1 个疗程。

2. 温暖空气浴　在 20～30 ℃下进行的空气浴,称为温暖空气浴,一般在夏季进行。温暖空气浴可使全身血管舒张,呼吸加速,汗腺分泌增多,机体代谢降低,散热加强而维持正常体温。其具体方法:令患者穿短裤(妇女穿戴乳罩),在海边、湖滨或树荫下,卧于床塌或躺椅上。第一次为 5～15 min,以后每次增加 15 min,逐渐增加到 1～2 h,1～2 次/天。1～2 月为 1 个疗程。

3. 凉爽空气浴　在 14～20 ℃下进行的空气浴,称为凉爽空气浴,一般在春秋季进行。在凉爽空气浴中,机体体温调节中枢发生的变化基本与寒冷空气浴相同,但较为温和。凉爽空气浴的具体方法:让患者逐渐脱去上衣、下衣,裸体或半裸体,静卧或轻微活动于室内或室外。第一次 5 min,以后每日增加 5～10 min,逐渐增加至 30～60 min。1～2 次/天,1 个月为 1 个疗程。

另外,在空气浴中也可以结合中医传统的体育康复法,如五禽戏、太极拳等进行锻炼。

（二）岩洞疗法治疗技术

1. 天然岩洞疗法

（1）病房式　在洞口或洞内设置病床,让患者昼夜都住在里面,配备专门护理人员,进行各种治疗活动。一个岩洞床位多少、患者的安排,都应以保持洞中环境安静为原则。每天必须有 1～2 次洞外活动。

（2）游动式　即白天去岩洞,晚间回到住房或病房安睡。洞中可设置简易床位,患者可在洞中做气功、导引、推拿、按摩等康复活动,也可以短暂地休息。

2. 人工石窟（土屋）疗法

（1）石窟法 将岩墙挖凿成窟，或利用石穴。由于洞小，合用香气疗法最妙，先清洁环境，下铺中草药，令患者卧其上。每天 1～2 次，每次 1～3 h 不等。如头痛、眩晕，可铺桑叶、夏枯草、菊花。

（2）土屋法 在高山或山林中用石头或石砖或泥土造屋。北方至今还保留着的"窑洞"式住房，也是康复治疗的好场所。

（三）高山疗法治疗技术

有意居住高山 10 天以上者，始具高山疗法的意义，而在 10 天以下者，则属登山疗法或旅游疗法一类。根据居住高山的时间长短，高山疗法可分以下两种方法进行。

1. 留居高山法 住在高山半年以上进行康复治疗，称为留居高山法，其中又分定居和暂居两种。两年以上为定居，半年至两年为暂居。可在康复机构中实行，也可由患者视病情与程度而定。

定居法，多用于癫、狂、痛等病程长、恢复慢的神志异常病症及其他慢性疾患。

2. 旅居高山法 十天至半年时间居住高山进行康复治疗，称为旅居高山法。此法适于病程不长，容易恢复的疾病。旅居期间，一日之中应适当进行康复活动。多适应于暂时性病证，如失眠、健忘以及各种精神紧张等。

（四）日光浴疗法治疗技术

日光浴疗法可以在山坡、沙滩、空旷地、阳台、海滨浴汤以及专门建筑的日光浴汤中进行。阳光康复法的最佳时间因人、因地、因时而异，以给予患者不过冷不过热和易于耐受的刺激为度。在炎热季节一般在上午 9—11 时，或下午 3—4 时进行；在春秋季节或北方地区以上午 11—12 时较为合适；冬季气温低于 20 ℃时不能在室外进行。阳光康复法可分为局部疗法和全身疗法，全身疗法又分为开始全身照射法、顺序全身照射法和间隙全身照射法 3 种。

1. 局部疗法 在日光浴床上遮住不照射部位，照射患部开始给 2 个单位热量，以后逐渐增至 6～12 个单位。阳光康复法适用于关节疾病、风寒湿引起的痹证以及局部性病变等。

2. 全身疗法

（1）开始全身照射法：此法适用于身体较强壮者。取卧位，从 1 个单位热量开始，第 1 天照射身体正面和背面，左右侧各 1 个单位热量，以后每日或间日增加 1 个单位热量，逐渐增至 6～10 个单位热量，连续照射 7 次休息 1 日再进行，25～30 次为 1 个疗程，小儿患者一般由 1/5 个单位热量开始，逐渐增至 1～1.4 个单位热量，最多每次不超过 4 个单位热量。

（2）顺序全身照射法：这是一种逐渐增加剂量和照射面积的方法，适用于对日光耐受性较差的患者。如第一天只照射足部 1 个单位热量，第二天先照射足部，后露出小腿再照 1 个单位热量，足部需 2 个单位热量，逐渐增加面积和照射剂量，至第 7 天达 7 个单位热量（表 15-2）。

表 15-2 日光浴顺序全身照射法

身体部位	每日照射剂量单位/个						
	1	2	3	4	5	6	7
足部	1	2	3	4	5	6	7
下肢		1	2	3	4	5	6
上肢			1	2	3	4	5
腹部				1	2	3	4
胸部					1	2	3
背部						1	2

（3）间隙全身照射法：这是一种较缓和的方法，对心脏血管机能不全或血管运动神经障碍、植物神经失调、神经兴奋性增高、贫血和衰弱者较适宜。此法由第一日 1 个单位热量开始，渐增至 3 个单位热量时，再每照射 3～5 个单位热量，令患者转到遮阴处休息 5～10 min 后再回日光下进行照射。如此反复至规定剂量为止。

（五）沙浴疗法治疗技术

沙浴疗法主要有天然热沙浴、人工热沙浴 2 种。前者于海滩、河滩、沙漠等自然环境中利用阳光晒热沙疗；后者则用炒热或烘热等人工方法加热疗沙。

当沙子加热至所需温度后，患者躺在沙子上，用热沙撒在除面、颈、胸部以外的其他部位，沙的厚度 10～20 cm，腹部薄些（6～8 cm），生殖器用布遮盖，头部应有遮光设备。沙疗温度宜 40～49 ℃，每次 30～60 min。因人而异，冷即易之，以热彻汗出为度。每日 1～3 次。

（六）森林疗法治疗技术

1. 气温 20～30 ℃时森林浴　可裸体、半裸体卧于治疗床上，自第一次 15 min 开始，每次增加 10 min，最后达 2 h 为止，每日 1 次，20～30 次为 1 个疗程。

2. 气温 14～20 ℃时森林浴　必须使患者逐渐地由舒适的温度过渡到气温较低的环境中，治疗时间应减少些，可由 10 min 开始，每次增加 3～5 min，最后可增加至 30 min，每日 1 次，20～30 次为 1 个疗程。森林浴时患者可适当活动，摩擦皮肤或轻微体操活动。

3. 气温 4～14 ℃时森林浴　因气温较低一时不能适应，可先在室内或凉台上先行适应，头几次森林浴时不令患者赤裸，可部分裸体。选一日气温较高的时间进行，然后再逐渐进入低温森林浴，每次治疗时间可缩短，由 1～2 min 开始，然后慢慢增加至 20 min，每日 1 次，20～30 次为 1 个疗程。

低温森林浴可进行体操活动，气温愈低，锻炼活动愈强。这种森林浴后迅速给患者穿上衣服，患者立即出现温暖感。冬季气温更低时，可适当着衣在森林里散步、做体操、滑雪等以接受森林气候治疗。

知识链接

四、临床应用

自然因素广泛存在于自然界中，有易取、易用、经济实惠、无明显副作用等特点，易于被人们接受，它与其他治疗方法联合使用，将更有益于健康，更有利于患者的康复。现将空气浴疗法、岩洞疗法、高山疗法、日光浴疗法、沙浴疗法、森林浴疗法等自然疗法临床应用归纳于表 15-3。

表 15-3　自然疗法的适应证和禁忌证

自然疗法分类	适　应　证	禁　忌　证
空气浴疗法	肺卫虚弱易患感冒者，鼻渊、哮喘稳定期、一般心血管疾病、神经官能症、风湿病、非特异性肺疾病、慢性支气管炎、稳定性肺结核、高血压症、动脉硬化、糖尿病、肥胖病、贫血等	重症心肺疾患、冠心病、体质严重虚弱、肾脏病、严重高血压动脉硬化等
岩洞疗法	支气管哮喘患者非急剧加重期，并伴有外呼吸功能不全不超过Ⅰ～Ⅱ度，无肺硬化症、慢性肺炎及支气管扩张者；高血压病第Ⅰ期与第Ⅱ期患者无频发的心绞痛，心功能不全不超过Ⅰ度，年龄 18～70 岁者	重症支气管哮喘、肺气肿、弥漫性肺硬化、支气管扩张、重症高血压及心脏病，用过激素治疗的患者疗效较差

续表

自然疗法分类	适 应 证	禁 忌 证
高山疗法	贫血、神经官能症、轻度心脏病、轻度高血压、慢性支气管炎、胸膜炎后遗症、哮喘、肺结核静止期、外伤性神经症、偏头痛、甲状腺功能亢进、轻度糖尿病、轻度慢性肾上腺皮质机能减退症、佝偻病、慢性风湿性关节炎等	重度肺结核、肺气肿、心动过速、心力衰竭、冠心病、急性炎症等
日光浴疗法	常用于体质虚弱、营养不良、贫血、痛风、神经衰弱、神经炎、神经痛、心脏病代偿期、高血压、糖尿病、肥胖病、痹证、骨关节炎、骨结核、骨折后遗症、颈椎病、腰椎间盘突出症、慢性盆腔炎、慢性创伤性溃疡、慢性湿疹、痛经等	进行性肺结核、动脉硬化、胸膜炎、结核性腹膜炎、心脏失代偿患者,中枢神经器质性疾病、频发性头痛、血症患者,不满 1 岁小儿等禁用或慎用
沙浴疗法	扭伤、骨折、骨性关节炎、肌筋膜炎、神经痛、神经炎、佝偻病、慢性肾炎、肥胖病、各种风寒湿痹、寒湿和虚寒腰痛、麻木等	急性炎症、心力衰竭、高热、肿瘤、虚弱肺结核及有出血倾向者、各种热证、虚损、心痛以及婴幼儿孕妇、经期妇女等
森林浴疗法	慢性支气管炎、轻型支气管哮喘、神经官能症、植物神经功能障碍、神经系创伤、中毒性神经炎、高血压病、一般心血管疾病、糖尿病、胃肠功能紊乱、血液病等	重症心肺疾病、心功能不全 1 级以上,高血压病 2 级以上,肾脏疾病并肾功能障碍等

(张启飞)

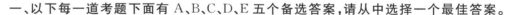

能 力 测 试

一、以下每一道考题下面有 A、B、C、D、E 五个备选答案,请从中选择一个最佳答案。

1. 高压氧治疗范围不适宜的是(　　　)。

A. 植物状态　　　　　　　　B. 颅脑损伤　　　　　　　　C. 骨折

D. 未经处理的气胸　　　　　E. 糖尿病

2. 高压氧的临床治疗作用不包括(　　　)。

A. 纠正缺氧　　　　　　　　B. 抑制厌氧菌,治疗气性坏疽　　　　C. 止痛

D. 促进有氧代谢,恢复功能　　E. 空化作用

3. 婴儿氧舱出现紧急情况时,下列做法不正确的是(　　　)。

A. 应立即减压,尽快出舱　　　　　　　　　B. 关闭进气阀,减压出舱

C. 立即向上级有关科室部门报告　　　　　　D. 坚持做完

E. 事后积极分析查找原因并做好记录

4. 下列哪项不是振动治疗的适应证(　　　)。

A. 颈椎病　　　　B. 骨肉瘤　　　　C. 扭伤　　　　D. 脑瘫　　　　E. 肌力低下

5. 下列哪项不适用森林浴疗法治疗(　　　)。

A. 慢性支气管炎　　　　　　B. 高血压病　　　　　　　　C. 糖尿病

D. 神经官能症　　　　　　　E. 重症心肺疾病

能力测试答案

Note

二、以下提供若干个案例,每个案例下设若干考题,请根据各考题题干所提供的信息,在每题下面的 A、B、C、D、E 五个备选答案中选择一个最佳答案。

(6～7 题共用题干)

赵某,男,63 岁。发现高血压 4 年,未规律服药,血压常波动于(132～156)/(90～97) mmHg之间。查体:心率 74 次/分,律齐,各瓣膜听诊区未闻及病理性杂音,双肺呼吸音清。

6. 考虑的诊断是(　　)。

A. Ⅰ级高血压　　B. Ⅱ级高血压　　C. Ⅲ级高血压　　D. 恶性高血压　　E. 高血压脑病

7. 目前宜选择(　　)。

A. 空气浴疗法　　B. 心理治疗　　C. 紫外线治疗　　D. 肌力训练　　E. 微波治疗

三、以下提供若干组考题,每组考题共同使用在考题前列出的 A、B、C、D、E 五个备选答案,请从中选择一个与考题关系最密切的答案。

(8～10 题共用备选答案)

A. 腰椎间盘突出症　　　　　　B. 癫痫　　　　　　　　　C. 血液病

D. 慢性支气管炎　　　　　　　E. 脑损伤恢复期

8. 振动疗法的适应证是(　　)。

9. 森林浴疗法适应证是(　　)。

10. 高压氧疗法的适应证是(　　)。

参 考 文 献

[1] 张维杰,彭怀晴,蓝巍.物理因子治疗技术[M].武汉:华中科技大学出版社,2017.
[2] 吴军,张维杰.物理因子治疗技术[M].北京:人民卫生出版社,2010.
[3] 燕铁斌.物理因子治疗技术[M].北京:人民卫生出版社,2008.
[4] 关骅.临床康复学[M].北京:华夏出版社,2005.
[5] 高春景,杨捷云,翟晓辉.高压氧医学基础与临床[M].北京:人民卫生出版社,2009.
[6] 张小满,石萍,喻洪流.振动疗法在康复中的研究及应用[J].北京生物医学工程,2016,35(5):538-543.
[7] 王颖.机械振动疗法及其在康复治疗中的应用[J].中国康复医学杂志,2004,19(8):633-636.
[8] 朱娟,许光旭,张文通,等.全身振动刺激对脑卒中偏瘫患者步行效率的影响[J].中国康复,2014,29(6):430-432.
[9] 张丽,瓮长水.全身振动训练及其对脑卒中患者运动功能康复价值[J].中国实用内科杂志,2013,33(8):587-590.
[10] 彭春政,危小焰.振动刺激与肌肉力量[J].中国运动医学杂志,2004,23(6):708-711.
[11] 陈景藻.现代物理治疗学[M].北京:人民军医出版社,2001.
[12] 乔志恒,范维铭.物理治疗学全书[M].北京:科学技术文献出版社,2001.
[13] 何成奇.物理因子治疗技术[M].北京:人民卫生出版社,2010.
[14] 乔志恒,华桂茹.理疗学[M].北京:华夏出版社,2005.
[15] 北京协和医院.物理医学康复科诊疗常规[M].北京:人民卫生出版社,2004.
[16] 杨业清,王云慧.骨科临床理疗学[M].北京:中国科学技术出版社,1997.
[17] 于淑芬.小儿理疗学[M].北京:人民卫生出版社,2008.
[18] 郭新娜,汪玉萍.实用理疗技术手册[M].北京:人民军医出版社,2005.
[19] 李正佳.激光生物医学工程基础[M].北京:国防工业出版社,2007.
[20] 潘志达.医用物理学[M].北京:人民卫生出版社,2008.
[21] 陈明哲.现代实用激光医学[M].北京:科学技术文献出版社,2006.
[22] 蔡华安,文体端,段晓明.实用康复疗法技术学[M].北京:科学技术文献出版社,2010.
[23] 全国卫生专业技术资格考试专家委员会.康复医学与理疗学[M].北京:人民卫生出版社,2008.
[24] 肖平田.高压氧治疗学[M].北京:人民卫生出版社,2009.
[25] 吴嗣洪,刘玉龙.医用高压氧规范管理与临床实践[M].北京:科学出版社,2010.
[26] 李林,黄怀.高压氧临床治疗学[M].北京:中国协和医科大学出版社,2007.